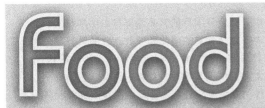

A Series of Food Science & Technology Textbooks

食品科技系列

普通高等教育"十二五"规划教材

本书荣获中国石油和化学工业优秀出版物奖

U0205597

食品营养与卫生学

第二版

李凤林　王英臣　主编

化学工业出版社

·北京·

本书是根据我国高等院校食品专业的教学特点，结合我国目前食品营养与卫生学科发展的实际情况进行编写的。全书共分十二章，主要内容包括食物的消化和吸收、食品营养学基础、各类食品的营养价值、不同人群的营养、营养失调、强化食品与保健食品、社区营养、食品污染及其预防、食品添加剂及其管理、各类食品卫生及其管理、食物中毒及其预防等。

　　本书内容丰富，通俗易懂，可读性强。适合作为各大专院校、高等职业院校食品及相关专业的教材，亦可作为食品生产企业、食品科研机构有关人员的参考书。

图书在版编目（CIP）数据

食品营养与卫生学/李凤林，王英臣主编. —2版.
北京：化学工业出版社，2014.7（2023.1重印）
　　普通高等教育"十二五"规划教材
　　ISBN 978-7-122-20618-3

　　Ⅰ.①食… Ⅱ.①李…②王… Ⅲ.①食品营养-高等
学校-教材②食品卫生学-高等学校-教材 Ⅳ.①R15

中国版本图书馆 CIP 数据核字（2014）第 093725 号

责任编辑：赵玉清　　　　　　　　　　文字编辑：焦欣渝
责任校对：李　爽　　　　　　　　　　装帧设计：尹琳琳

出版发行：化学工业出版社（北京市东城区青年湖南街 13 号　邮政编码 100011）
印　　装：北京天宇星印刷厂
787mm×1092mm　1/16　印张 15　字数 380 千字　　2023 年 1 月北京第 2 版第 10 次印刷

购书咨询：010-64518888　　　　　　　售后服务：010-64518899
网　　址：http://www.cip.com.cn
凡购买本书，如有缺损质量问题，本社销售中心负责调换。

定　　价：32.00 元

编写人员名单

主　编　李凤林　王英臣

副主编　姜晓坤　刘　超　李小芳　兰　光　巩发永

编　者　李凤林　王英臣　姜晓坤　刘　超　李小芳
　　　　兰　光　巩发永　李　帅　柴嘉璐　黄聪亮
　　　　王喜萍　张文英　李　静　余　蕾

前　言

食物是维持人体生命的最基本条件，是大自然赋予我们的天然或基本天然的可食用生物资源。随着社会的不断发展，人们对食物的需求已经从最初的满足基本生理需求、维持自身基本生存，逐渐向追求延年益寿、从食物中获得享受，从而满足心理需求的方向发展。所以，获得食品营养方面的科学知识、文化成为人们十分关注的迫切问题。但食品必须首先具备的条件是其安全卫生性，它直接关系到食用者的健康与生命。因此，食品营养与卫生学实际上包含了食品营养学与食品卫生学这两门既有区别又有密切联系的学科，它们主要的研究对象都是食物与人体健康的关系。

食品营养学是以营养的生物学过程及其有关因素作为自己的研究对象，一方面植根于生物学和医学的土壤中，具有很强的理论性；另一方面以改善全人类的营养状况为目的，具有很强的社会实践性。食品卫生学则是研究食品当中可能存在的、威胁人体健康的有害因素及其预防措施，提高食品卫生质量，保证食用者安全的实用科学。食品营养与卫生学是我国高等院校食品科学及相关专业的必修课程。本书是根据我国高等院校食品专业教学大纲要求，结合我国目前营养科学发展的实际情况进行编写的。在编写过程中，考虑到食品专业的教材与医学院校及综合大学的教材要求的区别，本书在内容上侧重力求与食品专业紧密结合，对第一版相关的内容进行了重新整理、删减和增补。

全书共分十二章，主要内容包括食物的消化和吸收、食品营养学基础、各类食品的营养价值、不同人群的营养、营养失调、强化食品与保健食品、社区营养、食品污染及其预防、食品添加剂及其管理、各类食品卫生及其管理、食物中毒及其预防等。本书适合作为高等院校食品及相关专业的教材，亦可作为食品生产企业、食品科研机构有关人员的参考书。

本书第一章、第三章主要由王英臣编写；第二章、第五章主要由李凤林编写；第四章、主要由姜晓坤编写，第六章、第七章主要由刘超编写，第八章、第九章主要由李小芳编写，第十章、十一章主要由兰光编写，第十二章主要由巩发永编写，此外李帅、柴嘉璐、黄聪亮、王喜萍、张文英、李静、余蕾等同志也参与了本书部分章节的编写工作，全书由李凤林统稿。在编写过程中，本书参考了国内外许多作者的著作和文章，在此表示衷心的感谢。

限于编写人员的水平和经验有限，本书中难免存在不足，敬请同行、专家和广大读者指正。

编者
2014 年 3 月

目　　录

第一章 绪 论

一、食品营养与卫生学的基本概念

一般来讲，食品是食物经过一系列人为的加工改造（如高温、加压、灭菌、加入添加剂等）而形成的产品。我国《食品卫生法规》规定，食品是指"各种供人食用或饮用的成品和饮料，以及按照传统既是食品又是药品，但是不包括以治疗为目的的物品"。即食品包括：食物原料（food stuff）；加工后的食物（food product）；传统上既是食品又是药品的物品。

营养是指人摄取食物后，在体内消化和吸收、利用其中的营养素以维持生长发育、组织更新和处于健康状态的总过程。

营养素，是食物的有养成分或有益物质，是营养的物质基础。人类通过膳食，获得人体所必需的营养素。营养素通常可分为六大类，即蛋白质、脂类、糖类（碳水化合物）、矿物质（包括常量元素与微量元素）、维生素和水。其中前三类可称为宏量营养素（又称"大营养素"或"生热营养素""产能营养素"），第四、第五类称为微量营养素。20 世纪 70 年代以来，西方学者把食物纤维列入第七类营养素。食物纤维属于碳水化合物中的多糖类。由于发达国家人民的食物过于精细，在膳食结构中多糖（纤维素、淀粉、果胶等）的比例降低，导致某些疾病（如心血管疾病、糖尿病和癌症）的发病率、死亡率逐渐升高，因此，人们重新认识膳食结构中纤维素的重要作用，并把它称为"被遗忘了的营养素"。

营养素来自于食物，但是没有一种天然食物含有人体需要的全部营养素，也没有一种营养素具备所有的营养功能，因此，人体需要食入多种食物才能获取足够而又平衡的营养素与能量来维持生命活动，食物多样化是实现平衡膳食的物质基础，而机体的合理营养则是通过平衡膳食来实现的。所以，营养学是研究人体营养规律及其改善措施的科学，它是人们合理饮食的指南。

食品是人体生命活动所需物质与能量的来源，也是人体健康的保障，但食品必须首先具备的条件是其安全卫生性，它直接关系到食用者的健康与生命。根据世界卫生组织（WTO）的定义，食品卫生是指食品从生产、加工、贮藏、运输、销售、烹调直到最后食用的各个环节均能保持良好、完整和安全状况。食品本身一般不含有有害物质或含量极少，但食品从种植、养殖到生产、加工、贮藏、运输、销售、烹调直到食用的各个环节中都可能遭受某些有害物质的污染，从而引起食品的营养价值降低，卫生质量下降，对人体造成不同程度的危害。另外，与食品相关的食源性疾病也严重威胁人类的健康。在食物链的所有阶段，防止和消除这些危害，采取一切条件和措施来确保食品的安全性和适合性，是食品卫生工作的重要内容。因而，食品卫生学是研究食品当中可能存在的、威胁人体健康的有害因素及其预防措施，提高食品卫生质量，保证食用者安全的实用科学。

二、食品营养学的形成和发展

营养学是由经过系统整理的事实组成的知识范畴，是一门既古老又充满生命力的现代学科。我们的祖先很早就认识到饮食营养在保健和医疗中的重要作用。我国最早的医书《黄帝内经·素问》中即有"五谷为养、五果为助、五畜为益、五菜为充"的论述，符合现代营养科学观点的"平衡膳食"原则。书中还提出"谷肉果菜，食养尽之，无使过之，伤其正也"

的观点，不但说明平衡膳食需要多种多样的食物，要适量搭配、互相补益，而且概括了各类食物的营养价值及其在膳食中的比例。东晋的葛洪在《肘后备急方》中就提出用肝脏治疗维生素 A 缺乏引起的"雀目症"（即夜盲症），用海藻酒治疗因缺碘引起的甲状腺肿。唐朝的孙思邈已开始用含维生素 B_1 丰富的中草药治疗久吃精制食品而引致的脚气病。在国外，发现的公元前 900 年前的古埃及纸莎草纸卷宗中就有"患夜盲症的人最好多吃牛肝"的记载；西方公认的"现代医学之父"希波克拉底在公元前 400 年就曾说过"我们应该以食物为药，饮食就是你首选的医疗方式"。这一论断同我国传统营养学"寓医于食"的理论不谋而合。

现代营养学理论奠基于 18 世纪中叶，有"营养学之父"之称的法国化学家 Lavoisier 首先阐明了生命过程是一呼吸过程，并提出呼吸是氧化燃烧的理论；德国化学家 Liebig 做了很多动物生理学的研究，并将不同食物按其对动物的功能进行了分类；Rubner 确定了碳水化合物、脂肪和蛋白质的能量系数；Lusk 研究了基础代谢和食物热效应，并撰写了经典著作 "The Science of Nutrition"，这一系列的生物科学成就，将营养学引进现代科学发展的轨道。到了 19 世纪，由于碳、氢、氮定量分析法，及由此而建立的食物组成与物质代谢的概念，氮平衡学说和等价法则的创立，为现代营养学的形成和发展奠定了基础。整个 19 世纪和 20 世纪上半叶，是现代营养学发展的鼎盛时期，此阶段陆续发现了各种营养素，如：1810 年发现了第一种氨基酸，1838 年蛋白质作为一种科学术语而被命名，1881 年对无机盐有了较多研究，1920 年正式命名维生素，1929 年证明亚油酸为人体必需脂肪酸，1938 年提出 8 种必需氨基酸。20 世纪 40 年代以来，由于生物学的发展，以及分析测试方法的进步，大大推动了营养学的进展。1943 年，美国首次提出各社会人体膳食营养素供给量的建议，此后许多国家也提出了自己的营养素供给量建议，作为合理营养的科学依据。20 世纪末期，植物化学物如多酚、芥子油苷、皂苷、植物雌激素等成为新的研究热点，其具有保护机体健康和防治慢性疾病的作用。

第二次世界大战以后，生物化学及分子生物学的发展为营养学向微观世界的发展、探索生命奥秘提供了理论基础，分析技术的进步又大大提高了营养学研究的速度和有效性，营养生理、营养生化研究得到了迅速发展，使营养与疾病的关系得以进一步阐明，大大促进了临床营养的进展。与此同时，营养学家也竭力以各类人群为对象，着眼社会生活实践来研究宏观营养，发展公共营养事业。此外，许多国家采取营养立法手段，建立政府监督管理机构，研究推行农业经济政策、食品经济政策及其他的必要行政措施，使营养学更具有宏观性和社会实践性。同时，利用分子营养学的研究手段来研究营养相关疾病的发病机制，探讨营养素与基因间的相互作用，并从分子水平利用营养素来预防和控制营养相关疾病，使分子营养学成为 21 世纪营养学研究的新领域。

三、食品卫生学的形成和发展

随着社会的进步和科学的发展，人类对食品卫生与健康的关系有了更深的认识。我国早在 3000 多年前的周朝就设置了专司食品防腐冷藏的"凌人"；在唐代的法典《唐律》中就有"肉腐败，焚，违者杖九十，如故与人食，致死者，绞"的处理腐败食物的方法以及对违犯者所采取的严厉法律制裁的规定；古籍中也记载有"食鱼面肿烦乱，芦根水可解"，对鱼类引起的食物中毒及解毒方法进行了描述。19 世纪，巴斯德发现了食品腐败与微生物之间的关系，随后又提出了巴氏消毒法，以及食品成分化学分析法的建立等等，为现代食品卫生学的形成奠定了自然科学的基础。

微生物的发现，沙门氏菌食物中毒的确认，使食品微生物学、食品化学、食品毒理学等成为食品卫生的重要基础学科，逐步形成了现代食品卫生学。第二次世界大战以后，随着科学技术的进步，应用新技术、新方法，食品卫生学在生物性、化学性、放射性三大类污染物、食物中毒及其预防、各类食品的卫生问题及其在生产中的卫生要求、食品毒理学方法、食品卫生科学管理等方面的研究得到了迅猛发展。随着食品生产中新工艺、新材料、新添加剂的使用，以及新的卫生问题的出现，使食品卫生学的研究领域大大扩展。1962 年 FAO 和 WHO 成立了食品法典委员会（CAC）。我国在 1982 年制定颁布了《中华人民共和国食品卫生法（试行）》并于 1995 年 10 月 30 日起正式实施，2009 年 6 月 1 日起又正式实施《中华人民共和国食品安全法》，这些都加强了食品卫生学的科学性、法制性。随着国际贸易的发展，我国加入 WTO，食品卫生学的发展面临着新的挑战，在大力加强国际合作、加强食品卫生监督管理、食品卫生标准与国际标准的接轨等方面都取得了重大的进展。

四、食品营养与卫生学研究的内容及方法

食品营养与卫生学实际上包含了食品营养学与食品卫生学这两门既有区别又有密切联系的学科，二者的理论体系、研究范围、研究内容和实践应用各不相同，但它们主要的研究对象都是食物与人体健康的影响关系。营养学是研究人体营养规律及其改善措施的科学，它是人们合理饮食的指南，是以营养及其有关因素和措施为主要研究对象的一个生物科学分支。食品卫生学是研究食品当中可能存在的、威胁人体健康的有害因素及其预防措施，提高食品卫生质量，保证食用者安全的实用科学。

1. 食品营养学的研究内容

（1）食物的体内过程 食物中的营养物质为人体摄取、消化、吸收和利用后，可以满足机体的生理需要。了解人体中消化系统的组成及功能，了解消化、吸收的概念及其过程，了解食物消化、吸收的主要部位以及食物在消化道中的消化方式和吸收形式，有利于提高食物中营养成分在人体内被消化、吸收和利用的程度。

（2）食品营养学基础 食品营养学研究食物中的营养素及其他活性物质对人体健康的生理作用和有益影响。要达到健康的目标，了解人体对热能和营养素的需要、营养素在人体内的生理功能、热能和营养素的摄入量应达到什么水平才能满足机体的生理需要、影响营养素的吸收和利用的因素、摄入过多或不足会对人体造成什么样的危害、各种营养素在食物中的来源是非常必要的。

（3）各类食品的营养价值 自然界供给人类食用的食品种类非常丰富，各种食品由于所含热能和营养素的种类、数量能满足人体营养需要的程度不同，营养特点不同，其营养价值的高低也会不同，因此，全面了解各种食品的天然组成成分，包括营养素、非营养素类物质、抗营养因素等；了解各种食品中所含营养素的种类、数量、相互比例；了解某些食品天然营养成分的不足或缺陷，并通过相应的有效措施来解决抗营养因素问题，充分利用食物资源，提高食品营养价值，也是营养学研究的重要内容。

（4）营养与健康 生命是一个连续的过程，人们在不同的生命阶段的生理特点和对营养的需求也不相同。在营养学研究的基本内容的基础上，还应进一步了解在特殊生理条件下的人群如婴幼儿、儿童、青少年、孕妇、乳母、老年人等的生理特点和营养特点，研究不同人群的特殊营养需求以及膳食指南。

目前严重威胁人类健康的慢性非传染性疾病大多与不适当的营养素摄入有关，因此，营养与疾病的关系已引起越来越广泛的关注。了解与营养相关疾病（如心血管疾病、糖尿病、肥胖、骨质疏松等）的病理生理特点，根据不同时期的需要制定符合其特征的营养饮食治疗方案和膳食原则，以达到治疗、辅助治疗或诊断的目的，也是营养学研究的主要目标。

（5）社区营养 营养学具有很强的科学性、社会性和应用性，应将营养学的研究成果应

用于人民的生活实践，应以人群的营养状况为基础，有针对性地提出解决营养问题的措施，从宏观上研究解决合理营养的有关理论、技术和社会措施。社区营养既包括各种人群的膳食营养素参考摄入量、居民膳食指南的制定，也包括中国居民平衡膳食宝塔、社会营养监测等内容的研究，还包括营养配餐、食谱编制、居民营养状况调查与评价等方面的内容。

2. 食品卫生学的研究内容

（1）食品污染及其预防　食品从种植、养殖到生产、加工、贮藏、运输、销售、烹调直到食用的各个环节中都可能遭受某些有害物质的污染，如微生物、有害金属、农药、食品包装材料和食品添加剂等。了解和阐述食品污染的主要因素、可能产生的危害及预防措施，从而为制定防止食品受到有害因素污染的预防措施提供依据，对保障人体健康具有十分重要的意义。

（2）食品卫生监督管理及各类食品的卫生　各类食品在生产、运输、贮存及销售等各个环节中均可能受到有毒有害物质的污染，出现卫生问题，威胁人体健康。研究各类食品及食品加工中易出现的特有卫生问题及卫生要求，有利于采取针对性的预防措施和进行食品卫生监督管理，从而保证食用者的安全。

食品卫生是关系到人民身体健康的大问题，食品卫生监督管理则是保证食品卫生的重要手段，世界各国都将其纳入国家公共卫生事务管理的职能范围之中。我国的食品卫生监督管理是由《食品卫生法》设定的，包括食品卫生监督和食品卫生管理两部分，介绍了保证食品卫生质量和食品卫生管理的工作方法，食品卫生质量鉴定的范围和食品卫生标准制定程序，以及在执法监督工作和自身管理中的措施或手段。

（3）食物中毒及预防　食物中毒是最常见的食源性疾病，了解食物中毒的概念和特点，并根据病原的不同了解食物中毒的发病机制、中毒临床表现和预防措施，掌握食物中毒的调查与处理方法，对防止危害进一步扩大，预防今后类似食物中毒的发生是非常必要的。

3. 食品营养与卫生学的研究方法

食品营养与卫生学的研究与生理学、生物学、微生物学、生物化学、食品化学、食品科学、农业科学、临床医学、预防医学、卫生毒理学、卫生法学等都有密切的联系，涉及多学科的研究手段与方法。

食品营养与卫生学的主要研究方法有实验研究和人群研究。实验研究可分为离体实验和整体实验，离体实验是以组织或细胞为实验对象，观察营养素、食物中的生物活性物质或有毒有害物质对其生长的影响，及对各种酶、细胞因子或基因的影响等，是研究营养相关疾病分子机制及食品中有害因素毒性作用的常用研究方法。整体实验是指动物实验，是一种直观而有效的研究手段，可用来评价某些营养素的功能、消化利用率以及用来检测有害因素的毒性等。人群研究主要包括三个方面：①自愿者的试验研究，如对人体的热能测定、维生素的负荷试验等；②人群流行病学调查，如对两广地区肝癌高发的流行病学调查、河南林县食管癌高发的流行病学调查等；③意外事故或突发事件的人群研究，如对食物中毒事件进行调查研究中毒的机制、临床表现和预防措施等。值得注意的是，人体观察与试验必须严格遵守一切道德的法律规范。

五、国内外食品营养与卫生现状

1. 国外食品营养与卫生

按照经济和社会发展状况，当今世界的营养问题可分为两类：对于发展中国家，由于贫困、战争和灾荒导致粮食短缺，造成人民营养不足、营养缺乏；而在发达国家，大量营养过剩导致的肥胖病、高血压、冠心病、糖尿病等严重影响人民身体健康，甚至缩短寿命。

无论是发达国家还是发展中国家，都非常重视国民营养教育和食物营养知识的普及。美国、日本等国家都规定，医院、幼儿园、食堂、餐馆以及食品工厂等，都必须设营养师，负责膳食营养或给病人开营养处方等，许多大学还设有营养学系和食品工程系。有些国家还设有国家及地方的营养研究所，专门从事营养学的研究。近年来，发达国家的食品工业设置营养师已经成为惯例，食品正在向着营养设计、精制加工的方向发展。

但是世界范围内屡屡发生大规模的食品安全事件，如疯牛病蔓延、日本大肠杆菌中毒、比利时二噁英污染食品、美国与法国李斯特菌食物中毒、日本金黄色葡萄球菌感染、有全球蔓延之势的禽流感，另外，还涉及全球的"苏丹红一号"国际食品安全紧急警告事件、涉及麦当劳和肯德基等著名食品企业的致癌物"丙烯酰胺"事件、日韩致癌聚氯乙烯（PVC）食品保鲜膜大举进入中国事件，以及发展中国家时有发生的农药、掺假食品造成的食物中毒事件等。这一系列突发事件涉及的国家范围、危及健康的人群以及给相关食品国际间贸易带来的危机，对相关国家乃至全球经济的影响，使食品安全问题受到了历史上空前的关注。如何有效地管理食品安全、建立食品安全管理体系，是政府、企业和消费者共同关注的问题。

2. 我国食品营养与卫生

近十年来，我国社会经济得到了快速发展，中国城乡居民的膳食、营养状况有了明显改善，城乡居民能量及蛋白质摄入基本得到满足，肉、禽、蛋、奶等动物性食物消费量明显增加，优质蛋白比例上升；儿童、青少年生长发育水平稳步提高，儿童营养不良患病率显著下降，居民贫血患病率有所下降；成年人人群由于营养不良引发的疾病也在逐年减少。

但是我国居民营养与卫生问题仍相当突出，比如大闸蟹、"红心鸭蛋"、多宝鱼等食品安全事件时有发生。主要表现为：

（1）城市居民膳食结构不尽合理　表现为畜肉及油脂消费过多，谷类食物消费偏低，奶类、豆制品摄入量过低。膳食结构的不合理是造成营养不良的一个主要原因。如果以 WHO 标准（年龄、体重、身高）来衡量，我国小儿最突出的问题是体重不足，在农村可高达 20%～25%，在部分边远山区高达 60%，在一些大城市中出现营养过剩，如高脂、高热量膳食，心血管疾病有上升趋势，城市中有 5% 儿童体重超重。

（2）一些营养缺乏病依然存在　一些贫困农村由于营养缺乏，营养素缺乏症状还很严重，总趋势是北方大于南方，农村高于城市，贫困农村居民钙、铁、锌、维生素 A、维生素 B、维生素 D 等营养素摄入量普遍偏低，中老年人由于缺钙造成的骨质疏松也很严重。我国城乡居民普遍存在铁、维生素 A 等微量营养素缺乏病。我国 5 岁以下儿童佝偻病的发生率很高，1 岁以内婴幼儿总发病率达 62%。我国各种人群每日钙的摄入量仅占需要量的 50%。由于铁的摄入不足，导致我国 0～4 岁婴幼儿贫血发病率很高。

（3）慢性非传染性疾病患病率迅速上升　资料表明，我国成年人高血压患病率为18.8%，估计患病人数达 1.6 亿；我国成年人糖尿病患病率为 2.6%，空腹血糖受损率为1.9%，估计患病人数达 2000 多万；我国成年人超重率为 23%，肥胖率为 7.2%，估计超重和肥胖人数分别为 2.0 亿和 6000 多万；我国成年人血脂异常患病率为 18.6%，估计全国血脂异常患病人数为 1.6 亿。

（4）食品的污染和食源性疾患问题更加突出　目前以畜禽肉品残留激素或兽药的问题最为突出，可能成为 21 世纪食品污染的重点问题。食源性疾患包括常见的食物中毒、肠道传染病、人畜共患传染病、寄生虫病及化学性有毒有害物质所引起的疾病。食源性疾患的发病率居各类疾病发病率的前列。

（5）食品新技术所带来的新问题　有关对微波、辐射等技术对食品安全性的影响一直存在争议。被认为有广阔前景的转基因食品，其安全性问题也不可能在短时间内彻底弄清。另外，食品工程新技术所使用的配剂、介质、添加剂及其对食品卫生质量的影响也不能忽视。

（6）食品标识滥用　各种不同食品的特征及功能主要通过标识来展示，因此，食品标识对消费者选择食品的心理影响很大。一些不法的食品生产经营者时常利用食品标识的这一特性，欺骗消费者，使消费者受骗，甚至身心受到伤害。如伪造食品、夸大食品标识展示的信息、食品标识的内容不符合有关法规、外文食品标识。

这些现象表明：营养缺乏和营养失衡同时存在，与营养相关的慢性非传染性疾病成为社会经济发展的沉重负担。今后我国居民仍然面临营养缺乏和过剩的双重挑战，迫切需要普及营养卫生知识，培养科学健康的生活方式，提高居民营养保健意识。

六、食品营养与卫生学的主要任务

食品营养与卫生学的主要任务是指导人们科学地饮食。通过保障食物供给，落实适宜的干预措施，减少饥饿和食物不足，降低能量、蛋白质营养不良的发生率，预防、控制和消除微量营养素缺乏症。通过正确引导食物消费，优化膳食模式，促进健康的生活方式，全面改善居民的营养状况，预防与营养卫生有关的慢性病。

1. 加强政府的宏观指导，积极普及营养卫生知识

我国政府 2001 年发布《中国食物与营养发展纲要》（2001—2010 年）；2006 年 3 月起草完成的《国民营养条例》；2014 年，我国政府又发布《中国食物与营养发展纲要（2014—2020 年）》。这些政府出台的营养指南和发展纲要对更好地以营养科学指导开拓食品工业新领域，做好营养产业专项规划的实施，引领全国食品营养企业及其相关产业科学和谐、稳步健康发展起到巨大的推动作用。

2. 充分利用和挖掘食品资源

充分利用科学技术，提高资源的转化率、生产效率和生产集约化程度；充分利用我国丰富的农牧业产品、海洋生物、野生植物、昆虫等资源，加快高新技术在食品工业中的应用，采用先进的杀菌、保鲜、浓缩、分离、水分控制、干燥膨化等加工新工艺，最大限度地降低原料在加工、保存、运输过程中的损耗，提高食品质量。

3. 调整动、植物食品比例，正确引导食物消费

增加动物性食物的摄入量是改善营养水平的关键，但这应与相应的经济收入、丰富的动物性食物资源以及饮食习惯有关。积极宣传平衡膳食的食物消费知识，建立科学合理的膳食结构。到 20 世纪 20 年代，使我国居民每日膳食能量摄入量达到 10450kJ，其中谷物类食物所提供的能量占总能量的 55%，脂肪所提供的能量不超过 30%，每日蛋白质的供给量达到 75g。

4. 大力发展食品加工业

利用科学的食品加工和适当的营养强化来改善居民营养状况。如膜分离技术在乳制品加工、果蔬汁加工、制糖工业、发酵工业、粮油加工和酶制剂生产领域的应用；维生素强化剂在代乳粉、面包、饼干、人造奶油、调制奶油和乳饮料方面的应用；氨基酸强化剂主要用于强化面包、饼干等谷类食物；无机盐类强化剂用于饼干和婴儿食品。近年来又出现了蛋白质类强化剂，如粉状大豆蛋白质、脱脂奶粉、鱼粉、棉籽蛋白粉、酵母蛋白粉等。

5. 预防与膳食有关的慢性病和微量营养素缺乏症

全球约有 20 亿人正在遭受着微量营养素缺乏以及与饮食有关的各种慢性病的危害。受食盐加碘可降低 70%碘缺乏病的启发，全球营养改善联盟一直致力于通过推广食物强化项目，改善全球的微量营养素缺乏状况。我们要制订具体防治计划，在人群中实行营养、膳食

干预，提高居民自我防病意识。

6. 对居民营养状况进行必要的检测

对社会特殊人群如儿童、妇女、老年人等进行膳食结构和营养状况的检测，预测、评估其营养健康状况，为改善其营养提出有效的规划和措施，还可为食物生产、加工及政策干预、对群众的消费引导提供依据。

7. 加强食品安全管理，建立健全食品质量保障体系

加强食品安全工作，提高食品质量具有十分重要的现实意义。食品直接与人们的生活息息相关，食品安全一旦出现问题，消费者首当其冲会受到侵害。提高食品质量，需要建立一个完整的食品质量保障体系，如食品监督管理体系、食品法规体系、食品标准体系、食品质量认证体系、食品检测体系、食品生产质量管理体系等。加强食品质量管理工作，有利于保护人民健康，也有利于促进农业和食品工业的发展，提高国际竞争力。

8. 建立并执行危害分析与关键点控制

危害分析与关键点控制在食品企业中实施，对改善我国食品卫生状况、提高食品安全性和保障食品安全具有广泛而深远的意义。它涉及食品安全的所有方面（从原材料、种植、收获到最终消费产品），可降低产品损耗，可最大限度地消除或减少食源性疾病的危害，是保证生产安全食品的最有效、最经济的方法。

第二章 食物的消化和吸收

人体进行新陈代谢需要不断从外界摄取各种营养物质。食物中的天然营养物如碳水化合物、脂肪、蛋白质，一般都不能直接被人体利用，必须先在消化道内分解，变成小分子物质如葡萄糖、甘油、脂肪酸、氨基酸等，才能通过消化道黏膜的上皮细胞进入血液循环系统，供人体组织利用。

消化是指食物在消化道内被分解成小分子的过程，它包括两种方式：①物理性消化，即通过消化道的运动，将食物磨碎，与消化液充分混合，并向消化道的远方推送；②化学性消化，即通过消化液中消化酶的作用，将食物中的大分子物质（主要是蛋白质、脂肪和多糖）分解为可吸收的小分子物质。这两种消化方式是相互配合、同时进行的。吸收是指经过消化后的小分子物质，以及维生素、无机盐和水透过消化道黏膜，进入血液和淋巴的过程。消化和吸收是两个相辅相成、紧密联系的过程。不能被消化和吸收的食物残渣，最终形成粪便排出体外。

第一节 消化系统的概述

一、消化系统的组成

人体的消化系统是由长 5～10m 的消化道和消化腺组成，其功能是对食品进行消化和吸收，为机体新陈代谢提供物质和能量。

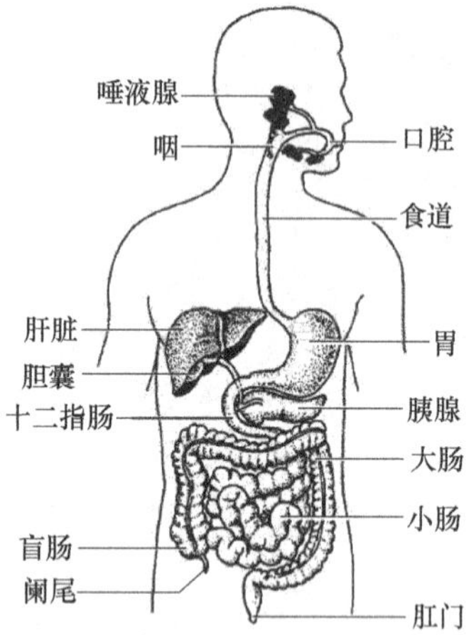

图 2-1 人体消化系统的组成

消化道是机体完成代谢的场所，是指由口腔至肛门粗细不等的弯曲管道，包括口腔、咽、食道、胃、小肠（又分十二指肠、空肠及回肠）和大肠（又分盲肠、结肠和直肠）等部分，见图 2-1。消化道既是食品通过的管道，又是食品消化、吸收的场所。

消化腺是分泌消化液的腺体，有小消化腺和大消化腺两种。小消化腺（胃腺和肠腺）散在于消化道各部的管壁内，其分泌液直接进入消化道中。大消化腺有三对唾液腺（腮腺、颌下腺、舌下腺）、肝和胰，位于消化道之外，其分泌液经导管进入消化道。

二、消化系统的功能

（一）口腔

口腔为消化道的始端，具有咀嚼、尝味、吞咽和辅助发音的功能，是食物进入消化道的门户。口腔是由上下唇、咽颊、左右颊、硬腭和软腭、口腔底构成的近封闭式空间。口腔内参与消化的器官有牙、舌、唾液腺。牙齿在物理性消化中起到重要的作用。

1. 牙齿

牙齿是人体最坚硬的器官，通过牙齿的咀嚼，食物由大块变成小块。

2. 舌

在进食过程中，舌使食物与唾液混合，并将食物向咽喉部推进，用以帮助食物吞咽；同时舌是味觉的主要器官。

3. 唾液腺

人的口腔内有 3 对大的唾液腺（腮腺、舌下腺、颌下腺），还有无数散在的小唾液腺。唾液就是由这些唾液腺分泌的混合液。

唾液是无色、无味的液体，pH 值为 6.6～7.1，唾液中水分约占 99%，有机物主要为黏蛋白、氨基酸、尿素、尿酸以及唾液淀粉酶、溶菌酶等。唾液中的无机物有 Na^+、K^+、Ca^{2+}、Cl^-、HCO_3^- 和微量的 CNS^-，此外唾液中还有一定量的气体如 O_2、N_2 和 CO_2 等。

唾液的作用：①唾液可湿润与溶解食物，以引起味觉感受；②唾液可清洁和保护口腔，当有害物质进入口腔后，唾液可起冲洗、稀释及中和作用，其中的溶菌酶可杀灭进入口腔内的微生物；③唾液可使食物细胞成团，便于吞咽；④唾液中的淀粉酶可对淀粉进行简单的分解，但这一作用很弱，且唾液淀粉酶仅在口腔中起作用，当进入胃与胃液混合后，pH 值下降，此酶迅速失活。食物在口腔内的消化过程是经咀嚼后与唾液混合成团，在舌的帮助下送到咽后壁，经咽与食管进入胃。食物在口腔内主要进行的是物理性消化，伴随少量的化学性消化，且能反射性地引起胃、肠、胰、肝、胆囊等器官的活动，为以后的消化作准备。

（二）咽喉与食道

咽喉是上宽下窄的肌性管道，是食物进入食道和空气进入呼吸道的通路，在咽喉下面相接的为食道，食道表层有许多黏液分泌腺，所分泌的黏液可以保护食道黏膜。当吞咽食物时，咽后壁前移，封闭气管开口，防止食物进入气管而发生呛咳。食团进入食道后，在食团的机械刺激下，位于食团上端的平滑肌收缩，推动食团向下移动，而位于食团下方的平滑肌舒张，这一过程的往复，便于食团的通过。

（三）胃

胃位于左上腹，是消化道最膨大的部分，其上端通过贲门与食道相连，下端通过幽门与十二指肠相连。胃的肌肉由纵状肌肉和环状肌肉组成，内衬黏膜层。肌肉的舒缩形成了胃的运动，黏膜则具有分泌胃液的作用。

1. 胃的运动

（1）胃的容受性舒张 空腹时，胃的体积只有 35～50mL，而在充盈的状态下体积可增大到 1000～1500mL。胃的容受性舒张使胃可以很容易地接受食物而不引起胃内压力的增大。胃的容受性舒张的生理意义是使胃的容量适应于大量食物的涌入，以完成储存和预备消化食物的功能。

（2）紧张性收缩 胃被充满后，就开始了它的持续较长时间的紧张性收缩。在消化过程中，紧张性收缩逐渐加强，使胃腔内有一定压力。这种压力有助于胃液渗入食物，并能协助推动食糜向十二指肠移动。

（3）胃的蠕动 胃的蠕动由胃体部发生，向胃底部方向发展。胃的蠕动从起始处到胃底约需 1min，而起始处每 1min 可发生 3 次蠕动。这样，在胃上就可能同时存在 3～4 个蠕动波。这种蠕动可以使两个蠕动波之间的食物来回晃动，从而使食物与胃液很好地混合，并使已被浸泡的食物在这种晃动下进一步分散变小。同时，这种蠕动从深度看比较浅，因此每次只能将部分食物挤向胃的底部并进入小肠。其好处是每次向小肠排放一小点食物，不会超过小肠液的缓冲能力，造成小肠局部过酸，因而不会超过小肠的消化能力，造成消化不良。蠕动的作用就在于：使食物与胃液充分混合，以利胃液的消化作用，并把食物以最适合小肠消化和吸收的速度向小肠排放。

2. 胃液

胃液为透明、淡黄色的酸性液体，pH 值为 0.9～1.5。主要由胃酸、胃蛋白酶、黏液、内因子组成。正常人每日分泌的胃液量约为 1500～2500mL。

（1）胃酸　胃酸由胃黏膜的壁细胞分泌，由盐酸构成。胃酸有许多作用，它可杀死随食物进入胃内的细菌，因而对维持胃和小肠内的无菌状态具有重要意义。胃酸还能激活胃蛋白酶原，使之转变为有活性的胃蛋白酶，胃酸还为胃蛋白酶作用提供了必要的酸性环境。胃酸进入小肠后，可以引起促胰液素的释放，从而促进胰液、胆汁和小肠液的分泌。胃酸所造成的酸性环境，还有助于小肠对铁和钙的吸收。但若胃酸分泌过多，也会对人体产生不利影响。

（2）胃蛋白酶原　胃蛋白酶原是由泌酸腺的主细胞合成的，并以不具有活性的酶原颗粒形式储存在细胞内。分泌入胃腔内的胃蛋白酶原在胃酸的作用下，从分子中分离出一个小分子的多肽，转变为具有活性的胃蛋白酶。已激活的胃蛋白酶对胃蛋白酶原也有激活作用。胃蛋白酶能水解食物中的蛋白质，它主要作用于蛋白质及多肽分子中含苯丙氨酸或酪氨酸的肽键上，其主要分解产物是胨，产生多肽或氨基酸较少。胃蛋白酶只有在酸性较强的环境中才能发挥作用，当食糜被送入小肠后，随 pH 值升高，升至 6.0 以上时，此酶即发生不可逆的变性，迅速失活。

（3）黏液　胃的黏液主要成分为糖蛋白，其次是黏多糖、蛋白质等大分子。黏液具有较高的黏滞性和形成凝胶的特性。在正常人，黏液覆盖在胃黏膜的表面，形成一个厚约 $500\mu m$ 的凝胶层，它具有润滑作用，可减少粗糙的食物对胃黏膜的机械性损伤。黏液为中性或偏碱性，可降低胃酸酸度，减弱胃蛋白酶活性，从而防止酸和胃蛋白酶对胃细胞膜的消化作用。

（4）内因子　壁细胞除分泌盐酸外，还分泌一种相对分子质量在 50000～60000 之间的糖蛋白，称为内因子。内因子可在胃腔内与食物中的维生素 B_{12} 结合成复合物，使维生素 B_{12} 在肠管内不被酶分解，并能促进回肠吸收维生素 B_{12} 入血，供红细胞生成所需。如内因子缺乏，维生素 B_{12} 吸收障碍，可导致恶性贫血。

（四）小肠

小肠是食物消化的主要器官，位于胃的下端，分为三部分，即与胃的幽门相连接的十二指肠以及空肠和回肠。在小肠，食物受胰液、胆汁及小肠液的化学性消化。绝大部分营养成分也在小肠吸收，未被消化的食物残渣，由小肠进入大肠。食物在小肠内停留的时间，随食物的性质不同而有所不同，一般为 3～8h。小肠呈盘曲状，总长约 5m，其中十二指肠位于腹腔的后上部，全长约 25cm；空肠位于腹腔的左上部，长约 2m；回肠位于右下腹，长约 3m；空肠和回肠之间没有明显的分界线。

十二指肠是小肠的起始端，构成一个马蹄形状，在中间偏下处的肠管稍粗，称为十二指肠壶腹，该处有胆总管的开口，胰液及胆汁经此开口进入小肠，开口处有环状平滑肌环绕，起括约肌的作用，防止肠内容物返流入胆管。小肠的管壁由黏膜、黏膜下层、肌层和浆膜构成，小肠黏膜形成许多环状皱褶和大量绒毛突入肠腔，每条绒毛的表面是一层柱状上皮细胞，柱状上皮细胞顶端的细胞膜又形成许多细小的突起，称微绒毛。环状皱褶、绒毛和微绒毛的存在，使小肠黏膜的表面积增加 600 倍，达到 200m^2 左右，这就使小肠具有广大的吸收面积。微绒毛中具有的血管、神经、毛细淋巴管和少量平滑肌，是小肠发生吸收的重要器官组织。整个小肠中，其黏膜层具有丰富的肠腺体存在。这些肠腺体可以分泌小肠液。

1. 小肠的运动形式及其作用

（1）紧张性收缩　紧张性收缩是小肠其他运动形式的基础，当小肠紧张性降低时，肠壁给予小肠内容物的压力小，食糜与消化液混合不充分，食糜的推进也慢；反之，当小肠紧张性升高时，食糜与消化液混合充分而加快，食糜的推进也快。

（2）分节运动　分节运动是一种以环状肌为主的节律性收缩和舒张的运动，主要发生在食糜所在的一段肠管上。分节运动的意义在于使食糜与消化液充分混合，并增加食糜与肠壁的接触，为消化和吸收创造有利条件。此外，分节运动还能挤压肠壁，有助于血液和淋巴的回流。

（3）蠕动　小肠的蠕动可发生在小肠的任何部位，其速率约为 $0.5\sim2.0\text{cm/s}$，近端小肠的蠕动速度大于远端。小肠蠕动波很弱，通常只进行一段短距离（约数厘米）后即消失。蠕动的意义在于使经过分节运动作用的食糜向前推进一步，到达一个新肠段，再开始分节运动。在十二指肠与回肠末端常常出现与蠕动方向相反的逆蠕动。食糜可以在这两段之间来回移动，有利于食糜的充分消化和吸收。

2. 胰液的成分和作用

胰腺是兼有外分泌和内分泌功能的腺体，其外分泌液为胰液，是由胰腺的腺泡细胞和小的导管管壁细胞所分泌的，具有很强的消化能力。胰液是无色无嗅的碱性液体，pH 值约为 $7.8\sim8.4$，渗透压约与血浆相等。人每日分泌的胰液量约为 $1000\sim2000\text{mL}$。胰液中含有无机物和有机物。在无机成分中，碳酸氢盐的含量很高，主要作用是中和进入十二指肠的胃酸，使肠黏膜免受强酸的侵蚀；同时也提供了小肠内多种消化酶活动的最适宜的 pH 环境（pH＝7～8）。胰液中的有机物主要是蛋白质，含量 $0.1\%\sim10\%$ 不等，随分泌的速度不同而有不同。胰液中的蛋白质主要由多种消化酶组成，它们是由腺泡细胞分泌的，主要有以下几种：

（1）胰淀粉酶　胰淀粉酶是一种 α-淀粉酶，它对生的或熟的淀粉的水解效率都很高，消化产物为糊精、麦芽糖，作用的最适 pH 值为 $6.7\sim7.0$。

（2）胰脂肪酶　胰脂肪酶可分解甘油三酯为脂肪酸、甘油一酯和甘油，最适 pH 值为 $7.5\sim8.5$。胰脂肪酶只有在胰腺分泌的另一种小分子蛋白质-辅脂酶（colipase）存在条件下才能发挥作用。胰液中还含有一定量的胆固醇和磷脂酶 A_2，它们分别水解胆固醇酯和卵磷脂。

（3）胰蛋白酶和糜蛋白酶　这两种酶是以不具有活性的酶原形式存在于胰液中的。肠液中的肠致活酶可以激活蛋白酶原，使之变为具有活性的胰蛋白酶。此外，酸、胰蛋白酶本身以及组织液也能使胰蛋白酶原活化。糜蛋白酶原是在胰蛋白酶作用下转化为有活性的糜蛋白酶的。胰蛋白酶和糜蛋白酶的作用极相似，都能分解蛋白质为胨，当两者一同作用于蛋白质时，则可消化蛋白质为小分子的多肽和氨基酸。

正常胰液中还含有羧基肽酶、核糖核酸酶、脱氧核糖核酸酶等水解酶。羧基肽酶可作用于多肽末端的肽键，释放出具有自由羧基的氨基酸，后两种酶则可使相应的核酸部分地水解为单核苷酸。

3. 胆汁的成分和作用

胆汁是由肝细胞不断生成的，生成后由肝管流出，经胆总管而至十二指肠，或由肝管转入胆囊而储存于胆囊，当消化时再由胆囊排出至十二指肠。胆汁是一种较浓的具有苦味的金黄色或橘棕色液汁，成分很复杂，除水分和钠、钾、钙、碳酸氢盐等无机成分外，其还含有有机成分如胆盐、胆色素、脂肪酸、胆固醇、卵磷脂和黏蛋白等。胆汁中没有消化酶。胆汁对于脂肪的消化和吸收具有重要意义，主要表现：①胆盐可激活胰脂肪酶，使后者催化脂肪分解的作用加速；②胆汁中的胆盐、胆固醇和卵磷脂等都可作为乳化剂，使脂肪乳化呈细小的微粒，增加了胰脂肪酶的作用面积，使其对脂肪的分解作用大大加速；③胆盐与脂肪的分解产物如游离脂肪酸、甘油一酯等结合成水溶性复合物，促进了脂肪的吸收；④通过促进脂肪的吸收，间接帮助了脂溶性维生素的吸收。此外，胆汁还是体内胆固醇和胆色素代谢产物排出体外的主要途径。

4. 小肠液的成分和作用

小肠液是一种弱碱性液体，pH 值约为 7.6，渗透压与血浆相等。小肠液的分泌量变化范围很大，成年人每日分泌量约 1000～3000mL。大量的小肠液可以稀释消化产物，使其渗透压下降，有利于吸收。小肠分泌后又很快地被绒毛重吸收，这种液体的交流为小肠内营养物质的吸收提供了媒介。小肠液中除水和电解质外，还含有黏液、免疫蛋白、肠激酶和小肠淀粉酶。小肠液的作用主要表现在：①消化食物，即肠激酶和肠淀粉酶的作用；②保护作用，即弱碱性的黏液能保护肠黏膜免受机械性损伤和胃酸的侵蚀，以及免疫蛋白能抵抗进入肠腔的有害抗原。

（五）大肠

大肠是消化道的最后一段，包括阑尾、盲肠、结肠和直肠，通过肛管开口于肛门，全长大约为 1.5m。盲肠是大肠的起始部分，在其下内侧有一蚓状的突起，称为阑尾。阑尾开口于盲肠，下端为游离态。与盲肠相连接的是结肠的升结肠部分。结肠还包括横结肠、降结肠和乙状结肠，其中，乙状结肠部分直接与直肠相连接。直肠是一上部比较膨大而下部却比较细小的管道，在其接近肛门处的环状光滑面，就是所谓的痔环。

1. 大肠的生理功能

食糜的消化和吸收在小肠内已大部分完成。大肠的生理功能主要包括：①吸收来自小肠的食糜残液中的水、电解质；②微生物大量生长；③形成粪便，并控制排便。其中各段的功能有所不同，右半结肠的主要功能是吸收，左半结肠则是形成和储存粪便，直肠起排便作用。

2. 大肠内的细菌

大肠内细菌主要来自空气和食物，种类很多，可达 400 多种。粪便中细菌约占其固体总量的 1/3，厌氧菌为需氧菌的 $10^2 \sim 10^4$ 倍。主要菌种有革兰氏阴性厌氧菌、革兰氏阳性厌氧菌以及某些真菌等。大肠细菌还能利用肠内某些简单物质，合成少量 B 族维生素、维生素 K 等，但更多的是细菌对食物残渣中未被消化的碳水化合物、蛋白质与脂肪的分解，所产生的代谢产物也大多对人体有害。

3. 大肠的运动

大肠有多种运动形式，这些运动有助于促进肠内容物中水、电解质的吸收和微生物的生长，有助于粪团形成并使其在恰当的时间排出。

结肠推进性运动形式有蠕动、分节推进运动、多袋推进运动和集团推进四种，其中结肠的集团推进运动往往从横结肠开始，表现为一系列的多袋运动或蠕动，使充满结肠全长约 1/3 的一串内容物在长约 20cm 的肠管中以较快的速度（通常 2～5cm/min）推进至盆腔结肠。相比之下，内容物通过胃和小肠的时间总共不超过 12h，而通过结肠的时间则长得多，一般 80% 的结肠内容物在第 3~4d 内排出，少数可停留 1 周以上。

第二节 食物的消化

人体所需要的营养物质主要来自食物，其中水、矿物质和维生素可以直接被吸收利用，而碳水化合物、脂肪、蛋白质，一般都不能直接被人体利用，必须先在消化道内分解，变成小分子物质，进入血液循环系统，供人体组织利用。

一、碳水化合物的消化

食物中的碳水化合物含量最多的通常是淀粉，存在于肌肉与肝脏中的碳水化合物称为糖原，也叫动物淀粉，为数很少。消化、水解淀粉的酶称为淀粉酶。

淀粉的消化从口腔开始。虽然口腔内的唾液淀粉酶能把淀粉水解成麦芽糖，但由于食物在口腔停留的时间很短，所以淀粉在口腔内消化很少，食物进入胃后因胃酸的作用，唾液淀粉酶很快失去活性。淀粉的消化主要在小肠内进行。来自胰液的 α-淀粉酶从淀粉分子的内部水解 α-1,4-糖苷键，把淀粉分解为带 1,6-糖苷键支链的寡糖、α-糊精和麦芽糖、麦芽三糖。小肠黏膜上皮的刷状缘中含有丰富的 α-糊精酶，可将 α-糊精分子及带 1,6-糖苷键支链的寡糖中的 1,6-糖苷键及 1,4-糖苷键水解，使它生成葡萄糖。麦芽糖、麦芽三糖可被 α-葡萄糖苷酶水解为葡萄糖。食物中的蔗糖可被蔗糖酶分解为葡萄糖和果糖，乳糖酶可分解乳糖为葡萄糖和半乳糖。此外，α-糊精酶、蔗糖酶都有催化麦芽糖水解生成葡萄糖的作用，其中 α-糊精酶活力最强，约占水解麦芽糖总活力的 50%，蔗糖酶约占 25%。食品中的糖类在小肠上部几乎全部消化成各种单糖。

食物中含有的纤维素是由 β-葡萄糖借 β-1,4-糖苷键组成的多糖，人体消化道内没有 β-1,4-糖苷键水解酶，故不能消化纤维素。对于由多种高分子多糖组成的半纤维素也不能被消化。至于食品工业中使用的魔芋粉中含有的魔芋甘露糖，是由甘露糖与葡萄糖聚合而成。人体内没有分解此糖的酶，因此其不能被消化、吸收。此外，人体对食品工业中常用的琼脂、果胶以及其他植物胶、海藻胶等多糖类物质亦不能消化。

二、脂类的消化

膳食中的脂类主要是中性脂肪，即甘油三酯，其次为少量的磷脂、胆固醇和胆固醇酯，它们的某些理化特性及代谢特点类似中性脂肪。由于胃液中仅含有少量的脂肪酶，而且它的最适 pH 值为 6.3~7.0，而成人胃液的 pH 值为 0.9~1.5，所以脂类在胃内几乎不发生消化作用，消化主要在小肠中进行。

脂类不溶于水，它们在食糜的水环境中分散程度对其消化具有重要意义。因为酶解只能在疏水的脂滴与溶解于水的酶蛋白之间的界面进行，所以乳化或分散的脂肪易于消化。脂肪形成均匀乳浊液的能力受其熔点限制。此外，食品乳化剂如卵磷脂等对脂肪的乳化、分散起着重要的作用。

由于肠蠕动所形成的搅拌作用和胆汁的掺入，食物脂类在小肠腔内分散成细小的乳胶体，同时，胰腺分泌的脂肪酶在乳化颗粒的水油界面上，催化甘油三酯、磷脂和胆固醇的水解。胰脂肪酶能特异性地催化甘油三酯的 α-酯键（即第一位、第三位酯键）水解，产生 β-甘油一酯并释放出 2 分子游离脂肪酸；胆固醇酯酶作用于胆固醇酯，使胆固醇酯水解为游离胆固醇和脂肪酸；磷脂酶 A_2 催化磷脂的第二位酯键水解，生成溶血磷脂和 1 分子脂肪酸。

三、蛋白质的消化

食物中的蛋白质在消化道内的水解作用见图 2-2。

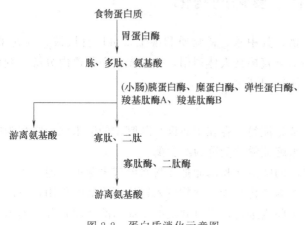

图 2-2　蛋白质消化示意图

（一）蛋白质在胃中的消化

蛋白质的消化从胃中开始。胃腺分泌的蛋白质酶原在胃酸的作用下，被活化成胃蛋白酶。它能水解食物中的蛋白质，主要分解产物是胨，产生多肽或氨基酸较少。胃蛋白酶也是唯一能消化胶原的酶，胶原是肉中纤维组织的主要成分，它必须先被消化才能使肉中其他成分受到消化酶的作用。此外，胃蛋白酶对乳中的酪蛋白尚有凝乳作用。由于胃蛋白酶的消化作用较弱，且食物在胃内停留的时间不是很长，所以蛋白质在胃中的消化很不完全，食物蛋白质的消化主要在小肠进行。

（二）蛋白质在小肠中的消化

胰蛋白酶、糜蛋白酶以及弹性蛋白酶都可水解蛋白质肽链内部的一些肽键，但不同的酶对不同的氨基酸组成的肽键有专一性。例如，胰蛋白酶主要水解由赖氨酸及精氨酸等碱性氨基酸残基的羧基组成的肽键，产生羧基端为碱性氨基酸的肽；糜蛋白酶主要作用于芳香族氨基酸，如苯丙氨酸、酪氨酸等残基的羧基组成的肽键，产生羧基端为芳香族氨基酸的肽，有时也作用于亮氨酸、谷氨酰胺及蛋氨酸残基的羧基组成的肽键；弹性蛋白酶则可以水解各种脂肪族氨基酸，如缬氨酸、亮氨酸、丝氨酸等残基所参与组成的肽键。

外肽酶主要是羧基肽酶 A 和羧基肽酶 B。前者水解羧基末端为各种中性氨基酸残基组成的肽键，后者则主要水解羧基末端为赖氨酸、精氨酸等碱性氨基酸残基组成的肽键。因此，胰蛋白酶作用后产生的肽可被羧基肽酶 B 进一步水解，而糜蛋白酶及弹性蛋白酶水解产生的肽则被羧基肽酶 A 进一步水解（图 2-3）。

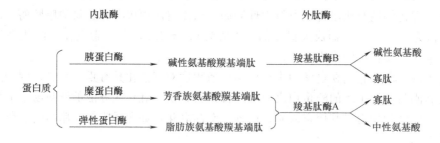

图 2-3　十二指肠内食物蛋白质的连续水解作用

胰液中蛋白酶水解蛋白质所得产物为游离氨基酸和寡肽，其中 1/3 为游离氨基酸，2/3 为寡肽。肠内消化液中水解寡肽的酶较少，但在肠黏膜细胞的刷状缘及胞液中含有寡肽酶。它们能从肽链的氨基末端或羧基末端逐步水解肽键。分别称为氨基肽酶和羧基肽酶。刷状缘含多种寡肽酶，能水解各种 2～6 个氨基酸残基组成的寡肽。胞液寡肽酶主要水解二肽，二肽再经二肽酶的作用被分解成游离氨基酸。

四、维生素与矿物质的消化

（一）维生素的消化

人体消化道中没有分解维生素的酶，胃液的酸性、肠液的碱性等变化不定的环境条件，其他食品成分，以及氧的存在，都可能影响维生素的稳定性。水溶性维生素在动、植物性食品的细胞中以结合蛋白质的形式存在，在细胞崩解过程中和蛋白质消化过程中，这些结合物被分解，从而释放出维生素。脂溶性维生素溶解于脂肪中，可随着脂肪的乳化与分散而同时被消化。维生素只有在一定的 pH 值范围内，而且往往是在无氧的条件下才具有最大的稳定性，因此，易氧化的维生素在消化过程中也可能会被破坏。供给充足的可作为抗氧化剂的维生素 E，可减少维生素 A 的氧化分解。

（二）矿物质的消化

矿物质在食品中有些已成为离子状态存在，即以溶解状态存在。例如多种饮料中钾、钠、氯等 3 种离子既不生成不溶性的盐，也不生成难分解的复合物，它们可直接被机体吸收。有些矿物质则相反，它们结合在食品的有机成分上，例如乳酪蛋白中的钙结合在磷酸根上；铁则存在于血红蛋白之中；许多微量元素存在于酶内。胃肠道中没有从这类化合物中分解出矿物质的酶。这些矿物质往往在上述食品有机成分的消化过程中被释放出来，其可利用的程度（可利用性）与食品的性质，以及它们与其他食品成分的相互作用密切相关。结合在蛋白质上的钙易在蛋白质消化过程中被分解下来，但可再次转化成不溶解的形式，来自某些蔬菜的草酸与钙、铁等离子可生成难溶的草酸盐、来自谷类食品的植酸也可与之生成难溶性的盐，它们均不易被机体利用。

第三节 食物的吸收

食物经过消化，将大分子物质变成低分子物质，其中多糖分子分解为单糖，蛋白质分解为氨基酸，脂肪分解为脂肪酸、单酰甘油酯等，维生素与矿物质则在消化过程中从食物的细胞中释放出来。这些低分子物质只有透过肠壁进入血液，由血液循环输送到身体各部分，才能供组织和细胞进一步利用。

一、吸收的部位和机理

（一）吸收的主要部位

消化道部位不同，其吸收情况亦不相同，食物在口腔及食管内实际上不被吸收。胃可吸收乙醇和少量水分，大肠主要是吸收水分和盐类，食物吸收的主要部位是小肠上段的十二指肠和空肠。回肠主要起到吸收功能储备的作用，即凡未被十二指肠和空肠完全吸收的成分，都由回肠吸收，用于代偿时的需要。

一般认为糖类、蛋白质和脂肪的消化产物大部分是在十二指肠和空肠被吸收，当其到达回肠时通常均已吸收完毕。回肠被认为主要起到吸收功能储备的作用，但是它能主动吸收胆汁盐和维生素 B_{12}。在十二指肠上部和空肠上部，水分和电解质由血液进入肠腔和由肠腔进入血液的量很大，交流得很快，所以肠内液体的量减少不多；回肠的这种交流则少得多，离开肠腔的液体比进入的多，从而使肠内容物大为减少。

（二）吸收机理

胃肠道黏膜吸收营养物质的方式有被动转运、主动转运和胞饮作用。

1. 被动转运

被动转运过程主要包括被动扩散、易化扩散、滤过、渗透等作用。

（1）被动扩散　通常物质透过细胞膜，总是和它在细胞膜内外的浓度有关。不借助载体，不消耗能量，物质从浓度高的一侧向浓度低的一侧透过，称被动扩散。由于细胞膜的基质是类脂双分子层，脂溶性物质更易进入细胞。物质进入细胞的速度决定于它在脂质中的溶解度和分子大小，溶解度越大，透过越快；如果在脂质中的溶解度相等，则较小的分子透过较快。

（2）易化扩散　指非脂溶性物质或亲水物质如 Na^+、K^+、葡萄糖和氨基酸等，不能透过细胞膜的双层脂类，需在细胞膜蛋白质的帮助下，由膜的高浓度一侧向低浓度一侧扩散或转运的过程。与易化扩散有关的膜内转运系统和它们所转运的物质之间，具有高度的结构特异性，即每一种蛋白质只能转运具有某种特定化学结构的物质。易化扩散的另一个特点是饱和现象，即扩散通量一般与浓度梯度的大小成正比，当浓度梯度增加到一定限度时，扩散通量就不再增加。

（3）滤过　消化道上皮细胞可以看作是滤过器，如果胃肠腔内的压力超过毛细血管时，水分和其他物质就可以滤入血液。

（4）渗透　渗透可看作是特殊情况下的扩散。当膜两侧产生不相等的渗透压时，渗透压较高的一侧将从另一侧吸引一部分水过来，以求达到渗透压的平衡。

2. 主动转运

在许多情况下，某种营养成分必须要逆浓度梯度（化学的或电荷的）的方向穿过细胞膜，这个过程称主动转运。营养物质的主动转运需要有细胞上载体的协助。

主动转运的特点是：载体在转运营养物质时，需有酶的催化和提供能量，能量来自三磷酸腺苷的分解；这一转运系统可以饱和，且最大转运量可被抑制；载体系统有特异性，即细胞膜上存在着几种不同的载体系统，每一系统只运载某些特定的营养物质。

3. 胞饮作用

胞饮作用是一种通过细胞膜的内陷将物质摄取到细胞内的过程，这一过程能使细胞吸收某些完整的脂类和蛋白质。这也是新生儿从初乳中吸收抗体的方式。此外，这种作用使未经消化的天然蛋白质进入体内，可能是某些人食物过敏的原因。

二、碳水化合物的吸收

碳水化合物吸收的主要形式是单糖，在肠管中主要的单糖是葡萄糖，另外有少量的半乳糖和果糖等。糖在胃中几乎不被吸收，在小肠中几乎被完全吸收。

各种单糖的吸收速度不同，己糖的吸收速度很快，而戊糖的吸收速度则很慢。若以葡萄糖的吸收速度为100，人体对各种单糖的吸收速度如下：D-半乳糖（110）＞D-葡萄糖（100）＞D-果糖（70）＞木糖醇（36）＞山梨醇（29）。木糖和阿拉伯糖吸收更慢。

由于葡萄糖和半乳糖的吸收速度很快，由此可推测这类单糖的吸收不是简单的扩散作用，而是需要载体并消耗能量的主动转运。在小肠上皮细胞刷状缘上有特异的载体蛋白，选择性地把不同的单糖从刷状缘的肠腔面运入细胞内，再扩散入血，因载体蛋白对各种单糖的结合能力不同，所以其吸收速率也就不同。单糖的这种主动转运可逆着浓度差进行吸收，例如血液和肠腔中葡萄糖浓度比为200∶1时，葡萄糖的吸收仍可进行。戊糖和多元醇则以单纯扩散的方式吸收，即物质由高浓度区经过细胞膜扩散和渗透到低浓度区，吸收速度慢。果糖可能在微绒毛的载体帮助下使达到扩散平衡的速度加快，但不消化能量，即易化扩散，其吸收速度比单纯扩散快。进入体内的单糖由血液经门静脉入肝合成糖原而被直接利用。

葡萄糖的主动转运与 Na^+ 的转运相偶联，当 Na^+ 的转运被阻断后，葡萄糖的转运也不能进行。肠腔内 Na^+ 的浓度为 $10\sim14mmol/100g$ 肠液，而小肠上皮细胞 Na^+ 的浓度只有 $5mmol/100g$ 细胞内液，而且细胞内的电位比肠腔低 $10mV$。这一电化学梯度的维持，靠上皮细胞内侧"钠泵"将细胞内的 Na^+ 连续地排到细胞外液，有利于葡萄糖的主动转运。

蔗糖在肠黏膜刷状缘层水解为果糖和葡萄糖，果糖可扩散吸收，葡萄糖则进行主动转运。

三、脂类的吸收

脂类消化过程中产生的脂肪酸、甘油一酯等具有较大的极性，能够从乳胶体的酯相扩散到胆汁微团中，形成微细的混合微团。这种混合微团的体积很小，而且带有极性，很易扩散，通过覆盖在小肠绒毛表面的水层，而使脂类消化的产物进入肠黏膜细胞中。脂类的吸收主要在十二指肠的下部和空肠上部。消化与吸收是同时进行的，消化后的产物迅速被吸收，保证了消化的顺利进行。

脂肪消化后主要形成甘油、游离脂肪酸和单酰甘油酯，此外还有少量二酰甘油酯和未消化的三酰甘油酯。由短链和中链脂肪酸组成的三酰甘油酯容易分散，且被完全水解，短链和中链脂肪酸循门静脉入肝。由长链脂肪酸组成三酰甘油酯经水解后，其长链脂肪酸在肠壁再酯化为三酰甘油酯，进入淋巴系统后再进入血液循环。在此过程中，胆汁盐起到乳化分散作用，以利于脂肪的水解、吸收。

各种脂肪酸的极性和水溶性不同，其吸收速率也不相同，其吸收率的大小依次为：短链脂肪酸＞中链脂肪酸＞不饱和长链脂肪酸＞饱和长链脂肪酸。水溶性越小的脂肪酸，胆盐对其吸收的促进作用也越大。甘油水溶性大，不需要胆盐即可通过黏膜经门静脉吸收入血。

大部分食用脂肪均可被完全消化吸收、利用。如大量摄入消化吸收慢的脂肪，很容易使人产生饱胀感，而且其中的一部分尚未消化吸收就会随粪便排出；那些易被消化吸收的脂肪则不易产生饱胀感，并且很快就会被机体吸收利用。一般的脂肪的消化率在 95%，奶油、椰子油、豆油、玉米油与猪油等都能在 $6\sim8h$ 内全部被人体消化，并在摄入后的 $2h$ 吸收 $24\%\sim41\%$，$4h$ 吸收 $53\%\sim71\%$，$6h$ 达 $68\%\sim86\%$。婴儿与老年人对脂肪的吸收速度较慢。脂肪乳化剂不足可降低吸收率。食物中过量钙的摄入影响高熔点脂肪的吸收，但不影响对不饱和脂肪酸的吸收。这可能是钙离子与饱和脂肪酸形成难溶的钙盐所致。

食物中的磷脂在小肠经磷脂酶 A、磷脂酶 B 的催化水解生成甘油、脂肪酸、磷酸及胆碱，除脂肪酸外，其余大都易溶于水而被吸收；脂肪酸及约 $1/4$ 未经水解的磷脂在胆盐协助下被小肠细胞吸收，被吸收的磷脂水解产物又在小肠黏膜细胞内再合成完整的磷脂；一部分磷脂参与形成乳糜微粒，在血液循环中运送脂肪。

人体通常每日摄食胆固醇 $10\sim1000mg$，主要来自动物性食物。肠吸收胆固醇的能力有限。成年人胆固醇的吸收速率约为每天 $10mg/kg$。大量进食胆固醇时吸收量可加倍，但最多每天约可吸收 $2000mg$（上限）。食物中的自由胆固醇可由小肠黏膜上皮细胞吸收。胆固醇酯则通过胰胆固醇酯酶水解后吸收。肠黏膜上皮细胞将三酰甘油酯等组合成乳糜微粒时，也把胆固醇掺和在内，成为乳糜微粒的组成部分。吸收后的自由胆固醇又可酯化为胆固醇酯。禽卵中的胆固醇大多数是非酯化的，较易被吸收。植物固醇如 β-胆固醇，不但不易被吸收，而且还能抑制胆固醇的吸收。因此，食物胆固醇的吸收率有较大的波动，通常食物中的胆固醇约有 $1/3$ 被吸收。

四、氨基酸的吸收

天然蛋白质被蛋白酶水解后，其水解产物大约 $1/3$ 为氨基酸，$2/3$ 为寡肽。这些产物在肠壁的吸收远比单纯氨基酸快，而且吸收后绝大部分以氨基酸形式进入门静脉。

小肠黏膜细胞上存在着吸收二肽和三肽的转运体系，用于二肽和三肽的吸收，并在胞浆中氨基肽酶的作用下，将二肽和三肽彻底分解成游离氨基酸。吸收入肠黏膜细胞中的氨基酸，进入肠膜下的中心静脉而入血流，经由门静脉入肝。

氨基酸的吸收进行得很快，主要在小肠上段，当食糜到达小肠末端时，氨基酸一般都已被吸收。氨基酸的吸收机理与单糖相似，主要通过耗能需钠的主动转运吸收，它在肠内容物中的含量从不超过 7%。

在对氨基酸的吸收中存在不同的转运系统。在小肠上皮细胞上目前已确定有四种转运氨基酸的载体系统：

第一种是中性氨基酸转运系统，对中性氨基酸具有高度亲和力，可转运芳香族氨基酸（苯丙氨酸、色氨酸及酪氨酸）、脂肪族氨基酸（丙氨酸、丝氨酸、苏氨酸、缬氨酸、亮氨酸及异亮氨酸）、含硫氨基酸（蛋氨酸及半胱氨酸），以及组氨酸、谷氨酰胺等。此类载体系统转运速度最快。它们的吸收速度依次为：蛋氨酸＞异亮氨酸＞缬氨酸＞苯丙氨酸＞色氨酸＞苏氨酸。部分甘氨酸也可借此载体转运。

第二种是碱性氨基酸转运系统，赖氨酸及精氨酸借此载体转运。但其转运速率较慢，仅为中心氨基酸载体转运速率的 10%，胱氨酸也借此载体转运。

第三种是酸性氨基酸转运系统，天冬氨酸和谷氨酸借此载体转运。

第四种是亚氨基酸和甘氨酸转运系统，脯氨酸、羟脯氨酸及甘氨酸借此载体转运，速率很慢，因含有这些氨基酸的二肽可直接吸收，故此载体系统在氨基酸吸收上意义不大。

这些氨基酸的转运系统都具有立体特异性，人体能利用的主要是 L-氨基酸，各种 L-氨基酸比相应的 D-氨基酸容易在体内被吸收。

新生儿可以通过肠黏膜细胞的胞饮作用摄入完全蛋白质，但这种作用仅在出生后前 2 周存在，这与乳母维持初乳分泌的时间相一致。成年人不存在这种方式的吸收，而且如果直接从食物中吸收异源蛋白，可导致过敏反应。

五、维生素的吸收

（一）水溶性维生素的吸收

水溶性维生素一般以简单扩散方式被充分吸收，特别是相对分子质量小的维生素更易被吸收。维生素 B_{12} 虽为水溶性，但其相对分子质量较大，需与胃黏膜壁细胞分泌的内因子结合成一个大分子物质才能被吸收，吸收部位在回肠。

（二）脂溶性维生素的吸收

脂溶性维生素如维生素 A、维生素 D、维生素 E、维生素 K，因其溶解性和脂类相似，所以仍需胆汁进行乳化后才能被小肠吸收。吸收机理可能与脂类相同，也属于被动转运的扩散作用，吸收部位在小肠上段。脂肪可促进脂溶性维生素吸收。

六、水分的吸收

每日进入成人小肠的水分约为 5～10L，这些水分不仅来自食品，还来自消化液，而且主要来自消化液。成人每日尿量平均约 1.5L，粪便中可排出少量水（150mL），其余大部分水分都由消化道重新吸收。

水分的吸收主要在小肠，大肠也可吸收一部分，这主要是通过小肠后被吸收的剩余部分，胃吸收更少。水可以自由地穿过消化道的膜，从肠腔面通过黏膜细胞进入体内，水的这种流动主要通过渗透作用和滤过作用，而且以渗透作用为主，小肠吸收其他物质时所产生的渗透压可促使水分的吸收。此外，小肠蠕动收缩时肠道内流体静压增高，也可使水分滤过黏膜细胞。

七、矿物质的吸收

矿物质可由单纯扩散被动吸收，也可通过特殊转运途径主动吸收。食品中的钠、钾、氯等的吸收主要取决于肠内容物与血液之间的渗透压差、浓度差和 pH 值差。其他一些矿物质元素的吸收则与其化学形式、矿物质与食物中其他物质的作用、机体的机能作用等密切有关。

第四节　代谢物质的排泄

食物中的营养素及其他成分经过消化、吸收进入人体后，被组织细胞摄取，作为生长发育、组织更新的原料被利用，或作为能量的来源维持机体新陈代谢的需要。在这个过程中也会产生一些代谢产物。人体必须将这些代谢的最终产物，以及进入机体的异物或有害物质和一些过剩的物质排出体外，才能维持人体内环境的稳定。这一过程称为排泄。

人体排泄的途径有四条：首先是气管、支气管及肺脏等呼吸器官的排泄，主要的排泄物是二氧化碳和少量的水分；其次是由皮肤排泄汗液，主要是以汗液的形式散发出机体多余的热量、水分和氯化钠、尿素等代谢产物；再次是由肾脏排泄尿液，是人体最为重要的排泄途径，它以尿液的形式排泄体内过多的水分、尿素、离子等代谢产物，对维持机体内环境的稳定具有特别重要的意义；最后一条排泄的途径是经由大肠排泄粪便。

一、粪便的排泄

（一）粪便的形成与成分

食物残渣在大肠的停留时间比较长，一般在 10h 左右。在这段时间里，食物残渣中的水分被大肠黏膜细胞吸收；大肠内存在有大量的细菌，它们来自食物和空气，由口腔入胃，最后到达大肠。大肠内的温度和酸碱度很适合细菌的生长繁殖，繁殖的速度也相当快，人体排出的粪便中约有 20％～30％为活的或死的细菌；有些细菌中含有分解食物残渣的酶，能将蛋白质分解为蛋白胨、氨基酸、氨、硫化氢、组胺、吲哚等，这一过程称为腐败式分解。糖及脂肪也能被分解，产物为乳酸、醋酸、二氧化碳、脂肪酸、胆碱等，这一过程称为发酵式分解。膳食纤维在大肠中最易被细菌发酵，发酵的程度及速度与膳食纤维的种类、存在形式以及物理性状、肠道中菌群等有关。摄入适量膳食纤维并使其在肠道中发酵，有利于改善肠道功能。

大肠排出的粪便，除食物的残渣、脱落的消化道细胞、细菌等，还含有机体代谢后的废物，如肝脏排泄的胆色素衍生物、血液通过肠壁排至肠腔的一些金属（如钙、镁的盐类等），也随着粪便排出体外。

（二）粪便的排泄

正常人的直肠一般是空的，没有粪便存在。当肠蠕动将粪便推入直肠时，刺激了肠壁的受器，冲动经神经传至脊髓的低级排便中枢及大脑皮层，引起便意和排便反射。正常人的直肠对于粪便的压力刺激具有一定的阈值，达到这一压力阈值时就会引起便意。但排便动作可以受大脑皮层的影响，意识可以加强或抑制便意。人们如果对便意经常抑制，就会使直肠渐渐对粪便的压力失去正常的敏感度。粪便在肠道中停留的时间过长，水分的吸收就过多，而使粪便干燥，引起排便困难，这是产生便秘的主要原因之一。便秘时，粪便中的一些代谢产物也有可能再被人体吸收，因而会有损健康。

正常情况下，每日从粪便中排泄的水分约为 150mL，但腹泻时，特别是水样腹泻，就会造成水分的大量流失，有时甚至会危及生命。

二、尿液的排泄

（一）尿液的成分与排泄量

正常人每昼夜排出的尿量约在 1.0～2.0L 之间，平均约 1.5L。尿量的多少与水的摄入量和由其他途径所排出水量有关。如果排汗量、粪便的排水量不变，则摄入的水越多，排泄的尿液也越多。若每昼夜的尿量长期保持在 2.5L 以上，称为多尿；每昼夜的排量在 100～500mL 范围，称为少尿；如果每天的尿量不足 100mL，则称为无尿。如果尿量过多，机体水和电解质的损失过多，则会导致脱水和电解质紊乱；若尿量太少，则会引起水分的潴留，代谢产物的积聚，对机体健康的影响更大。

尿液中 95%～97% 是水分，固体物只有 3%～5%。固体物分为有机物和无机物两类。有机物中主要成分为尿素，还有肌酐、马尿酸、尿胆素等，主要是食物或机体蛋白质代谢后的产物。无机物主要是氯化钠，还有硫酸盐、磷酸盐、钾、铵等。氯化钠的含量随食物中盐含量的多少而波动；硫酸盐主要来自蛋白质的代谢；磷酸盐主要来自含磷的蛋白质和磷脂的代谢。固体物质虽然只占尿液成分中很少的比例，但能否及时清除，却对机体内环境的稳定起着十分重要的作用。

（二）尿液的形成与重吸收

人体尿液的形成，先是流经肾小球的血浆通过滤过膜的滤过，形成原尿。人体两侧肾脏24h 原尿的生成量约为 180L，其晶体渗透压与血浆完全相同；然后原尿进入肾小管，经过肾小管和集合管的选择性重吸收，大约 99% 的水分被重吸收；最终只有约 1% 的水分形成终尿排出体外。一些对机体有用的物质，如钠、钾、钙、葡萄糖和氨基酸等也被重吸收进入血液，同时肾小管还将一些机体的代谢终产物通过分泌主动排泄到终尿中。因此，排泄出体外的终尿，是人体在代谢过程需要排泄的废物，而葡萄糖、氨基酸等物质在正常情况下是不会出现在尿液中的。

当机体代谢出现异常时，如机体蛋白质的代谢以负氮平衡为主时，或摄入的蛋白质远远超出人体的需要时，蛋白质的代谢产物增加，可以表现为尿液中尿素、肌酐的含量增加；而糖尿病患者血糖浓度增加到一定限量时，尿液中也会有葡萄糖出现。因此，肾脏功能正常时，可以通过测定尿液中成分的变化，来推测机体的物质代谢和营养状况。

三、汗液的排泄

皮肤是人体进行排泄的另一个重要途径。汗液是皮肤汗腺的分泌物，即汗液在皮肤表面以明显的汗滴形式排泄水分而引起蒸发散热。

汗液的排泄是机体散热的一条有效的途径。机体营养物质代谢释放出来的化学能，50%以上是以热能的形式用于体温的维持，另外的 50% 载荷于 ATP，供给细胞代谢过程中的能量需要，在能量的转化与利用过程中，最终也变为热能。机体的营养物质代谢、细胞的生物氧化过程不断地进行，热能的产生也是持续的。因此，机体要维持体温的恒定，就要将多余的热能散发出体外。汗液的排泄是很好的散热途径。特别是当环境温度等于或高于机体的皮肤温度时，其他的散热活动如辐射、对流、传导等停止时，汗液的蒸发就成了唯一的机体散热的渠道。

汗液的排泄除了具有散热的功能外，还具有排泄机体其他代谢产物的作用。汗液中水分的含量约为 99%，另外 1% 是固体成分，以氯化钠为主，也有少量的氯化钾、尿素、乳酸等。

第三章 食品营养学基础

营养素为维持机体繁殖、生长发育和生存等一切生命活动和过程，需要从外界环境中摄取的物质。营养素的特点为：①必须从外界环境中摄取；②能够满足机体的最低需求，即生存。人体所需要的营养素有蛋白质、脂类、碳水化合物、矿物质、维生素、水，共六大类。

第一节 蛋 白 质

蛋白质是一切生命的物质基础，是人体最重要的营养素之一。人类的整个生命过程都与蛋白质有关，没有蛋白质就没有生命。正常成人体内蛋白质含量约为 16%～19%，大约占整个人体重量的 1/5，人体干物质重量的一半。

一、蛋白质的组成与分类

（一）蛋白质的组成

人体蛋白质是由 20 种氨基酸通过肽键连接在一起并形成一定空间结构的复杂的大分子物质，由碳、氢、氧、氮、硫、磷、碘以及某些金属元素（如铁、锌等）组成。组成蛋白质分子的元素主要有碳（50%～55%）、氢（6%～7%）、氧（19%～24%）、氮（13%～19%）和硫（0%～4%）。有些蛋白质还含有少量的磷或金属元素（如铁、铜、锌、锰、钴、钼等），个别蛋白质含有碘。

（二）蛋白质分类

蛋白质的种类繁多，功能各异，因此分类方法很多。从人类的食物与营养方面来说，常用以下两种分类方法：

1. 按蛋白质中必需氨基酸的种类和数量分类

（1）完全蛋白质　所含必需氨基酸种类齐全，数量充足，比例适当，不但能维持成人的健康，并能促进儿童生长发育。如乳中的酪蛋白和乳白蛋白、蛋类中的卵白蛋白及卵黄蛋白、肉类中的白蛋白和肌蛋白、大豆中的大豆蛋白、小麦中的麦谷蛋白、玉米中的谷蛋白等，都是完全蛋白质。

（2）半完全蛋白质　所含必需氨基酸种类齐全，但有的氨基酸数量不足，比例不适当，这类蛋白质若作为膳食中唯一的蛋白质来源时可维持生命，但不能促进生长发育。如小麦和大麦中的麦胶蛋白等。

（3）不完全蛋白质　所含必需氨基酸种类不全，这类蛋白质若作为膳食中唯一的蛋白质来源时既不能维持生命，也不能促进生长发育。如玉米中的玉米胶蛋白、动物结缔组织和肉皮中的胶原蛋白、豌豆中的豆球蛋白等。

2. 按人类食物来源分类

（1）动物性食物蛋白　主要由纤维蛋白类和球蛋白类等组成。

（2）植物性食物蛋白　主要由谷蛋白类和醇溶蛋白类等组成。

二、蛋白质的生理功能

（一）构成和修复机体的组织

正常成人体内含蛋白质约 16%～19%。蛋白质是组成机体所有组织和细胞的主要成分，人体各组织、器官中无一不含蛋白质。机体的神经、肌肉、内脏、血液、骨骼、牙齿甚至手指、脚趾、头发中都含有大量的蛋白质；细胞中，除水分外，蛋白质约占细胞内物质的80%，从细胞膜到细胞内的各种结构中均含有蛋白质。因此，蛋白质是人体不能缺少的构成成分，构成机体组织、器官的成分是蛋白质最重要的生理功能。

人体每天从食物中摄取一定量的蛋白质，在消化道内被分解成各种氨基酸而被机体吸收，通过血液循环送到身体各组织中去，再在组织中合成机体所需的各种蛋白质，用于更新和修复组织。人体内的蛋白质始终处于不断分解又不断合成的动态平衡过程中，成人体内每天约有3%的蛋白质被更新。例如，人血浆蛋白质的半衰期约为10d，肝中大部分蛋白质的半衰期为1~8d，某些蛋白质的半衰期很短，只有数秒钟，在肠道和骨髓内的蛋白质更新速度较快。不同年龄的人体内蛋白质合成率也不同，新生儿、婴儿的合成率较高，老年人的合成率较低。另外，婴幼儿、青少年、孕妇、乳母除了要维持组织蛋白质平衡外，还要合成新的组织；身体受伤、手术等情况也需要蛋白质作为机体修复的材料。只有摄入足够的蛋白质，才能维持机体组织的更新，才能保证机体正常的生长和发育。

（二）构成体内各种重要的生理活性物质

生命活动有条不紊地进行，有赖于机体中多种生理活性物质的调节。人体中许多具有重要生理作用的活性物质都是以蛋白质作为主要组成成分或由蛋白质提供必需的原料，参与调节生理功能。如：酶能催化体内一切物质的分解和合成；由蛋白质或蛋白质衍生物构成的某些激素如垂体激素、甲状腺素、胰岛素及肾上腺素等调节着各种生理过程并维持着内环境的稳定；核蛋白构成细胞核并影响细胞的功能；酶蛋白具有促进食物消化、吸收和利用的作用；免疫球蛋白能够维持机体的免疫功能；肌球蛋白具有调节肌肉收缩的功能；血液中的脂蛋白、运铁蛋白、视黄醇结合蛋白具有运送营养素的作用；血红蛋白在血液中运载氧；白蛋白具有调节渗透压、维持体液平衡的功能。人体的各项生命活动无一不与蛋白质有关，生命现象总是和蛋白质同时存在的。

（三）供给能量

蛋白质在体内降解成氨基酸后，经脱氨基作用生成的 α-酮酸可以直接或间接经三羧酸循环氧化分解，同时释放能量。1g 食物蛋白质在体内约产生 16.7kJ（4.0kcal）的能量，是人体能量来源之一，人体每天所需要的能量约有 10%~15% 来自蛋白质。

但是，利用蛋白质作为主要热能来源是不经济和不科学的，一方面，如果蛋白质被主要用作满足机体的能量需要，则膳食中的蛋白质就不能有效地合成人体组织蛋白质，甚至不能维持人体组织蛋白质的平衡而需要消耗组织蛋白；另一方面，氨基酸在分解放热过程中，其脱氨基作用产生的有毒物质氨需经肝、肾的代谢转化成尿素和尿酸从尿中排出，从而给肝、肾等组织器官增加负担。因此，供给能量并不是蛋白质的主要功能，而是次要功能。人体在一般情况下主要是利用脂肪和碳水化合物氧化供能，但在某些特殊情况下，机体所需能源物质供能不足，如长期不能进食或消耗量过大时，体内的糖原和储存脂肪已大量消耗之后，将依靠组织蛋白质分解产生氨基酸来获得能量，以维持必要的生理功能。

三、氨基酸

氨基酸是组成蛋白质的基本单位，其具有共同的基本结构，是氨基取代羧酸分子中 α-碳原子上的氢的化合物。按化学结构式分为脂肪族、芳香族氨基酸和杂环氨基酸。在营养学上根据氨基酸的必需性分为必需氨基酸、非必需氨基酸和条件必需氨基酸。

（一）必需氨基酸

必需氨基酸（essential amino acid，EAA）是指人体不能合成或合成速度不能满足机体需要，必须从食物中直接获得的氨基酸。

构成人体蛋白质的氨基酸有 20 种（表 3-1）。其中 9 种氨基酸为必需氨基酸，它们是异亮氨酸、亮氨酸、赖氨酸、蛋氨酸、苯丙氨酸、苏氨酸、色氨酸、缬氨酸和组氨酸。半胱氨酸和酪氨酸在体内分别由蛋氨酸和苯丙氨酸转变而成，如果膳食中能直接提供这两种氨基酸，则人体对蛋氨酸和苯丙氨酸的需要量可分别减少 30% 和 50%。所以半胱氨酸和酪氨酸这类可减少人体对某些必需氨基酸需要量的氨基酸，称为条件必需氨基酸，或半必需氨基酸。在计算食物必需氨基酸组成时往往将半胱氨酸和蛋氨酸、苯丙氨酸和酪氨酸合并计算。其余 9 种氨基酸人体自身可以合成以满足机体需要，故称非必需氨基酸。

表 3-1 构成人体蛋白质的氨基酸

必需氨基酸		非必需氨基酸		条件必需氨基酸	
异亮氨酸	Isoleucine(Ile)	天冬氨酸	Aspartic acid(Asp)	半胱氨酸	Cysteine(Cys)
亮氨酸	Leucine(Leu)	天冬酰胺	Asparagine(Asn)	酪氨酸	Tyrosine(Tyr)
赖氨酸	Lysine(Lys)	谷氨酸	Glutamic acid(Glu)		
蛋氨酸	Methionine(Met)	谷氨酰胺	Glutamine(Gln)		
苯丙氨酸	Phenylalanine(Phe)	甘氨酸	Glycine(Gly)		
苏氨酸	Threonine(Thr)	脯氨酸	Proline(Pro)		
色氨酸	Tryptophan(Trp)	丝氨酸	Serine(Ser)		
缬氨酸	Valine(Val)	精氨酸	Arginine(Arg)		
组氨酸	Histidine(His)	丙氨酸	Alanine(Ala)		

组氨酸是婴儿的必需氨基酸，但世界粮农组织、世界卫生组织在 1985 年首次列出了成人组氨酸的需要量为 8～12mg/(kg·d)。同时，许多报道证实组氨酸是成人体内的必需氨基酸，但由于人体组氨酸在肌肉和血红蛋白中储存量很大，而人体对其需要量又相对较少，对直接证实成人体内有无合成组氨酸能力的研究带来很大困难，故尚难确定组氨酸不是成人体内的必需氨基酸。

（二）氨基酸模式

人体中的蛋白质以及各种食物中的蛋白质在必需氨基酸的种类和含量上存在着差异，人体对必需氨基酸的需要不仅有数量上的要求，而且还有比例上的要求。因为构成人体组织蛋白质的氨基酸之间存在有一定的比例，所以膳食中的蛋白质所提供的各种必需氨基酸除了其数量应足够外，它们相互间的比例也应该与人体中必需氨基酸的比例一致，这样食物蛋白质中的氨基酸才能在体内充分被机体利用，才能保证人体对蛋白质的需要。

某种蛋白质中各种必需氨基酸的含量和构成比例称为氨基酸模式（amino acid pattern，AAP）。在营养学上，我们用氨基酸模式来反映食物蛋白质以及人体蛋白质中必需氨基酸在种类和数量上的差异，其计算方法就是将某种蛋白质中色氨酸的含量定为 1，分别计算其他必需氨基酸的相应比值，这一系列的比值就是该种蛋白质的氨基酸模式。几种食物和人体蛋白质氨基酸模式见表 3-2。

从食物中摄入的蛋白质经消化吸收后的必需氨基酸的模式，越接近机体蛋白质氨基酸模式，即越接近于人体的需要，其蛋白质实际被利用的效率就越高，营养价值也就相对越高。而如果食物蛋白质中一种或几种必需氨基酸数量不足，在合成人体组织蛋白时，只能进行到这一氨基酸用完为止，即使其他氨基酸含量非常丰富，其利用也被限制；必需氨基酸数量过多，同样也会影响氨基酸间的平衡。所以，食物蛋白质中必需氨基酸必须种类齐全、数量充足、比例适当，才能维持人体健康，才具有较高的营养价值。鸡蛋蛋白质和人乳蛋白质与人体蛋白质氨基酸模式最为接近，在比较食物蛋白质营养价值时常用来作为参考蛋白。参考蛋白是指蛋白质氨基酸模式较好，可用来测定其他蛋白质质量的标准蛋白。

表 3-2 几种食物和人体蛋白质氨基酸模式

氨基酸	人体	全鸡蛋	牛乳	牛肉	大豆	面粉	大米
异亮氨酸	4.0	3.2	3.4	4.4	4.3	3.8	4.0
亮氨酸	7.0	5.1	6.8	6.8	5.7	6.4	6.3
赖氨酸	5.5	4.1	5.6	7.2	4.9	1.8	2.3
蛋（半胱）氨酸	3.5	3.4	2.4	3.2	1.2	2.8	2.3
苯丙（酪）氨酸	6.0	5.5	7.3	6.2	3.2	7.2	3.8
苏氨酸	4.5	2.8	3.1	3.6	2.8	2.5	2.9
缬氨酸	5.0	3.9	4.6	4.6	3.2	3.8	4.8
色氨酸	1.0	1.0	1.0	1.0	1.0	1.0	1.0

（三）限制氨基酸

当食物蛋白质中一种或几种必需氨基酸相对含量较低或缺乏，限制了食物蛋白质中的其他必需氨基酸被机体利用的程度，使其营养价值降低，这些含量相对较低的必需氨基酸则被称为限制氨基酸（limiting amino acid，LAA）。含量最低的称为第一限制氨基酸，余者以此类推，以其不足程度大小可依次称为第二、第三限制氨基酸。在植物蛋白质中，赖氨酸、蛋氨酸、苏氨酸和色氨酸的含量往往相对较低，所以营养价值也相对较低。例如，一般赖氨酸是谷类蛋白质的第一限制氨基酸，小麦、大麦、燕麦和大米中苏氨酸的量也较低，为第二限制氨基酸，而玉米的第二限制氨基酸为色氨酸。蛋氨酸则是大豆、花生、牛乳和肉类蛋白质的第一限制氨基酸。常见植物性食物的限制氨基酸见表 3-3。

表 3-3 常见植物性食物的限制氨基酸

食物	第一限制氨基酸	第二限制氨基酸	第三限制氨基酸
小麦	赖氨酸	苏氨酸	缬氨酸
大麦	赖氨酸	苏氨酸	蛋氨酸
大米	赖氨酸	苏氨酸	—
玉米	赖氨酸	色氨酸	苏氨酸
花生	蛋氨酸	—	—
大豆	蛋氨酸	—	—

四、食物蛋白质的营养评价

各种食物中蛋白质的含量及氨基酸组成是不同的，人体对不同蛋白质的消化、吸收和利用程度也存在差异，因而其营养价值也不一样。对食物蛋白质的营养价值进行正确评价，对于食品品质的鉴定、各种食物蛋白质资源的开发与利用、指导人群膳食等许多方面都是十分必要的。评定一种食物蛋白质的营养价值有许多方法，但任何一种方法都是以某一现象作为观察评定指标，因而往往具有一定局限性，所表示的营养价值也是相对的。具体评定一种食物蛋白质营养价值时，应根据不同方法的结果进行综合考虑，但总的来说，食物蛋白质的营养价值都是从"量"和"质"两个方面来综合评价的。"量"即食物中蛋白质的含量的多少；"质"即食物蛋白质中必需氨基酸的模式，表示食物蛋白质被机体消化、吸收和利用的程度。在实验方法上，尽管食物蛋白质的营养价值可以通过人体代谢来观察，但是为了慎重和方便，往往采用动物实验的方法进行。常用的食物蛋白质营养价值评价指标及方法如下：

（一）蛋白质的含量

食物中蛋白质的含量是评价食物蛋白质营养价值的一个重要方面，是评价食物蛋白质营养价值的基础。如果食物中蛋白质含量太少，即使食物蛋白质中必需氨基酸的模式好，也不能满足机体需要，无法发挥蛋白质应有的作用。

蛋白质中含氮量比较恒定，所以可以测定食物中的总氮量，再乘以蛋白质折算系数6.25，即可得到蛋白质的含量。

（二）蛋白质的消化率

蛋白质消化率（digestibility）是指一种食物蛋白质可被机体消化酶分解的程度。蛋白质消化率越高，被机体吸收利用的可能性越大，营养价值越高。食物蛋白质消化率可用该蛋白质中能被消化吸收的氮量与该种蛋白质含氮总量的比值来表示。消化率在营养上分为两种：表观消化率（apparent digestibility，AD）和真实消化率（true digestibility，TD）。

$$表观消化率（AD）=\frac{N\ 摄入量-粪\ N\ 排出量}{N\ 摄入量}\times100\%$$

$$真实消化率（TD）=\frac{N\ 摄入量-（粪\ N\ 排出量-粪代谢\ N\ 量）}{N\ 摄入量}\times100\%$$

粪中排出的氮量由食物中不能被消化吸收的氮和粪代谢氮构成，粪代谢氮量则是受试者在完全不吃含蛋白质食物时粪便中的含氮量。此时，粪氮的来源有三方面：一是来自脱落的肠黏膜细胞；二是死亡的肠道微生物；三是少量的消化酶。如果粪代谢氮忽略不计，即为表观消化率。表观消化率要比真实消化率低，用它估计蛋白质的营养价值偏低，因此有较大的安全系数。此外，由于表观消化率的测定方法较为简便，一般情况下多采用它。

蛋白质的消化率越高，被机体吸收利用的程度越高，营养价值也越高。但由于蛋白质在食物中的存在形式、结构各不相同，并且还受到不利于蛋白质吸收的其他因素的影响等，不同的食物或同一种食物的不同加工方式，其蛋白质的消化率都有差异。食物蛋白质消化率受到蛋白质性质、膳食纤维、多酚类物质和酶反应等因素影响。一般来说，蛋白质消化率与其同时存在的膳食纤维有关，动物性蛋白质比植物性蛋白质的消化率高，因为动物性蛋白质含膳食纤维比植物少。在食物加工过程中，如能将植物中的膳食纤维除去或使之软化，则能使植物性蛋白质的消化率提高。食物经过烹调，一般也可以提高蛋白质消化率，如乳类可达97%～98%，肉类为92%～94%，蛋类为98%，豆腐为90%，白米饭为82%，面包为79%，土豆为14%，玉米面为66%。大豆、花生、菜豆和麻籽等含有能抑制胰蛋白酶、糜蛋白酶的多种物质，称为蛋白酶抑制剂，它们的存在妨碍蛋白质的消化吸收，但可以通过加热将其除去。通常，经常压蒸汽加热半小时，即可破坏蛋白酶抑制剂。

（三）蛋白质的利用率

食物蛋白质的利用率是指食物蛋白质在体内被利用的程度。衡量蛋白质利用率的指标有很多，各指标分别从不同角度反映蛋白质被利用的程度，其测定方法大体上可以分为两大类：一类是以氮在体内储留为基础的方法；一类是以体重增加为基础的方法。以下介绍几种常用的指标：

1. 生物价（biological value，BV）

蛋白质生物价是反映食物蛋白质经消化吸收后在机体当中可储留并且加以利用的程度，以食物蛋白质在机体内吸收后被储留的氮与被吸收的氮的比值来表示。

$$蛋白质的生物价=\frac{N\ 储留量}{N\ 吸收量}\times100$$

$$N\ 吸收量=N\ 摄入量-（粪\ N\ 排出量-粪代谢\ N\ 量）$$

N 储留量＝N 摄入量－（尿 N－尿内源 N）

尿内源 N 是指无蛋白质（即试验对象摄入足够的热量但完全不摄入蛋白质）时尿液中的含氮量，其同粪代谢 N 都属于必要的氮损失。

生物价越高，说明蛋白质被机体利用率越高，即蛋白质的营养价值越高，生物价最高值为 100。常见食物蛋白质的生物价见表 3-4。

表 3-4　常见食物蛋白质的生物价

蛋白质	生物价	蛋白质	生物价	蛋白质	生物价
鸡蛋蛋白质	94	大米	77	小米	57
鸡蛋白质	83	小麦	67	玉米	60
鸡蛋黄	96	生大豆	57	白菜	76
脱脂牛乳	85	熟大豆	64	红薯	72
鱼	83	扁豆	72	马铃薯	67
牛肉	76	蚕豆	58	花生	59
猪肉	74	白面粉	52		

蛋白质的生物价可受很多因素影响，同一食物蛋白质可因实验条件不同而有不同的结果，故对不同蛋白质的生物价进行比较时应将实验条件统一。此外，在测定时多用初断乳的大鼠，饲料蛋白质的含量为 100g/kg（10%）。将饲料蛋白质的含量固定在 10%，目的是便于对不同蛋白质进行比较。因为饲料蛋白质含量低时，蛋白质的利用率较高。

2. 蛋白质净利用率（net protein utilization，NPU）

蛋白质净利用率是反映食物中蛋白质实际被利用的程度，以体内储留的氮量与摄入氮量的比值来表示。事实上，蛋白质净利用率包含了蛋白质的生物价与消化率两个方面，因此评价更为全面。

$$蛋白质净利用率＝\frac{N\ 储留量}{N\ 摄入量}＝蛋白质的生物价 \times 蛋白质消化率$$

除上述用氮平衡法进行动物实验外，还可以分别用受试蛋白质（占热能的 10%）和无蛋白质的饲料喂养动物 7～10d，记录其摄食的总氮量。实验结束时测定动物体内总氮量，以实验前动物尸体总氮量作为对照进行计算。

3. 蛋白质功效比值（protein efficiency ratio，PER）

蛋白质功效比值表示所摄入的蛋白质被利用于生长的效率。这是最早使用，而且较简便的评价蛋白质质量的方法。此法是以幼小动物体重的增加与所摄入的蛋白质之比来表示。

$$蛋白质功效比值＝\frac{动物体重增加（g）}{蛋白质摄入量（g）}$$

这种方法通常用于生后 21～28d 刚断乳的大白鼠（体重 50～60g），以含受试蛋白质 10% 的合成饲料喂养 28d，计算动物每摄食 1g 蛋白质所增加的体重（g）。此法简便实用，已被美国公职分析化学家协会（AOAC）推荐为评价食物蛋白质营养价值的必测指标，许多国家（包括我国）都在广泛应用。

为便于将测定的结果相互比较，在进行待测蛋白质实验的同时，用经过标定的酪蛋白（PER 为 2.5）作为参考蛋白，在同样条件下作为对照组进行测定。将上述测定结果进行换算，可得到校正的待测蛋白质的 PER 值。

$$校正的 PER 值 ＝实测 PER 值 \times \frac{2.5}{参考酪蛋白的实测 PER 值}$$

（四）氨基酸评分

氨基酸评分（AAS）也称蛋白质化学评分，由食物蛋白质中蛋白质必需氨基酸的模式决定，是目前广为应用的一种食物蛋白质营养价值评价方法，不仅适用于单一食物蛋白质的评价，还可用于混合食物蛋白质的评价。通常将鸡蛋蛋白质或人奶蛋白质作为参考蛋白质，因为这两种蛋白质是食物营养价值最高的蛋白质，它们的生物价接近100，即在体内将近100％可以被利用。将每克待评蛋白质（或氮）中必需氨基酸的含量分别与每克参考蛋白质（或氮）中相应的必需氨基酸逐一进行比较，依据下式算出氨基酸评分：

$$氨基酸评分 = \frac{每克被测食物蛋白质（或每克氮）中必需氨基酸含量(mg)}{每克参考蛋白质（或每克氮）中必需氨基酸含量(mg)} \times 100$$

在实际计算某种氨基酸评分时，首先将被测食物蛋白中必需氨基酸与参考蛋白质中的必需氨基酸进行比较，计算出被测蛋白质中每种必需氨基酸的评分值。然后再在各评分值中找出比值较低者，即分值小于100的氨基酸，为限制氨基酸，分值最低的为第一限制氨基酸，余者类推，依分值从小到大可依次为第一、第二、第三限制氨基酸。被测食物蛋白质的第一限制氨基酸的评分，即为该种蛋白质的氨基酸评分。

氨基酸评分的方法比较简单，有许多可取之处，因为它可以明确食物的限制氨基酸，也可以看出其他氨基酸的不足，对于应当补充或强化的氨基酸也比较清楚。

例如，面粉蛋白质中限制氨基酸为异亮氨酸、赖氨酸、苏氨酸和缬氨酸，其中赖氨酸的比值最低，为第一限制氨基酸。面粉中相当每克氮的赖氨酸含量为150mg，而参考蛋白质中赖氨酸含量为340mg，故面粉蛋白质的氨基酸评分为（150/340）×100＝44。

五、蛋白质互补作用

把两种或两种以上的食物蛋白质按不同比例混合，使它们所含有的必需氨基酸取长补短，相互补充，其中一种食物蛋白质中不足或缺乏的必需氨基酸由其他食物蛋白质进行补充，使混合后的必需氨基酸比例得以改进，从而提高蛋白质的营养价值，此即蛋白质的互补作用（complementary action）。

蛋白质的互补作用在蛋白质生物价的提高、膳食调配等方面有着重要的实际意义。例如，大豆的蛋白质中富含赖氨酸而蛋氨酸含量较低，玉米、小米的蛋白质中赖氨酸含量较低，蛋氨酸相对较高。小米、玉米、生大豆单独食用时，其生物价分别为57、60、57，若将它们按40％、40％、20％的比例混合食用，使赖氨酸和蛋氨酸两者相互补充，蛋白质的生物价可提高到70。若在植物性食物的基础上再添加少量动物性食物，蛋白质的生物价还会提高，如小米、小麦、熟大豆、干牛肉单独食用时，其蛋白质的生物价分别为57、66、73、74，若将它们按25％、55％、10％、10％的比例混合食用，蛋白质的生物价可提高到89。由此可见，动物性食物与植物性食物混合后的互补作用比单纯的植物性食物之间的互补作用要更好。

六、蛋白质的参考摄入量及食物来源

营养状况调查结果表明，目前我国大部分人蛋白质的摄入量已达到或接近我国蛋白质的推荐摄入量标准，但这些蛋白质主要是来自植物性食物，蛋白质的质量较差。植物性蛋白质的消化率也不如动物性蛋白质高。所以人们的膳食中最好能有一部分动物性蛋白质，如乳、蛋、鱼、瘦肉等食物的蛋白质。以谷类食品为主要蛋白质来源的饮食中，最好补充一些豆类食品，动物蛋白质与植物蛋白质之比为30：70。一般地说，蛋白质供给体内的热量占总热量的11％～14％为好。

（一）蛋白质的参考摄入量

2000 年中国营养学会公布了中国居民膳食营养素参考摄入量（DRI），其中包括推荐营养素摄入量（RNI），不再使用推荐的每日膳食中营养素供给量（RDA）。RNI 是健康个体膳食营养素摄入量的目标值，个体摄入量低于 RNI 不一定表明该个体未达到适宜状态。如果达到或超过 RNI，则可以认为该个体无摄入不足的危险。中国居民膳食蛋白质的推荐摄入量（RNI）见表 3-5。

表 3-5　中国居民膳食蛋白质推荐摄入量（RNI）

年龄/岁	蛋白质 RNI/（g/d）		年龄/岁	蛋白质 RNI/（g/d）	
	男	女		男	女
0～	1.5～3.0g/（kg·d）		14～	85	85
1～	35	35	18～		
2～	40	40	轻体力劳动	75	65
3～	45	45	中体力劳动	80	70
4～	50	50	重体力劳动	90	80
5～	55	55	孕妇		
6～	55	55	第一孕期		+5
7～	60	60	第二孕期		+15
8～	65	65	第三孕期		+20
10～	70	65	乳母		+20
11～	75	75	60～	75	65

注：1. 成年人（18岁～）蛋白质按 1.16g/（kg·d）计。

2. 老年人（60岁～）按 1.27g/（kg·d）或蛋白质占总能量的 15％计。

（二）蛋白质的食物来源

蛋白质广泛存在于动植物性食物之中。蛋白质的动物性食物来源主要有各种肉类、乳类和蛋类等。肉类包括禽、畜和鱼的肌肉，新鲜肌肉中含蛋白质 15％～22％，是人体蛋白质的重要来源。乳类（牛乳）一般含蛋白质 3.0％～3.5％，是富含多种营养素的优质蛋白质食物来源，尤其是婴幼儿蛋白质的最佳来源。蛋类含蛋白质 11％～14％，是优质蛋白质的重要来源。蛋白质的植物性食物来源主要有大豆、谷类和花生等。豆类含有丰富的优质蛋白质，特别是大豆含蛋白质高达 36％～40％，是非常好的植物蛋白质来源，且其保健功能也越来越被世界所认识。花生中也含有 15％～30％的蛋白质。谷类含蛋白质约 10％，蛋白质含量并不高，但在中国的膳食结构中，有 50％～60％的蛋白质是从粮谷类中获得的，所以在我国谷类是膳食中蛋白质的主要来源。为改善我国目前膳食蛋白质的供给，可考虑在谷类的基础上加上一定比例的动物性蛋白质和豆类蛋白质。

第二节　脂　类

脂类是人体必需的营养素之一，主要是由碳、氢、氧三种元素组成，其特点是不溶于水，易溶解于有机溶剂，还可溶解其他脂溶性的物质，如脂溶性维生素等。

一、脂类的分类

脂类包括脂肪和类脂两大类。

（一）脂肪

脂肪又称甘油三酯，每个脂肪分子是由 3 分子脂肪酸和 1 分子甘油所组成。组成天然脂肪的脂肪酸种类很多，所以由不同脂肪酸组成的脂肪对人体的作用也有所不同。通常所说的脂肪又可分为脂和油，常温下呈固体状态的称为"脂"，呈液体状态的称为"油"。日常食用的动、植物油脂如猪油、菜油、豆油等均属此类。

（二）类脂

类脂是一种在某些理化性质上与脂肪相似的物质，种类很多，主要包括：①磷脂，由脂肪酸、磷酸和含氮有机物所组成，如卵磷脂、脑磷脂、神经磷脂等；②糖脂，含有碳水化合物、脂肪酸及氨基乙醇；③固醇类，都是分子量较大的化合物，是一些类固醇激素的前体，如胆固醇、植物固醇、酵母固醇等；④脂蛋白，为脂和蛋白质的结合物。

营养学上重要的脂类主要有甘油三酯、磷脂和固醇类物质。食物中的脂类95%是甘油三酯，5%是其他脂类。人体储存的脂类中甘油三酯高达99%。

二、脂类的生理功能

（一）机体热能的来源

脂肪是食物中产生热能最高的一种营养素，每克脂肪在体内氧化可产生 37.6kJ（9.0kcal）热能，其发热量比碳水化合物高得多。因此，体内储存的脂肪是人体的"能源库"，当机体需要时可被动用，参加脂肪代谢和供给热能。另外，当人体摄入能量不能及时被利用或过多时，无论是蛋白质、脂肪还是碳水化合物，都是以脂肪的形式储存下来。皮下脂肪还可滋润皮肤，防止体温外散，在寒冷环境中有利于保持体温。

（二）组成人体组织细胞的成分

类脂质是细胞结构的基本原料，特别是磷脂和固醇等。细胞膜具有由磷脂、糖脂和胆固醇组成的类脂。磷脂对生长发育非常重要，固醇是合成固醇类激素的重要物质。脂肪是器官和神经组织的防护性隔离层，具有保护和固定体内各种脏器以及关节等的作用。

（三）供给必需脂肪酸

必需脂肪酸是组织细胞的组成成分，对线粒体和细胞膜特别重要，必需脂肪酸缺乏时，线粒体结构发生改变，皮肤细胞对水分的通透性增加，生长停滞，生殖机能发生障碍。

（四）提供脂溶性维生素，并对食物的营养价值有一定的保护作用

在许多植物油中含有丰富的维生素 E，如麦胚油、玉米油、豆油、芝麻油和菜籽油等。鱼肝油、奶油、蛋黄油中含有较多的维生素 A 和维生素 D。每日膳食中适量的脂肪，有利于脂溶性维生素的消化和吸收。另外，由于脂肪在食物的烹调加工过程中还可分布于食物表面，保护食物中的维生素等物质免于与氧接触而氧化，从而保护食物的营养价值。

（五）改善食物的感官性状

烹调油脂能赋予食物特殊的风味，引起食欲，同时脂肪由胃进入十二指肠时，可刺激产生肠抑胃素，使肠蠕动受到抑制，造成食物在胃中停留时间较长，消化吸收的速度相对缓慢，从而具有饱腹感。

三、脂肪酸和必需脂肪酸

（一）脂肪酸

脂肪酸是构成脂类的基本成分，脂肪因其所含的脂肪酸链的长短、饱和程度和空间结构不同，而呈现不同的特性和功能。

1. 脂肪酸的分类

（1）按其碳链的长短分类　脂肪酸按其碳链的长短（即链上所含碳原子数目）不同可分为短链脂肪酸（碳原子个数2～5）、中链脂肪酸（碳原子个数6～12）、长链脂肪酸（碳原子个数14 以上）。

在人体血液和组织中的脂肪酸大多数是各种长链脂肪酸。自然界中的脂肪酸几乎都是偶数碳原子脂肪酸，奇数碳原子脂肪酸是由微生物产生的，一般很少见。只有偶数碳原子脂肪酸能被人体吸收利用。

（2）按分子结构的饱和程度分类 根据脂肪酸分子结构的饱和程度可分为饱和脂肪酸、单不饱和脂肪酸、多不饱和脂肪酸。

饱和脂肪酸的分子结构中不含双键，动、植物脂肪中所含的饱和脂肪酸主要有硬脂酸、软脂酸、花生酸和月桂酸等。单不饱和脂肪酸的分子结构中含 1 个双键。油酸为单不饱和脂肪酸，普遍存在于动植物的脂肪中，没有气味和滋味，但容易与空气中的氧作用发生氧化酸败而引起食物变质。多不饱和脂肪酸的分子结构中含 2 个或 2 个以上双键，主要包括亚油酸、亚麻酸、花生四烯酸等。

随着营养科学的发展，发现双键所在的位置影响脂肪酸的营养价值，因此现在又常按其双键位置进行分类。双键的位置可从脂肪酸分子结构的两端第一个碳原子开始编号。以脂肪酸第一个双键出现的位置的不同分别称为 n-3 族、n-6 族、n-9 族等不饱和脂肪酸。这种分类方法在营养学上更具有实用意义。

2. 动、植物脂肪中含有的脂肪酸的种类

天然食物中含有各种脂肪酸，多以甘油三酯的形式存在。随其脂肪酸的饱和程度越高，碳链越长，脂肪熔点也越高。一般来说，动物性脂肪中含饱和脂肪酸多，约含 40%～60% 的饱和脂肪酸、30%～50% 的单不饱和脂肪酸，多不饱和脂肪酸含量极少，在常温下呈固态，酶解的速度慢，消化吸收速度较慢；植物性脂肪中不饱和脂肪酸较多，约含 10%～20% 饱和脂肪酸和 80%～90% 不饱和脂肪酸，而且多数含多不饱和脂肪酸较多，在常温下呈液态，酶解的速度快，消化吸收速度较快。但椰子油中仅含有 5% 的单不饱和脂肪酸和 1%～2% 的多不饱和脂肪酸，不过这种情况较少。

科学实验证明，血浆中胆固醇的含量可受食物中饱和脂肪酸的影响，饱和脂肪酸可增加肝脏合成胆固醇的速度，提高血浆中胆固醇的浓度，过多摄入饱和脂肪酸会增加人体患心血管疾病的危险。多不饱和脂肪酸在体内可转变为重要衍生物，几乎参与所有的细胞代谢活动，具有特殊的营养功能。因此，在考虑脂肪需要量时，必须同时考虑饱和脂肪酸、单不饱和脂肪酸和多不饱和脂肪酸三者间的合适比例。

（二）必需脂肪酸

人体除了从食物得到脂肪酸外，还能自身合成多种脂肪酸，但也有些脂肪酸人体不能自身合成。人体不能合成，但又是人体生命活动所必需的，必须由食物供给的多不饱和脂肪酸，称为必需脂肪酸，均属于 n-3 族和 n-6 族多不饱和脂肪酸。亚油酸、亚麻酸和花生四烯酸是人体的必需脂肪酸，亚麻酸和花生四烯酸可以由亚油酸合成，但在合成数量不足时，也必须由食物供给。因而，亚油酸是最重要的必需脂肪酸。

必需脂肪酸在人体内具有重要的生理功能，主要有：

① 必需脂肪酸是组织细胞的组成成分。磷脂是细胞膜的主要结构成分，必需脂肪酸在体内参与磷脂合成，对线粒体和细胞膜的结构特别重要。

② 必需脂肪酸和胆固醇的代谢有关。胆固醇与必需脂肪酸结合后，才能在体内正常转运和代谢。如果缺乏必需脂肪酸，胆固醇就和一些饱和脂肪酸结合，不能在体内进行正常转运和代谢，并可能在血管壁沉积，发展成动脉粥样硬化。亚油酸还能降低血中胆固醇，防止动脉粥样硬化。因此，必需脂肪酸在临床上可用于预防和治疗心血管疾病。

③ 必需脂肪酸是前列腺素在体内合成的原料。前列腺素存在于许多器官中，有着多种

多样的生理功能，对心血管、呼吸系统、神经系统、胃肠道等都具有一定的调节功能。花生四烯酸是体内合成前列腺素的前体。

④ 维持正常视觉功能。亚麻酸可在体内转变成二十二碳六烯酸（DHA），DHA 在视网膜光受体中含量丰富，是维持视紫红质正常功能的必需物质。

⑤ 保护皮肤免受射线损伤。对于 X 射线、高温等引起的一些皮肤损伤，必需脂肪酸有保护作用，可能是由于新生组织生长时需要亚油酸，受伤组织的修复过程也需要亚油酸。

⑥ 必需脂肪酸和精细胞发育有关。动物的精子形成也与必需脂肪酸有关，膳食中若长期缺乏必需脂肪酸，可使生殖力下降，出现不孕症。

必需脂肪酸最好的食物来源是植物油类，特别是在棉籽油、大豆油、玉米油和芝麻油中含量丰富，菜油和茶油中的含量要比其他植物油少。动物油脂中的含量一般比植物油中的要低。一般认为，必需脂肪酸应占每日膳食能量的 3%～5%。婴儿对必需脂肪酸的需求较成人迫切，对其缺乏也较敏感。

四、磷脂和胆固醇

（一）磷脂

磷脂不仅是生物膜的重要组成成分，而且对脂肪的吸收、运输以及储存脂肪酸（特别是不饱和脂肪酸）起着重要作用。磷脂主要含于蛋黄、瘦肉、脑、肝和肾中，机体自身也能合成所需要的磷脂。磷脂按其组成结构可以分为两类：磷酸甘油酯和神经鞘磷脂。前者以甘油为基础，后者以神经鞘氨醇为基础。磷脂的缺乏会造成细胞膜结构受损，出现毛细血管的脆性增加和通透性增加，皮肤细胞对水的通透性增高，引起水代谢紊乱、产生皮疹等。

1. 磷酸甘油酯

红细胞膜的脂类约 40% 为磷脂，线粒体膜的脂类约 95% 为磷脂。磷酸甘油酯通过磷脂酶水解为甘油、脂肪酸、磷酸及含 N 碱性物质。磷酸甘油酯的合成有两条途径：一为全程合成途径，是从葡萄糖起始经磷脂酸合成磷脂的整个途径，卵磷脂和脑磷脂主要经此途径合成；另一个合成磷脂的途径称为磷脂酸途径或半程途径，这一途径是从糖代谢的中间产物磷脂酸开始的，磷脂酸途径主要是生成心磷脂和磷脂酰肌醇。

必需脂肪酸是合成磷脂的必要组分，缺乏时会引起肝细胞脂肪浸润。在大量进食胆固醇的情况下，由于胆固醇竞争性地与必需脂肪酸结合成胆固醇酯，从而影响了磷脂的合成，是诱发脂肪肝的原因之一。食物中缺乏卵磷脂、胆碱或是甲基供体（如蛋氨酸等），皆可引起脂肪肝。这是由于胆碱缺乏影响了肝细胞对卵磷脂的合成，而增加了甘油三酯的合成，因此促进了肝细胞的脂肪浸润。

2. 神经鞘磷脂

神经鞘磷脂的分子结构中含有脂肪酰基、磷酸胆碱和神经鞘氨醇，但不含甘油。神经鞘氨醇是由软脂酰 CoA 和丝氨酸合成。神经鞘磷脂是膜结构的重要磷脂，它与卵磷脂并存于细胞膜外侧。神经髓鞘含脂类约为干重的 97%，其中 11% 为卵磷脂，5% 为神经鞘磷脂。人红细胞膜的磷脂中约 20%～30% 为神经鞘磷脂。

3. 食物中的磷脂

人体除自身能合成磷脂外，每天从食物中也可以得到一定量的磷脂，含磷脂丰富的食物有蛋黄、瘦肉、脑、肝、肾等，尤其蛋黄含卵磷脂最多，达 9.4%。除动物性食物外，植物性食物中以大豆含量最丰富，磷脂含量可达 1.5%～3.0%，其他植物种子如向日葵籽、亚麻籽、芝麻籽等也含有一定量磷脂。大豆磷脂在保护细胞膜、延缓衰老、降血脂、防治脂肪肝等方面具有良好效果。

（二）胆固醇

胆固醇是机体内主要的固醇物质，人体各组织中皆含有胆固醇，在细胞内只有线粒体膜及内质网膜中含量较少。胆固醇既是细胞膜的重要组分，又是类固醇激素、维生素 D 及胆汁酸的前体。人体每千克体重含胆固醇 2g。人们每天从膳食中可摄入约 300～500mg 的外源性胆固醇，主要来自肉类、肝、内脏、脑、蛋黄和奶油等。食物中胆固醇酯不溶于水，不易与胆汁酸形成微胶粒，不利于吸收，必须经胰液分泌的胆固醇酯酶将其水解为游离胆固醇后，方能被人体吸收。未被吸收的胆固醇在小肠下段被细菌转化为粪固醇，由粪便排出。

胆固醇除来自食物外，还可由人体组织合成。人体组织合成胆固醇的主要部位是肝脏和小肠。此外，产生类固醇激素的内分泌腺体，如肾上腺皮质、睾丸和卵巢，也能合成胆固醇。胆固醇合成的全部反应都在胞浆内进行，而所需的酶大多数位于内质网。

肝脏是胆固醇代谢的中心，合成胆固醇的能力很强，同时还有使胆固醇转化为胆汁酸的特殊作用，而且血浆胆固醇和多种脂蛋白所含的胆固醇的代谢，皆与肝脏有密切的关系。人体每天约可合成胆固醇 1～1.2g，而肝脏合成的量占总合成量的 80%。

人体一般不易缺乏胆固醇。体内胆固醇水平与高脂血症、动脉粥样硬化、心脏病等有关。体内胆固醇水平的升高主要是内源性的，因此，在限制摄入胆固醇的同时，更要注意热能摄入平衡，预防内源胆固醇水平的升高。

五、脂肪的参考摄入量及食物来源

（一）脂肪的参考摄入量

一般认为，在人类合理膳食中，人所需热量的 20%～30% 应由脂肪供给。推荐成人为 20%～30%，儿童、青少年为 25%～30%。必需脂肪酸则占总热量的 2%，饱和脂肪酸（SFA）、单不饱和脂肪酸（MUFA）和多不饱和脂肪酸（PUFA）之间的比例以 1:1:1 为宜。中国营养学会在制定中国居民膳食营养素参考摄入量（DRI）时，参考各国不同人群脂肪 RDA，结合我国膳食结构的实际，提出我国居民各年龄阶段脂肪适宜摄入量（AI），见表 3-6。

表 3-6　中国居民膳食脂肪适宜摄入量（AI）（脂肪能量占总能量的百分比）

年龄/岁	脂肪	SFA	MUFA	PUFA	(n-6):(n-3)	胆固醇
0～	45～50				4:1	
0.5～	35～40				4:1	
2～	30～35				(4～6):1	
7～	25～30				(4～6):1	
13～	25～30	<10	8	10	(4～6):1	
18～	20～30	<10	10	10	(4～6):1	<300
60～	20～30	6～8	10	8～10	4:1	<300

（二）脂肪的食物来源

膳食中的脂肪主要来源于食用油脂、动物性食物和坚果类。食用油脂中含有约 100% 的脂肪，日常膳食中的植物油主要有豆油、花生油、菜籽油、芝麻油、玉米油、棉籽油等，主要含不饱和脂肪酸，并且是人体必需脂肪酸的良好来源。动物性食物中以畜肉类脂肪含量最为丰富，在水产品、奶油等中也较多，动物脂肪相对含饱和脂肪酸和单不饱和脂肪酸多，多不饱和脂肪酸含量较少。猪肉脂肪含量在 30%～90% 之间，但不同部位中的含量差异很大，在腿肉和瘦猪肉中脂肪含量较少，约 10%。牛肉、羊肉中脂肪含量要比猪肉低很多，如瘦牛肉中脂肪含量仅为 2%～5%，瘦羊肉中多数只有 2%～4%。动物内脏除大肠外脂肪含量皆较低，但胆固醇的含量较高。禽肉一般含脂肪量较低，大多在 10% 以下。鱼类脂肪含量也基本低于 10%，多数在 5% 左右，且其脂肪含不饱和脂肪酸多。蛋类以蛋黄中含脂肪量高，约为 30%，但胆固醇的含量也高，全蛋中的脂肪含量仅为 10% 左右，其组成以单不饱和脂肪酸为多。

除动物性食物外，植物性食物中以坚果类（如花生、核桃、瓜子、榛子等）脂肪含量较高，最高可达 50% 以上，不过其脂肪的组成大多以亚油酸为主，所以是多不饱和脂肪酸的重要来源。

另外，含磷脂丰富的食品有蛋黄、瘦肉、脑、肝脏、大豆、麦胚和花生等。含胆固醇丰富的食物是动物的内脏、脑、蟹黄和蛋黄，肉类和乳类中也含有一定量的胆固醇。

第三节　碳水化合物与膳食纤维

碳水化合物是广泛存在于生物体内的有机成分，它们在自然界中构成植物骨架并作为能源储备，对人体具有广泛的生理作用。

一、碳水化合物的分类

按照《中国居民膳食营养素参考摄入量》分类，根据碳水化合物的分子结构，可以将其分为糖（单糖、双糖、糖醇）、低聚糖、多糖三类。

（一）糖

1. 单糖

单糖是结构最简单的碳水化合物，分为醛糖和酮糖。醛糖从形式上可看成是由甘油醛衍生的多羟基醛，而酮糖是二羟基丙酮的碳链中嵌入—CHOH 单位所衍生的多羟基酮。常见的单糖有：

（1）D-葡萄糖　又名右旋糖，是最常见的糖。在血液、脑脊液、淋巴液、水果、蜂蜜以及多种植物液中都以游离形式存在，是构成多种寡糖和多糖的基本单位。

（2）D-半乳糖　又名脑糖。此糖几乎全部以结合形式存在，是乳糖的重要组成成分。半乳糖在人体中也是先转变成葡萄糖后才被利用，母乳中的半乳糖并不是直接从食物中获得，而是在体内重新合成的。

（3）D-果糖　又称左旋糖，是天然碳水化合物中甜度最高的糖。如以蔗糖甜度100为标准，D-果糖的相对甜度可达110。其代谢可不受胰岛素制约，故糖尿病人可食用果糖，但是大量食用也可产生副作用。

2. 双糖

双糖是由 2 个相同或不相同的单糖分子上的羟基脱水生成的糖苷。自然界最常见的双糖是蔗糖及乳糖。此外还有麦芽糖、海藻糖、异麦芽糖、纤维二糖、壳二糖等。双糖为结晶体，溶于水，但不能直接被人体吸收，必须经过酸或酶的水解作用生成单糖后方能为人体吸收。

（1）蔗糖　蔗糖是由 1 分子葡萄糖和 1 分子果糖缩合而成，是我们日常生活中最常食用的糖。蔗糖几乎普遍存在于植物的叶、花、根、茎、种子及果实中。在甘蔗和甜菜中含量尤为丰富，它们是制糖工业的重要原料。但多吃蔗糖易引起龋齿，大量摄入还可能与肥胖症、糖尿病、心血管疾病等的发生有关。

（2）麦芽糖　麦芽糖是由 2 分子葡萄糖缩合而成，谷类种子发芽时含量较高，在麦芽中含量最高。淀粉在酶的作用下可降解生成大量的麦芽糖，人们在咀嚼米饭、馒头时感到的淡淡的甜味就是由于淀粉水解产生了麦芽糖。制糖制酒工业中大量在麦芽中使用淀粉酶就是由于此。

（3）乳糖　乳糖是由1分子葡萄糖和1分子半乳糖缩合而成，只存在于人和动物的乳汁中，其浓度约为5%。乳糖的甜度只有蔗糖的六分之一，是婴儿主要食用的碳水化合物。乳糖不易溶于水，因而在消化道中吸收较慢，有助于肠道中乳酸菌的生长繁殖，并能促进钙的吸收，对婴幼儿有着重要的营养意义。

3. 糖醇

糖醇是糖的衍生物，食品工业中常用其代替蔗糖作甜味剂使用，在营养上亦有其独特的作用。主要的糖醇有山梨糖醇、甘露醇、木糖醇、麦芽糖醇等。

（二）寡糖

寡糖又称低聚糖。FAO根据专家建议，将糖聚合度≥3和<10定为糖、寡糖和多糖的分界点。目前已知的几种重要寡糖有棉籽糖、水苏糖、异麦芽低聚糖、低聚果糖、低聚甘露糖等。其甜度通常只有蔗糖的30%～60%。

1. 棉籽糖

棉籽糖又称为蜜三糖、蜜里三糖，是由半乳糖、果糖和葡萄糖结合而成的三糖，在大部分植物中都存在，多见于蜂蜜中，也是大豆低聚糖的主要成分之一。棉籽糖能顺利地通过胃和肠道而不被吸收，是人体肠道中双歧杆菌、嗜酸乳酸杆菌等有益菌极好的营养源和有效的增殖因子，有整肠和改善排便的功能。

2. 水苏糖

水苏糖是存在于豆类中的四糖，甜度为蔗糖的22%。摄入大量豆类引起腹部胀气主要是由于棉籽糖和水苏糖的存在造成的，因为它们未被小肠中的消化酶水解，并在结肠中被肠道细菌发酵而产气。

3. 低聚果糖

低聚果糖又称寡果糖或蔗果三糖族低聚糖，是由蔗糖分子的果糖残基上结合1～3个果糖而组成。低聚果糖主要存在于日常食用的水果、蔬菜中，如洋葱、大蒜、香蕉等。低聚果糖的甜度约为蔗糖的30%～60%，难以被人体消化吸收，被认为是一种水溶性膳食纤维，但易被大肠中的双歧杆菌利用，是双歧杆菌的增殖因子。

4. 大豆低聚糖

大豆低聚糖是存在于大豆中的可溶性糖的总称，主要成分是水苏糖、棉籽糖和蔗糖。大豆低聚糖也是肠道双歧杆菌的增殖因子，可作为功能性食品的基料，能部分代替蔗糖应用于清凉饮料、酸乳、乳酸菌饮料、冰淇淋、面包、糕点、糖果和巧克力等食品中。

（三）多糖

多糖是由≥10个单糖分子脱水缩合并借糖苷键彼此连接而成的高分子聚合物。多糖在性质上与单糖和低聚糖不同，一般不溶于水，无甜味，不形成结晶，无还原性。在酶或酸的作用下，水解成单糖残基不等的片段，最后成为单糖。根据营养学上新的分类方法，多糖可分为淀粉多糖和非淀粉多糖。

1. 淀粉多糖

淀粉多糖是可利用多糖，由数百至数千个单糖构成的大分子，常见的有淀粉和糖原。

（1）淀粉　淀粉是以颗粒形式储存在植物种子及根茎中的多糖，化学组成上仍然是由葡萄糖分子构成。植物组织中的淀粉通常分为直链淀粉和支链淀粉两种。直链淀粉是葡萄糖残

基通过 α-1,4-糖苷键连接的线型聚合物，而支链淀粉是葡萄糖残基通过 α-1,4-糖苷键或 α-1,6-糖苷键连接的高支化聚合物。前者相对分子质量较小，为 $5\times10^4\sim20\times10^4$，在碘试剂作用下呈蓝色反应；后者相对分子质量很大，为 $20\times10^4\sim600\times10^4$，具有很多侧链，在碘试剂作用下呈棕色反应。直链淀粉在冷水中不易溶解、分散，但完整的淀粉颗粒放在水中加热，即开始溶胀，并形成糊状。新鲜的淀粉是结晶颗粒，不溶解于冷水，不能被人体胃肠消化酶分解。

在天然食品中，直链淀粉含量较少，一般占 $19\%\sim35\%$，支链淀粉含量较高，一般占 $65\%\sim81\%$。

将淀粉经改性处理后可获得各种各样的变性淀粉，增加了淀粉的用途。

（2）糖原 糖原是多聚 D-葡萄糖，几乎全部存在于动物组织，故又称动物淀粉。糖原结构与支链淀粉相似，分子中各葡萄糖残基间通过 α-1,4-糖苷键相连，链与链之间以 α-1,6-糖苷键连接。糖原的分支多，支链比较短。每个支链平均长度相当于 $12\sim18$ 个葡萄糖分子。糖原的分子很大，一般由几千个至几万个葡萄糖残基组成。

人体吸收的葡萄糖，约有 20% 是以糖原的形式储存在人体中，是人体储存碳水化合物的主要形式。肝脏中储存的糖原可维持正常的血糖浓度，肌肉中的糖原可提供机体运动所需要的能量，尤其是高强度和持久运动时的能量需要。当体内能量供给不足时，糖原能迅速地分解产生能量以供人体利用。动物性食物中糖原含量很少，因此它不是有意义的碳水化合物的食物来源。

2. 非淀粉多糖

$80\%\sim90\%$ 的非淀粉多糖由植物细胞壁成分组成，包括纤维素、半纤维素、果胶等，即膳食纤维。其他还包括非细胞壁物质如植物胶质、海藻胶类等。

（1）纤维素 纤维素一般由 $1000\sim10000$ 个葡萄糖残基以 β-1,4-糖苷键相连，形成一条线状长链。相对分子质量约为 $20\times10^4\sim200\times10^4$。纤维素在植物界无处不在，是各种植物细胞壁的主要成分。人体缺乏能水解纤维素的酶，故纤维素不能被人体消化吸收，但它可刺激和促进胃肠道的蠕动，有利于其他食物的消化吸收及粪便的排泄。

（2）半纤维素 绝大多数的半纤维素都是由 $2\sim4$ 种不同的单糖或衍生单糖构成的杂多糖。半纤维素也是组成植物细胞壁的主要成分，一般与纤维素共存。半纤维素既不是纤维素的前体或衍生物，也不是其生物合成的中间产物。

（3）果胶类 果胶类亦称果胶物质，是以 D-半乳糖醛酸为主要成分的复合多糖的总称。果胶类普遍存在于陆地植物的原始细胞壁和细胞间质层，在一些植物的软组织中含量特别丰富，例如在柑橘类水果的皮中约含 30%，甜菜中约含 25%，苹果中约含 15%。

（4）其他多糖 动物和植物中含有多种类型的多糖，有些多糖具有调节生理功能的活性，如香菇多糖、茶多糖、银耳多糖、壳聚糖等。

二、可利用碳水化合物的生理功能

营养学上，按照碳水化合物是否提供能量，可以将它们分为两大类，即可利用和不可利用的碳水化合物。可利用碳水化合物就是能被机体消化、吸收、代谢并提供能量的糖类，包括单糖，双糖，多糖中的淀粉、糖原、糊精等。可利用碳水化合物的生理功能如下：

（一）供能储能

碳水化合物的主要功能是供给能量，人体所需的大部分能量是由碳水化合物氧化分解供给的。碳水化合物来源广泛、耐贮存，在体内消化、吸收、利用较其他热源物质迅速而且完全，即使在缺氧的条件下，仍能通过酵解作用，为机体提供部分能量。它不但是肌肉活动时最有效的燃料，而且是心脏、脑、红细胞和白细胞必不可少的能量来源。人体内作为能量的碳水化合物主要是葡萄糖和糖原。葡萄糖是碳水化合物在体内的运输形式，1g 葡萄糖在体内完全氧化分解可释放能量 16.7kJ（4.0kcal）；糖原是碳水化合物在体内的储存形式，在肝脏和肌肉中含量最多。

（二）构成组织及重要生命物质

碳水化合物是构成机体组织并参与细胞的组成和多种活动的重要物质。碳水化合物是机体重要的构成成分之一，如：结缔组织中的黏蛋白；神经组织中的糖脂及细胞膜表面具有信息传递功能的糖蛋白；另外，在核糖核酸和脱氧核糖核酸这两种重要生命物质中也含有大量的核糖，在遗传中起着重要的作用。在每个细胞中都有碳水化合物，其含量约为 2%～10%，主要以糖脂、糖蛋白和蛋白多糖的形式存在。一些具有重要生理功能的物质，如抗体、酶和激素的组成成分，也需要碳水化合物的参与。

（三）参与其他营养素的代谢

1. 节约蛋白质作用

机体需要的能量，主要由碳水化合物提供，当膳食中碳水化合物供应不足时，机体为了满足自身对葡萄糖的需要，则通过糖原异生作用产生葡萄糖。由于脂肪一般不能转变成葡萄糖，所以主要是动用体内的蛋白质，甚至是器官中的蛋白质，如肌肉、肝、肾、心脏中的蛋白质，对人体及各器官造成损害。食物中供给充足的碳水化合物，则可免于过多蛋白质作为机体的能量来源而被消耗，使蛋白质用于最适宜发挥其特有生理功能的地方。碳水化合物的这种作用称为节约蛋白质作用（也称为蛋白质的保护作用）。

2. 抗生酮作用

脂肪在体内彻底被代谢分解需要碳水化合物的协同作用，碳水化合物代谢过程中产生的草酰乙酸为脂肪的正常代谢所必需，脂肪酸被分解所产生的乙酰基必须与草酰乙酸结合进入三羧酸循环而最终被彻底氧化和分解产生能量。当膳食中碳水化合物供应不足时，草酰乙酸的供应则相应减少，而体内脂肪或食物中的脂肪被动员并加速分解为脂肪酸来供应能量。在这一代谢过程中，由于草酰乙酸的不足使脂肪酸不能被彻底氧化而会产生酮体。尽管肌肉和其他组织可利用酮体产生能量，但体内过多的酮体会影响机体的酸碱平衡，以致产生酮血症和酮尿症。膳食中供给充足的碳水化合物就可以起到抗生酮作用。人体每天至少需要 50～100g 的碳水化合物才可防止酮血症的产生。

（四）解毒功能

肝脏中储备有较为丰富的糖原时，肝脏对某些细菌毒素和化学毒物（如四氯化碳、酒精、砷等）都有解毒能力，可消除或减轻这些物质的毒性或生物活性。

（五）改善感官品质

食糖是食品烹调加工不可缺少的原料。另外，利用碳水化合物的各种性质，可以加工出色、香、味、形各异的多种食品。例如：糖和氨基化合物（氨基酸、肽和蛋白质）可以发生美拉德反应，其结果使食品具有特殊的色泽和香味，如面包表面的金黄色和香气。

三、碳水化合物的参考摄入量及食物来源

（一）碳水化合物的参考摄入量

人体对碳水化合物的需要量，常以可提供能量的百分比来表示。由于体内其他营养素可转变为碳水化合物，因此其需要量尚难确定。

中国营养学会提出碳水化合物适宜摄入量（AI）占总能量的 55%～65%。对碳水化合物的来源也做出要求，即应包括复合碳水化合物淀粉、不消化的抗性淀粉、非淀粉多糖和低

聚糖等碳水化合物；限制纯能量食物如糖的摄入量（占总能量的10%以下），提倡摄入营养素/能量密度高的食物，以保障人体能量和营养素的需要及改善胃肠道环境、预防龋齿的需要。

（二）碳水化合物的食物来源

碳水化合物主要来源于植物性食物，如粮谷类、薯类和根茎类食物中都含有丰富的淀粉。粮谷类一般含碳水化合物60%～80%，薯类中含量为15%～29%，豆类中为40%～60%。单糖和双糖除一部分存在于水果、蔬菜等天然食物中外，绝大部分是以加工后的食物食用，其主要来源有甜味水果、蜂蜜、蔗糖、糖果、甜食、糕点和含糖饮料等。各种乳及乳制品中的乳糖是婴儿最重要的碳水化合物。

四、膳食纤维

从生理学的角度，膳食纤维指不能被人体消化酶分解的植物细胞壁和基架物质中的某些非淀粉多糖（包括纤维素、半纤维素、果胶等）和木质素（其结构不是碳水化合物），膳食纤维可分为可溶性和不可溶性膳食纤维两大类，两者之和为总膳食纤维。近年来将一些非细胞壁的化合物如抗性淀粉及抗性低聚糖、美拉德反应的产物以及来源于动物的甲壳素也列入膳食纤维中，虽然这些物质在膳食中含量很低，但具有一定的生理活性。

（一）膳食纤维的生理功能

1. 增加饱腹感，降低对人体其他营养素的吸收

膳食纤维进入消化道内，在胃中吸水膨胀，增加胃的蠕动，延缓胃中内容物进入小肠的速度，也就降低了小肠对营养素的吸收速度。同时使人产生饱胀感，对糖尿病和肥胖症患者减少进食有利。

从胃进入小肠的膳食纤维，几乎不能被消化酶分解，便继续向肠道下部移动。其间，膳食纤维对肠内容物的水合作用、脂质的乳化作用、消化酶的消化作用都产生一定的影响，对食物块的消化以及营养素的吸收都有一定的阻碍，其中能形成高黏度溶胶和凝胶的水溶性膳食纤维的这种作用更强。

与阳离子有结合能力的膳食纤维能使无机盐在肠道的吸收受阻，而具有离子交换能力的藻酸（属可溶性膳食纤维）等能吸附钠盐，随粪便排出体外，从而具有降低血压的作用。

2. 降低血胆固醇，预防胆结石

膳食纤维能阻碍中性脂肪和胆固醇的吸收，对饮食性高脂血症有预防作用。膳食纤维可减少胆汁酸的再吸收量，改变食物消化速度和消化道分泌物的分泌量，起到预防胆结石的作用。

3. 预防糖尿病

可溶性膳食纤维的黏度能延缓葡萄糖的吸收，可抑制血糖的上升，改善耐糖量。膳食纤维还能增加组织细胞对胰岛素的敏感性，降低对胰岛素的需要量，从而对预防糖尿病具有一定效果。

4. 改变肠道菌群

进入大肠的膳食纤维能部分地、选择性地被肠内细菌分解与发酵，从而改变肠内微生物菌群的构成与代谢，诱导有益菌大量繁殖。

5. 促进排便

由于微生物的发酵作用而生成的短链脂肪酸能降低肠道pH值，这不仅能促进有益菌的繁殖，而且这些物质能刺激肠黏膜，从而促进粪便排泄。由于膳食纤维吸水，可增加粪便体积和重量，促进肠道蠕动，降低粪便硬度，增加排便频率，减轻直肠内压力，缩短粪便在肠

中停留的时间，可以预防憩室症与便秘，以及长时间便秘引起的痔疮和下肢静脉曲张。同时也减轻了泌尿系统的压力，缓解膀胱炎、膀胱结石和肾结石等泌尿系统疾病的症状。由于膳食纤维的通便作用，可以使肠内细菌的代谢产物，以及一些由胆汁酸转换成的致癌物（如脱氧胆汁酸、石胆酸）和突变异原物质等能随膳食纤维排出体外。

有研究表明，不同类型的膳食纤维具有不同的辅助治疗作用。来源于水果、蔬菜、谷物的不溶性膳食纤维可用于治疗便秘，燕麦和亚麻籽中的水溶性膳食纤维可降低胆固醇，而小麦麸中的纤维在预防结肠癌方面比其他纤维都有效。

（二）膳食纤维的参考摄入量及食物来源

1. 膳食纤维的参考摄入量

我国目前尚未提出明确的膳食纤维推荐摄入量标准。我国 DRI 中，暂定中国居民摄取膳食纤维的适宜推荐摄入量为：低、中、高能量膳食［分别摄入 7.5MJ（1800kcal）、10.0MJ（2400kcal）和 12.0MJ（2800kcal）］分别为 25g/d、30g/d、35g/d。

2. 膳食纤维的食物来源

膳食纤维主要存在于谷类、薯类、豆类、蔬菜及水果中，谷物食品含膳食纤维最多，全麦粉含 6%，精面粉含 2%，糙米含 1%，精米含 0.5%，蔬菜含 3%，水果含 2%左右。但由于加工方法、食入部位及品种的不同，膳食纤维的含量也不同：粗粮、豆类高于细粮；胡萝卜、芹菜、荠菜、菠菜、韭菜等高于西红柿、茄子等；菠萝、草莓、荸荠高于香蕉、苹果等；同种蔬菜边皮含纤维量高于中心部位，同种水果果皮纤维量高于果肉。如果食用时将蔬菜的边皮或水果的外皮去掉的话，就会损失部分膳食纤维。

第四节　能　　量

人体每时每刻都在消耗热能，如维持心脏跳动、血液循环、肺部呼吸、腺体分泌、物质转运等重要生命活动及体力活动等都要消耗热能。人体不仅在劳动时需要消耗热能，就是机体处于安静状态时也要消耗一定的热能，人体所消耗的热能都是由摄取的食物供给的。人体在生命活动过程中必须不断地从外界环境中摄取食物，从中获得人体必需的营养物质，其中包括蛋白质、脂类、碳水化合物这三大产能营养素，蛋白质、脂类和碳水化合物在体内经过氧化产生热能，用于生命活动的各种过程。

常用的能量单位为卡（cal），它是指 1g 水从 15℃提高到 16℃所需的热量。在实际应用中常以千卡（kcal）为单位，即 1kg 水升高 1℃所需的能量。国际单位制现已改用焦耳（J）为能量单位，这个量值在实际应用中也增大千倍，即千焦（kJ）。1kcal＝4.184kJ。

一、能量的来源及能量系数

（一）能量的来源

人类是通过摄取动、植物性食物中的蛋白质、脂类和碳水化合物这三大产能营养素获得所需要的能量。

1. 碳水化合物

碳水化合物是体内的主要供能物质。一般来说，机体所需热能的 55%～65%都是由食物中的碳水化合物提供的。食物中的碳水化合物经消化产生的葡萄糖被吸收后，约有 20%是以糖原的形式储存在肝脏和肌肉中。肌糖原是储存在肌肉中随时可动用的储备能源，可提供机体运动所需要的热能，尤其是高强度和持久运动时的热能需要。肝糖原也是一种储备能源，储存量不大，主要用于维持血糖水平的相对稳定。

脑组织所需能量的唯一来源是碳水化合物，在通常情况下，脑组织消耗的热能均来自碳水化合物在有氧条件下的氧化，这使碳水化合物在能量供给上更具有其特殊重要性。脑组织消耗的能量相对较多，因而脑组织对缺氧非常敏感。另外，由于脑组织代谢消耗的碳水化合物主要来自血糖，所以脑功能对血糖水平有很大的依赖性。人体虽然可以依靠其他物质供给能量，但必须定时进食一定量的糖，维持正常血糖水平，以保障大脑的功能。

2. 脂肪

脂肪也是人体重要的供能物质，是单位产热量最高的营养素，在膳食总能量中有20%～30%是由脂肪提供的。脂肪还构成了人体内的储备热能，当人体摄入能量不能及时被利用或过多时，无论是蛋白质、脂肪还是碳水化合物，都是以脂肪的形式储存下来。所以，在体内的全部储备脂肪中，一部分是来自食物的外源性脂肪，另一部分则是来自体内碳水化合物和蛋白质转化成的内源性脂肪。当体内热能不足时，储备脂肪又可被动员释放出热量以满足机体的需要。

3. 蛋白质

蛋白质在体内的功能主要是构成体蛋白，而供给能量并不是它的主要生理功能。人体每天所需要的能量约有10%～15%由蛋白质提供。蛋白质分解成氨基酸，进而再分解成非氮物质与氨基，其中非氮物质可以氧化供能。人体在一般情况下主要是利用碳水化合物和脂肪氧化供能，但在某些特殊情况下，机体所需能源物质供能不足，如长期不能进食或消耗量过大时，体内的糖原和储存脂肪已大量消耗之后，将依靠组织蛋白质分解产生氨基酸来获得能量，以维持必要的生理功能。

（二）能量系数

碳水化合物、脂肪和蛋白质在氧化燃烧生成 CO_2 和 H_2O 的过程中，释放出大量的热能供机体利用。每克碳水化合物、脂肪、蛋白质在体内氧化所产生的热能值称为能量系数（或热能系数）。

食物中每克碳水化合物、脂肪和蛋白质在体外充分氧化燃烧可分别产生 17.155kJ（4.10kcal）、39.54kJ（9.45kcal）和23.64kJ（5.65kcal）的能量。然而由于食物中的能量营养素不可能全部被消化吸收，一般混合膳食中碳水化合物的吸收率为98%、脂肪为95%、蛋白质为92%。另外，消化吸收后，在体内生物氧化的过程和体外燃烧的过程不尽相同。吸收后的碳水化合物和脂肪在体内可完全氧化成 CO_2 和 H_2O，其终产物及产热量与体外相同，但蛋白质在体内不能完全氧化，其终产物除 CO_2 和 H_2O 外，还有尿素、尿酸、肌酐等含氮物质通过尿液排出体外，若把1g蛋白质在体内产生的这些含氮物在体外继续氧化还可产生 5.44kJ 的热量。因此，在实际应用时，碳水化合物、脂肪、蛋白质的能量系数按以下关系换算：

1g 碳水化合物产生热能为 16.7kJ（4.0kcal）；

1g 脂肪产生热能为 37.6kJ（9.0kcal）；

1g 蛋白质产生热能为 16.7kJ（4.0kcal）。

除此之外，酒中的乙醇也能提供较高的热能，每克乙醇在体内可产热 29.29kJ（7.0kcal）。

二、人体能量消耗的构成

人体每日的能量消耗主要由基础代谢、机体活动及食物特殊动力作用三方面构成；其中最主要的是体力活动所消耗的能量，所占的比重较大。另外，对于处于生长发育过程中的儿童、青少年则应包括生长发育所需的能量，孕妇还包括子宫、乳房、胎盘、胎儿的生长及体脂储备所需的能量，乳母则需要合成乳汁的能量，情绪、精神状态、身体状态等等也会影响到人体对能量的需要。为了达到能量平衡，人体每天摄入的能量应满足人体对能量的需要，这样才能有健康的体质和良好的工作效率。

（一）基础代谢

基础代谢（basalmetabolism，BM）是指人体为了维持生命，各器官进行最基本生理机能的最低能量需要。即机体处于安静和松弛的休息状态下，空腹（进餐后 12～16h）、清醒、静卧于 18～25℃的舒适环境中维持心跳、呼吸、血液循环、某些腺体分泌、维持肌肉紧张度等基本生命活动时所需的热量。其能量代谢不受精神紧张、肌肉活动、食物和环境温度等因素的影响。

基础代谢率（basalmetabolism rate，BMR）是指单位时间内人体每平方米体表面积所消耗的基础代谢能量，单位为 $kJ/(m^2 \cdot h)$ 或 $kcal/(m^2 \cdot h)$，常用于表示基础代谢的水平。人体正常基础代谢率见表 3-7。

表 3-7 人体每小时基础代谢率

年龄/岁	男		女	
	kJ/m^2	$kcal/m^2$	kJ/m^2	$kcal/m^2$
1	221.8	53.0	221.8	53.0
3	214.6	51.3	214.2	51.2
5	206.3	49.3	202.5	48.4
7	197.9	47.3	200.0	45.4
9	189.1	45.2	179.3	42.8
11	179.9	43.0	175.7	42.0
13	177.0	42.3	168.5	40.3
15	174.9	41.8	158.8	37.9
17	170.7	40.8	151.9	36.3
19	164.4	39.2	148.5	35.5
20	161.5	38.6	147.7	35.3
25	156.9	37.5	147.3	35.2
30	154.0	36.8	146.9	35.1
35	152.7	36.5	146.9	35.0
40	151.9	36.3	146.0	34.9
45	151.5	36.2	144.3	34.5
50	149.8	35.8	139.7	33.9
55	148.1	35.4	139.3	33.3
60	146.0	34.9	136.8	32.7
65	143.9	34.4	134.7	32.2
70	141.4	33.8	132.6	31.7
75	138.9	33.2	131.0	31.3
80	138.1	33.0	129.3	30.9

影响基础代谢率的因素有很多，概括起来有以下几个方面：

（1）年龄 在人的一生中，婴幼儿阶段是整个代谢最活跃的阶段，其中包括基础代谢率，以后到青春期又出现一个较高代谢的阶段。成年以后，随着年龄的增加代谢缓慢降低，其中也有一定的个体差异。因而相对来说，婴幼儿、儿童和青少年的基础代谢比成人要高。

（2）性别 实测结果表明，在同一年龄、同一体表面积的情况下，女性的基础代谢率低于男性。

（3）体型 动物实验表明，身高和体重是影响基础代谢率的重要因素。身高和体重与体表面积之间存在线性回归关系，根据身高和体重可以计算体表面积，从而计算基础代谢率。一般建议使用 WHO（1985 年）归纳的简化公式，按体重计算 BMR，见表 3-8。

表 3-8 按体重计算 BMR 的公式

年龄/岁	BMR/(kcal/d)	r	SD	年龄/岁	BMR/(MJ/d)	r	SD
男				男			
0～	$60.9m-54$	0.97	53	0～	$0.225m-0.226$	0.97	0.222
3～	$22.7m+495$	0.86	62	3～	$0.0949m+2.07$	0.86	0.259
10～	$17.5m+651$	0.90	100	10～	$0.0732m+2.72$	0.90	0.418
18～	$15.3m+679$	0.65	151	18～	$0.0640m+2.84$	0.65	0.632
30～	$11.6m+879$	0.60	164	30～	$0.0485m+3.67$	0.60	0.686
60～	$13.5m+487$	0.79	1481	60～	$0.0565m+2.04$	0.79	0.619
女				女			
0～	$61.0m-51$	0.97	61	0～	$0.225m+0.214$	0.97	0.255
3～	$22.5m+499$	0.85	63	3～	$0.0941m-2.09$	0.85	0.264
10～	$12.2m+746$	0.75	117	10～	$0.0510m+3.12$	0.75	0.489
18～	$14.7m+496$	0.72	121	18～	$0.0615m+2.08$	0.72	0.506
30～	$8.7m+829$	0.70	108	30～	$0.0364m+1.47$	0.70	0.452
60～	$10.5m+596$	0.74	108	60～	$0.0439m+2.49$	0.74	0.452

注：r 为相关系数；SD 为 BMR 实测值与计算值之间差别的标准差；m 为体重，kg。

（4）环境温度与气候 环境温度对基础代谢有明显影响，在舒适环境（18～25℃）中，代谢最低；在低温和高温环境中，代谢都会升高。环境温度过低可能引起身体不同程度的颤抖而使代谢升高；当环境温度较高，因为散热而需要出汗，呼吸及心跳加快，因而致使代谢升高。另外，在寒冷气候下基础代谢比温热气候下要高。

（5）内分泌 体内许多腺体所分泌的激素，对细胞的代谢及调节具有重要的影响，如甲状腺素可使细胞内的氧化过程加快，当甲状腺功能亢进时，基础代谢率明显增高。

（6）其他 还有很多因素，如神经的紧张程度、营养状况、疾病等都会影响基础代谢率。

（二）体力活动的能量消耗

体力活动的能量消耗也称为运动的生热效应（thermic effect of exercise，TEE）。人们每天都从事着各种各样的体力活动，活动强度的大小、时间的长短、动作的熟练程度都影响能量的消耗，这是人体能量消耗中变动最大的一部分。体力活动一般分为职业活动、社会活动、家务活动和休闲活动，其中职业活动消耗的能量差别最大。WHO 将职业劳动强度分为三个等级，估算不同等级劳动强度的综合能量指数，轻、中体力劳动不同类别活动的平均时间比例为 75%、25%；重体力劳动为 40% 和 60%。我国也采用此种分级方法，体力活动强度由以前的 5 级调整为 3 级（表 3-9），根据不同级的活动水平（physical activity level，PAL）值可推算出能量消耗量。

表 3-9 建议中国成人活动水平分级

活动分级	职业工作时间分配	工作内容举例	PAL 男	PAL 女
轻	75%时间坐或站立 25%时间站着活动	办公室工作、修理电器钟表、售货员、酒店服务员、化学实验操作、讲课等	1.55	1.56
中	25%时间坐或站立 75%时间特殊职业活动	学生日常活动、机动车驾驶、电工安装、车床操作、金工切割等	1.78	1.64
重	40%时间坐或站立 60%时间特殊职业活动	非机械化农业劳动、炼钢、舞蹈、体育运动、装卸、采矿等	2.10	1.82

影响体力活动能量消耗的因素：①肌肉越发达者，活动能量消耗越多；②体重越重者，能量消耗越多；③劳动强度越大、持续时间越长，能量消耗越多；④与工作的熟练程度有关。其中劳动强度和持续时间是主要影响因素，而劳动强度主要涉及劳动时牵动的肌肉多少

和负荷的大小。

（三）食物热效应

食物热效应（thermic effect of food，TEF）是指由于进食而引起能量消耗增加的现象。过去称为食物的特殊动力作用（specific dynamic action，SDA）。例如，进食碳水化合物可使能量消耗增加 $5\%\sim6\%$，进食脂肪增加 $4\%\sim5\%$，进食蛋白质增加 $30\%\sim40\%$。一般混合膳食约增加基础代谢的 10%。

食物热效应只能增加体热的外散，而不能增加可利用的能；换言之，食物热效应对于人体是一种损耗而不是一种收益。当只够维持基础代谢的食物摄入后，消耗的能量多于摄入的能量，外散的热多于食物摄入的热，而此项额外的能量却不是无中生有的，而是来源于体内的营养储备。因此，为了保存体内的营养储备，进食时必须考虑食物热效应额外消耗的能量，使摄入的能量与消耗的能量保持平衡。

（四）生长发育及影响能量消耗的其他因素

正在生长发育的机体还要额外消耗能量维持机体的生长发育。婴幼儿、儿童、青少年生长发育所需的能量主要用于形成新的组织及新组织的新陈代谢。例如，$3\sim6$ 月的婴儿每天有 $15\%\sim23\%$ 的能量储存于机体建立的新组织；婴儿每增加 1g 体重约需要 20.9kJ（5.0kcal）能量。孕妇的能量消耗主要用于子宫、乳房、胎盘、胎儿的生长发育及体脂储备，乳母的能量消耗除自身的需要外，也用于乳汁合成与分泌。

除上述影响基础代谢的几种因素对机体能量消耗有影响之外，还受情绪和精神状态影响。脑的重量只占体重的 2%，但脑组织的代谢水平是很高的。例如，精神紧张地工作，可使大脑的活动加剧，能量代谢约增加 $3\%\sim4\%$，当然，与体力劳动比较，脑力劳动的消耗仍然相对较少。

三、人体能量消耗的测定方法与估算

能量消耗的测定方法有气体代谢法、双标记水法、心率监测法、活动时间记录法、要因计算法等。

（一）气体代谢法

气体代谢法又称呼吸气体分析法，是常用的直接测热法：被测对象在一个密闭的气流循环装置内进行特定活动，通过测定装置内的氧气和二氧化碳浓度变化，得到氧气的消耗量，并可求出呼吸商（respiratory quotient，RQ）。按每升氧气产热可计算出热量消耗量，又称 Douglas 袋法。

（二）双标记水法

双标记水法（double labeled water，DLW）是让受试者喝入定量的双标记水，在一定时间内（$8\sim15d$）连续收集尿样，通过测定尿样中稳定的双标记同位素及消失率，计算能量消耗。近年来，此法主要用于测定个体不同活动水平的能量消耗值。

（三）心率监测法

用心率监测器和 Douglas 袋法同时测量各种活动的心率和能量消耗量，推算出心率-能量消耗的多元回归方程。通过连续一段时间（$3\sim7d$）监测实际生活中的心率，可参照回归方程推算受试者每天能量消耗的平均值。此法可消除一些因素对受试验者的干扰，但心率易受环境和心理的影响，目前仅限于实验室应用。

（四）活动时间记录法

活动时间记录法是了解能量消耗最常用的方法。它是通过详细记录每人一天各种活动的持续时间，然后按每种活动的能量消耗率计算全天的能量消耗量。各种活动的能量消耗率可以采取他人的测定结果或用直接测定法测定。此法优点是可以利用已有的测定资料，不需昂贵的仪器和较高的分析技术手段，但影响测定结果的因素较多，职业外活动记录难以准确，会导致结果有偏差。

（五）要因计算法

要因计算法是将某一年龄和不同的人群组的能量消耗结合他们的 BMR 来估算其总能量消耗量，即应用基础代谢率乘以体力活动水平来计算人体能量消耗量或需要量。

$$能量消耗量或需要量＝BMR×PAL$$

此法通常适用于人群而不适用于个体，可以避免活动时间记录法工作量大且繁杂甚至难以进行的缺陷。BMR 可以由直接测量推论的公式计算或参考引用被证实的本地区 BMR 资料，可以通过活动记录法或心率监测法等获得 PAL。根据一天的各项活动可推算出综合能量指数（integrative energy index，IEI），从而推算出一天的总能量需要量。推算出全天的活动水平（PAL）可进一步简化全天能量消耗量的计算（表 3-10）。

$$PAL＝\frac{24h 总能量消耗量}{24h 的 BMR（基础量）}$$

表 3-10 中体力劳动男子的能量需要量

活动类别	时间/h	能量/kcal	能量/kJ
卧床 1.0×BMR	8	520	2170
职业活动 1.7×BMR	7	1230	5150
随意活动：			
社交及家务 3.0×BMR	2	390	1630
维持心血管和肌肉状况,中度活动不计	—	—	—
休闲时间的能量需要 4.0×BMR	7	640	2680
总计:1.78×BMR	24	2780	11630

注：25 岁，体重 58kg，身高 1.6m，体重指数（BMI）22.4，估计 BMR 为 273kJ（65.0kcal）。

四、能量的参考摄入量及食物来源

（一）能量的参考摄入量

与各类营养素的推荐摄入量（RNI）不同，能量的推荐摄入量是以平均需要量（EAR）为基础，不增加安全量。根据目前我国经济水平、食物水平、膳食特点及人群体力活动的特点，结合国内外已有的研究资料，于 2000 年制定了中国居民膳食能量推荐摄入量，见表 3-11。

表 3-11 中国居民膳食能量推荐摄入量（RNI）

年龄/岁	RNI/(MJ/d)		年龄/岁	RNI/(MJ/d)	
	男	女		男	女
0～	0.40 MJ/(kg·d)[①]		孕妇		
0.5～	0.40 MJ/(kg·d)[①]		4～6 个月		+0.84
1～	4.60	4.40	7～9 个月		+0.84
2～	5.02	4.81	乳母		+2.09
3～	5.64	5.43	50～		
4～	6.06	5.85	轻体力劳动	9.62	7.94
5～	6.70	6.27	中体力劳动	10.87	8.36
6～	7.10	6.70	重体力劳动	13.00	9.20
7～	7.53	7.10	60～		
8～	7.94	7.53	轻体力劳动	7.94	7.53
9～	8.36	7.94	中体力劳动	9.20	8.36
10～	8.80	8.36	70～		
11～	10.04	9.20	轻体力劳动	7.94	7.10
14～	12.13	10.04	中体力劳动	8.80	7.94
18～			80～	7.94	7.10
轻体力活动	10.04	8.80			
中体力活动	11.30	9.62			
重体力活动	13.38	11.30			

① 为适宜摄入量（AI），非母乳喂养应增加 20%。

（二）能量的食物来源

碳水化合物、脂类和蛋白质这三类营养素普遍存在于各种食物中。粮谷类和薯类食物含碳水化合物较多，是膳食中最经济的能量来源；油料作物富含脂肪；动物性食物一般比植物性食物含有更多的脂肪和蛋白质（但大豆和坚果类例外，它们含丰富的油脂和蛋白质）；蔬菜和水果一般含能量较少。

三大产能营养素之间必须保持比例合理，膳食平衡，才能达到科学、合理、均衡的营养。所以摄取食物应遵循膳食供给量标准：膳食中蛋白质、脂肪、碳水化合物提供的能量比例应该为蛋白质 10％～15％、脂肪 20％～30％、碳水化合物 55％～65％。

第五节　矿　物　质

一、概述

人体几乎含有元素周期表中自然界的所有元素，目前人体已发现有 20 余种元素为构成人体组织、机体代谢、维持生理功能所必需的，称为必需元素，约占人体重量的 4％～5％。存在于人体内的各种元素中，除碳、氢、氧、氮主要以有机物的形式存在外，其余的各种元素无论其存在的形式如何，含量多少，统称之为矿物质（或无机盐）。矿物质与其他有机营养物质不同，它们既不能在人体内合成，也不能在体内代谢过程中消失，除非排出体外。因此，人体应不断地从各类食物中补充矿物质，以满足机体的需要。

（一）矿物质的分类

根据矿物质在人体中的含量和人体对它们的需要量，可分为常量元素和微量元素两大类。

1. 常量元素

常量元素又称宏量元素，其标准含量占人体重量的 1/1000 以上，每人每日需要量在 100mg 以上。常量元素包括钾、钠、钙、镁、硫、磷、氯七种。

2. 微量元素

微量元素又称痕量元素，其标准含量占人体重量的 1/1000 以下，每人每日需要量在 100mg 以下。微量元素在体内存在的量极少，有的甚至只有痕量，即在组织中的浓度只能以 mg/kg 甚至 $\mu g/kg$ 计。1990 年，FAO/WHO 的专家委员会根据 1973 年以来的研究结果和认识，提出了人体必需微量元素的概念：①为人体内的生理活性物质、有机结构中的必需成分；②这种元素必须通过食物摄入，当从膳食中摄入的量减少到某一低限值时，即将导致某一种或某些重要生理功能的损伤。该专家委员会还将"必需微量元素"分为了三类：第一类为人体必需的微量元素，有铁（Fe）、碘（I）、锌（Zn）、硒（Se）、铜（Cu）、钼（Mo）、铬（Cr）、钴（Co）等八种；第二类为人体可能必需的微量元素，为锰（Mn）、硅（Si）、镍（Ni）、硼（B）、钒（V）等五种；第三类为具有潜在毒性，但在低剂量时，对人体可能具有必需功能的微量元素，包括氟（F）、铅（Pb）、镉（Cd）、汞（Hg）、砷（As）、铝（Al）、锂（Li）、锡（Sn）。

（二）矿物质的分类

（1）矿物质在体内不能合成，必须从食物和饮水中摄取。由于人体的新陈代谢作用，每天都有一定数量的矿物质从各种途径排出体外，因而必须不断地通过膳食予以补充。

（2）矿物质在体内的分布极不均匀，同一元素在不同的机体组织、器官中的含量也有很大差异。例如钙和磷绝大部分存在于骨骼和牙齿等硬组织中，铁集中在红细胞，碘集中在甲状腺，钡集中在脂肪组织，钴集中在造血器官，锌集中在肌肉组织等。

（3）矿物质相互之间存在协同或拮抗作用。如膳食中钙和磷比例不合适可影响这两种元素的吸收，过量的镁会干扰钙的代谢，过量的锌会影响铜的代谢，过量的铜可抑制铁的吸收。

（4）某些微量元素在体内虽需要量很少，但其生理剂量与中毒剂量之间的范围较窄，摄入过多易产生毒性作用。如硒容易因为摄入过量而引起中毒，对硒的强化应注意用量不宜过大。

（三）矿物质的生理功能

（1）是构成人体组织的重要成分。无机盐对组织和细胞的结构很重要，硬组织如骨骼和牙齿，大部分是由钙、磷和镁组成的，而软组织中含钾较多，铁为血红蛋白的组成成分。

（2）调节细胞膜的通透性。体液中的无机盐离子可调节细胞膜的通透性，以保持细胞内外液中酸性和碱性无机离子的浓度，控制水分，维持正常渗透压和酸碱平衡，帮助运输普通元素到全身，参与神经活动和肌肉收缩等。

（3）维持神经和肌肉的兴奋性。如钙为正常神经系统对兴奋传导的必需元素，钙、镁、钾对肌肉的收缩和舒张具有重要的调节作用。

（4）组成激素、维生素、蛋白质和多种酶类的成分。有些矿物质是构成酶的辅基、激素、维生素、蛋白质和核酸的成分，或作为多种酶系统的激活剂，参与许多重要的生理功能。例如保持心脏和大脑的活动，帮助抗体形成等，对人体发挥有益的作用。

二、钙

钙约占体重的 $1.5\% \sim 2\%$。成人体内含钙总量约为 $850 \sim 1200g$，其中约 99% 集中在骨骼和牙齿，这部分钙称为骨钙；约 1% 的钙常以游离或结合的离子状态存在于软组织、细胞外液及血液中，统称为混溶钙池。混溶钙池中的钙与骨钙维持着动态平衡，为维持体内所有的细胞正常生理状态所必需。

（一）钙的生理功能

1. 骨钙的生理功能

钙是构成骨骼和牙齿的主要成分，主要是以羟磷灰石结晶形式集中在骨骼和牙齿内，使机体具有坚硬的结构支架。骨骼不仅是人体的重要支架，而且是钙的储存库，是具有生理活性的组织。骨骼能将储存的钙提供给血液循环，使血浆中钙的浓度在任何时候都保持恒定。

牙齿与骨骼的化学成分相类似，但牙釉质比骨组织更坚硬。牙齿中的钙与骨骼中的钙不同，不能被置换出来，故牙齿不能进行自行修复。

2. 混溶钙池中钙的生理功能

混溶钙池中的钙与骨骼钙维持着动态平衡，即骨骼钙不断地从破骨细胞中释放出钙进入混溶钙池，而混溶钙池中的钙又不断地沉积于成骨细胞中，在进行着钙的更新。钙的更新随着年龄增大而减慢。混溶钙池中的钙维持着所有细胞的生理状态，与血凝有关，能催化凝血酶的形成，防止血管壁破裂而引起致死性出血。对于维持肌肉收缩，心肌功能，正常神经与肌肉的应激性，以及细胞结合质和各种膜的完整性，钙都是必需的。钙也是一些酶的激活剂和一些激素分泌的调节剂。钙离子对许多参与细胞代谢酶具有重要的调节作用，如腺苷酸环化酶、鸟苷酸环化酶、磷酸二酯酶、酪氨酸羧化酶和色氨酸羧化酶等都受钙离子的调节。

血清钙的水平是恒定的，其浓度约为 $9 \sim 11mg/100mL$，它受甲状旁腺激素、降钙素和维生素 D 的调节。血清钙浓度下降，可使肌肉和神经兴奋性提高；血清钙浓度过高，则使肌肉和神经兴奋性受到抑制。

（二）钙的吸收与代谢

钙的吸收主要在小肠上段，是以需要能量的主动转运吸收为主，钙浓度高时也可通过被动扩散而吸收。钙的吸收与年龄有关，随年龄增长其吸收率下降。婴儿钙的吸收率超过50%，儿童约为40%，成年人只有20%左右。膳食中对钙吸收的影响因素有很多，有的在肠道中对钙的吸收有促进作用，而有的却会抑制人体对钙的吸收。

1. 促进钙吸收的主要因素

① 维生素D促进钙的吸收。膳食中维生素D的存在与量的多少，对钙的吸收有明显影响。尤其是对婴幼儿，可通过定期补充AD制剂来促进机体对膳食中钙的吸收。

② 蛋白质供给充足，促进钙的吸收。适量的蛋白质和一些氨基酸（如赖氨酸、精氨酸、色氨酸和组氨酸等）可与钙结合形成可溶性络合物，而有利于钙吸收，但当蛋白质超过推荐摄入量时，则未见进一步的有利影响。

③ 乳糖促进钙的吸收。乳糖被肠道菌分解发酵产酸，使肠道pH值降低，乳糖与钙还可形成可溶性低分子物质，这些均对钙的吸收有利。婴儿摄食含乳糖的配方膳食，其钙吸收率为60%，不含乳糖的膳食钙吸收率只有36%。其他糖如蔗糖、果糖也能增加钙的吸收率。

④ 酸性环境能促进钙的溶解及吸收。

2. 对钙吸收不利的主要因素

① 粮食、蔬菜等植物性食物中含有较多的植酸、草酸、磷酸，可与钙形成难溶的盐类，使钙难以被吸收。

② 脂肪消化吸收不良时，未被消化吸收的脂肪酸与钙结合，形成难溶的钙皂，降低钙的吸收。高脂膳食可延长钙与肠黏膜接触的时间，可使钙吸收有所增加，但脂肪酸与钙结合形成难溶的钙皂，则对钙的吸收不利。

③ 过多的膳食纤维影响钙的吸收。膳食纤维中的糖醛酸残基与钙螯合形成不溶性的物质，从而干扰钙的吸收。

机体通过粪、尿、汗三条途径排出不需要的钙，粪钙包括膳食中未被吸收的钙和内源性钙。每天从尿液中排出的钙较为恒定，大约为150mg。以汗液方式排出的钙较少，每天仅约15mg，但是高温环境或强体力活动的人群通过汗液排出大约100mg以上的钙。

（三）钙的缺乏与过量

1. 钙的缺乏

钙摄入量过低可致钙缺乏症，主要表现为骨骼的病变。即儿童时期的佝偻病和成年人的骨质疏松症。

2. 钙的过量

钙过量对机体可产生不利影响，主要有增加肾结石的危险，导致高钙血症、碱中毒和肾功能障碍；过量钙会干扰其他矿物质的吸收和利用，钙和铁、锌、镁、磷等元素存在相互作用。钙可明显抑制铁的吸收；高钙膳食会降低锌的生物利用率。

（四）钙的参考摄入量及食物来源

1. 钙的参考摄入量

钙的适宜摄入量（AI）分别为：0～1岁为300mg/d，1～4岁为400mg/d，4～11岁为800mg/d，11～50岁为1000mg/d，50岁以上均为1000mg/d。孕妇孕后期与乳母为1200mg/d。

2. 钙的食物来源

钙的食物来源应考虑两个方面，即钙含量及吸收利用率。乳与乳制品含钙丰富，吸收率也高，是最理想的钙来源。此外，蔬菜和豆类（特别是大豆）以及芝麻酱、瓜子、发菜、海带、小虾米等含钙也多。绿叶菜中的钙、磷比例不平衡，它们是钙的良好来源，但缺少磷。畜类的瘦肉和禽肉的钙含量贫乏，但它们是磷的极好来源。因此要达到合理的钙磷比值，就应该将蔬菜和肉类一起吃。骨粉和蛋壳粉中含钙 20％以上，吸收率可达 70％左右，都是钙的良好来源。补充来源常用钙制剂，如碳酸钙、磷酸氢钙、醋酸钙、柠檬酸钙、乳酸钙、葡萄糖酸钙等。

三、磷

磷是人体含量较多的元素之一，在人体中的量居矿物质的第二位。成人体内磷含量 $600\sim700g$，约占体重的 1％。人体内的磷约有 85％以羟磷灰石结晶形式存在于骨骼和牙齿中，其中钙和磷的比值约为 2：1。其余的磷与蛋白质、脂肪、糖及其他有机物结合，分布在细胞膜、骨骼肌、皮肤、神经组织及体液中。

（一）磷的生理功能

（1）磷是构成骨骼和牙齿的重要材料　成人体内约有 80％的磷以无机形式与钙结合，存在于骨骼和牙齿中，使机体具有坚硬的结构支架。

（2）磷是软组织结构的重要成分　骨骼以外的大部分磷，是以有机形式分布于软组织中，如很多结构蛋白质、细胞膜的类脂质、RNA 和 DNA 都含有磷。

（3）储存能量　磷参与能量代谢的全过程，机体在代谢过程中所释放出的能量，以高能磷酸键的形式储存于三磷酸腺苷（ATP）和磷酸肌酸（CP）分子中，当机体需要时，释放出能量。

（4）组成酶的成分　磷是许多酶系统的组成成分及激活剂，如焦磷酸硫胺素（TPP）、黄素单核苷酸（FMN）、烟酰胺腺嘌呤二核苷酸磷酸（NADP）等。

（5）维持细胞的渗透压和体液的酸碱平衡　磷与其他一些矿质元素相结合，共同维持着细胞的渗透压和体液的酸碱平衡。

（二）磷的吸收与代谢

磷的吸收途径大致与钙相同。通常磷的吸收率比钙高，学龄儿童或成人的吸收率为 $50％\sim70％$。婴儿对牛乳中磷的吸收可高达 $65％\sim75％$，母乳中磷的吸收率更高，可达 $85％\sim90％$。

从膳食摄入的磷 70％在小肠吸收。食物中的磷大多以有机化合物的形式存在，如磷蛋白、磷脂等。摄入后在肠道磷酸酶的作用下游离出磷酸盐，然后以无机磷酸盐的形式被吸收。维生素 D 可促进磷的吸收；合理的钙磷比例有利于磷的吸收。钙、镁、铁、铝等金属离子及植酸可与磷酸形成难溶性盐类而影响磷的吸收。谷类种子中主要是植酸盐形式的磷，利用率很低，若经酵母发酵或预先将谷粒浸泡于热水中，则可大大降低植酸盐含量，从而提高磷的利用率。

血浆中的无机磷酸盐主要经肾小球过滤从肾脏排出。当血中磷浓度降低时，肾小管对磷的重吸收增加；当磷的浓度升高时，肾小管排出的磷较多。机体主要通过甲状旁腺素抑制肾小管对磷的吸收和排泄，调节血中磷浓度，以维持体内磷的平衡。

（三）磷的缺乏与过量

1. 磷的缺乏

一般不会由于膳食原因发生磷缺乏。临床所见磷缺乏的病人多为长期使用大量抗酸药或禁食者。

2. 磷的过量

一般情况下，不易发生由膳食而引起的磷过量。在某些特殊情况下，摄入磷过多时，可发生细胞外液磷浓度过高，而表现为高磷血症，可能造成一些相应的危害。

（四）磷的参考摄入量及食物来源

1. 磷的参考摄入量

磷的适宜摄入量（AI）分别为：11～18 岁 1000mg/d，成人（包括孕妇、乳母）为 700mg/d。

2. 磷的食物来源

磷在食物中分布很广泛，无论动物性食物还是植物性食物都含有丰富的磷，动物的乳汁中也含有磷。磷是与蛋白质并存的，瘦肉、禽、蛋、鱼、奶及动物的肝、肾等均是磷的良好来源，海带、紫菜、芝麻酱、花生、干豆类、坚果、粗粮中含磷也较丰富。但在粮谷类食物中磷主要是以植酸盐的形式存在，吸收利用率低。

四、镁

正常成人体内含镁约 25g，其中 60％～65％存在于骨骼和牙齿中，27％分布于软组织中。镁是人体细胞内的主要阳离子，主要浓集于细胞内的线粒体中，其量仅次于钾和磷。在细胞外液中的镁不超过 1％。

（一）镁的生理功能

（1）激活多种酶的活性　镁作为多种酶的激活剂，参与 300 多种酶促反应。镁能与细胞内许多重要成分形成复合物而激活酶系。

（2）调节心肌细胞功能　有研究者发现，死于心肌梗死者的心肌镁含量低于正常水平。适当补充镁可以降低心肌梗死的死亡率。

（3）维护骨骼生长和神经肌肉的兴奋性　镁是骨细胞结构和功能所必需的元素，维持骨骼生长。镁与钙使神经肌肉兴奋和抑制作用相同，血中镁或钙过低，神经肌肉兴奋性均增高；反之则有镇静作用。镁还有利尿和导泻功能。

（二）镁的吸收与代谢

食物中的镁主要在小肠吸收，吸收率一般为 30％～50％。人体对镁的吸收受到多种因素的影响。例如食物中镁含量少时吸收率增加，而镁含量多时则吸收率下降；此外，氨基酸、乳糖、维生素 D 等可促进镁的吸收，而膳食中过多的磷、草酸、植酸、长链饱和脂肪酸和膳食纤维等可抑制镁的吸收。

正常成人膳食中每日供应约 200mg 的镁，每天排出约 50～120mg 镁，约占摄入量的 1/3～1/2，镁大量从胆汁、胰液分泌到肠道，其中 60％～70％随粪便排出，有些随汗液或脱落的皮肤丢失，其余从尿排出。肾是排镁的主要器官，还起过滤和重吸收的作用。正常情况下，分泌的镁大多被肾小管重吸收，滤过的镁大约有 65％被重吸收。吸收和排泄平衡时，摄入量的变动并不影响镁的内环境稳定。

（三）镁的缺乏与过量

1. 镁的缺乏

镁摄入不足、吸收障碍、丢失过多等可以导致机体镁缺乏。镁缺乏时可致神经肌肉兴奋性亢进；低镁血症患者可有房室性早搏，半数有血压升高。镁缺乏也可导致胰岛素抵抗和骨质疏松。

2. 镁的过量

在正常情况下，一般不易发生镁中毒。但对肾功能不全、糖尿病酮症早期、肾上腺皮质功能不全、黏液水肿、骨髓瘤、草酸中毒、肺部疾患及关节炎等患者，大剂量服用或注射镁盐会发生镁中毒。

（四）镁的参考摄入量及食物来源

1. 镁的参考摄入量

镁的适宜摄入量（AI）分别为：成年人为 350mg/d，孕妇、乳母 400mg/d。

2. 镁的食物来源

自然界中的食物虽然普遍都含有镁，但食物中的镁含量差别却很大。镁主要存在于绿叶蔬菜、谷类、干果、蛋、鱼、肉、乳中。谷物中小米、燕麦、大麦、豆类和小麦含镁丰富，动物内脏含镁亦多。由于叶绿素是镁卟啉的螯合物，所以绿叶蔬菜是富含镁的。在糙粮、坚果中的镁量较为丰富，而肉类、淀粉类食物及牛乳中的镁含量属中等。除了食物之外，从饮水中也可以获得少量镁。但饮水中镁的含量差异很大，如硬水中含有较高的镁盐，软水中含量相对较低。

五、钾

钾是人体的重要阳离子之一。正常成人体内钾含量为 2g/kg（体重），成年男性略高于女性。体内钾主要存在于细胞内，约占总量的 98％，其他存在于细胞外。

（一）钾的生理功能

（1）维持碳水化合物、蛋白质的正常代谢 葡萄糖和氨基酸经过细胞膜进入细胞合成糖原和蛋白质时，必须有适量的钾离子参与。三磷酸腺苷的生成过程中也需要一定量的钾。

（2）维持细胞内正常渗透压 钾是细胞内的主要阳离子，在细胞内渗透压的维持中起重要作用。

（3）维持神经肌肉的应激性和正常功能 血钾过低可导致肌肉无力及瘫痪，严重时可影响呼吸肌，出现呼吸衰竭；血钾过高时可出现肌肉无力、麻痹，严重时可发生瘫痪。

（4）维持心肌的正常功能 心肌细胞内外的钾浓度对心肌的自律性、传导性和兴奋性起着重要作用。

（5）维持平衡 维持细胞内外正常的酸碱平衡和离子平衡。

（6）降低血压 补钾对高血压及正常血压有降低作用。

（二）钾的吸收与代谢

人体摄入的钾大部分由小肠吸收，吸收率 90％左右。吸收的钾通过钠泵将钾转入细胞内。钠泵即 Na^+, K^+-ATP 酶，它可使 ATP 水解所获得的能量将细胞内的 3 个 Na^+ 转到细胞外，2 个 K^+ 交换到细胞内，使细胞内保持较高浓度的钾。

摄入人体的钾约 90％由肾脏排出，每日排出量约 280～360mg，因此，肾脏是维持钾平衡的主要调节器官。肾脏每日过滤钾约 24000～28000mg，但几乎全部在近端肾小管以及髓袢重吸收。每日所排出的钾是由远端部分肾小管所排泄。经粪便和汗液也可排出少量。人体每日钾的摄入量与排出量大致相等。

（三）钾的缺乏与过量

1. 钾的缺乏

人体缺钾可引起许多疾病，可发生神经肌肉、消化、心血管、泌尿、中枢神经等系统的功能性或病理性改变，如肌肉无力、瘫痪、心律失常、横纹肌肉裂解症及肾功能障碍等。

体内缺钾的常见原因是摄入不足或损失过多。正常进食的人一般不易发生摄入不足，但由于疾病或其他原因需长期禁食或少食，而静脉补液内少钾或无钾时，易发生摄入不足。损失过多的原因比较多，可经消化道、肾、皮肤损失。

2. 钾的过量

体内钾过多，血钾浓度高于 5.5mmol/L 时，可出现毒性反应，称高钾血症。主要表现在神经肌肉和心血管方面。体钾和血钾浓度增高的原因主要是摄入过多及排出困难。一般摄入含钾过多的食物不会导致钾过多，但是伴有肾功能不全则可发生。

（四）钾的参考摄入量及食物来源

1. 钾的参考摄入量

钾的适宜摄入量（AI）分别为：儿童为 1500mg/d，青少年及成年人为 2000mg/d，孕妇及乳母为 2500mg/d。

2. 钾的食物来源

食物中含钾十分广泛，蔬菜和水果是钾的最好来源。每 100g 食物钾含量高于 800mg 以上的有赤豆、蚕豆、黄豆、冬菇、紫菜等。每 100g 蔬菜和水果中含钾 200mg 左右，鱼类中含钾 200～300mg，肉类中含钾 150～300mg，谷类中含钾 100～200mg。

六、钠

钠是人体不可缺少的常量元素，人体内的含量按体重计约为 1.4 g/kg，约占体重的 0.15%。体内钠主要在细胞外液，占总体钠的 44%～50%，骨骼中钠含量高达 40%～47%，细胞内液含量较低，仅 9%～10%。

（一）钠的生理功能

1. 调节体内水分

钠主要存在于细胞外液，是细胞外液中的主要阳离子，构成细胞外液渗透压，调节与维持体内水量的恒定。当钠量增高时，水量也增加；反之，钠量低时，水量减少。

2. 维持酸碱平衡

钠在肾小管重吸收时，与 H^+ 交换，清除体内酸性代谢产物（如 CO_2），保持体液的酸碱平衡。

3. 钠泵的构成成分

钠、钾离子的主动运转，由 Na^+,K^+-ATP 酶驱动，使钠离子主动从细胞内排出，以维持细胞内外液渗透压平衡。钠对 ATP 的生成和利用、肌肉运动、心血管功能、能量代谢都有作用，钠不足均可影响其作用。此外，糖代谢、氧的利用也需要钠的参与。

4. 维护血压正常

人群调查与干预研究证实，膳食钠摄入与血压有关。血压随年龄增加而增高，有人认为，这种增高中有 20% 可能归因于膳食中食盐的摄入。

5. 增强神经肌肉兴奋性

钠、钾、钙、镁等离子的浓度平衡对于维护神经肌肉的应激性都是必需的，体内充足的钠可增强神经肌肉的兴奋性。

（二）钠的吸收与代谢

人体钠的主要来源为食物。钠在小肠上部吸收，吸收率极高，几乎可全部被吸收，然后由血液带到肾脏，钠在肾内一部分被滤出并回到血液中，以维持身体所需的钠含量水平。

钠排出的主要途径是通过肾脏的排尿。肾脏排出钠受到严格的调控，以维持细胞外液中的最适合钠量。当细胞外液渗透压高时，肾小管增加对水的重吸收，致使细胞外液容积增大，钠的排出增多，同时多排出水，使细胞外液的容积和渗透压都恢复正常；反之，钠的排出减少甚至不排，以维持水、钠平衡。在炎热气候条件下，汗液也是排出钠的重要途径。

（三）钠的缺乏与过量

1. 钠的缺乏

钠的缺乏很少见，在过量出汗、患胃肠疾病以及使用利尿剂对高血压患者进行治疗时，钠的排出量过多，才会出现钠缺乏，表现为血钠降低、心跳加速、细胞肿胀、血压下降、疼痛等，严重者可导致昏迷，急性肾功能衰竭而死亡。

2. 钠的过量

正常情况下钠不在体内蓄积，但某些情况下，如由于肾功能受损时易发生钠在体内蓄积，可导致毒性作用。血钠过高可出现口渴、面部潮红、软弱无力、烦躁不安、精神恍惚、谵妄、昏迷、血压下降，严重者可致死亡。

急性过量摄入食盐（每天达 35～40g）可引起急性中毒，出现水肿、血压上升、血浆胆固醇升高等。此外，长期摄入较高量的食盐，有可能增加胃癌发生的危险性。

（四）钠的参考摄入量及食物来源

1. 钠的参考摄入量

钠的适宜摄入量（AI）分别为：儿童为 900～1800mg/d，成年人为 2200mg/d。

2. 钠的食物来源

钠广泛存在于各种食物中，主要来源为食盐等调味品以及腌制类食物。

七、铁

铁是人体必需的微量元素，也是体内含量最多的微量元素。成人体内含铁总量约 4～5g，体内铁按其功能可分为功能铁和储备铁两类。功能铁约占 70%，它们大部分存在血红蛋白和肌红蛋白中，少部分存在含铁酶和运铁蛋白中。储备铁约占总铁量的 30%，主要以铁蛋白和含铁血黄素的形式存在于肝、脾和骨髓中。生物体内各种形式的铁都与蛋白质结合在一起，没有游离的铁离子存在。

（一）铁的生理功能

1. 参与体内氧的运输、氧与二氧化碳的交换和组织呼吸过程

铁在体内的生理功能主要是作为血红蛋白、肌红蛋白、细胞色素等的组成部分而参与体内氧的运输、氧与二氧化碳的交换和组织呼吸过程。血红蛋白能与氧进行可逆性的结合，当血液流经氧分压较高的肺部时，血红蛋白能与氧结合成氧合血红蛋白；而当血液流经氧分压较低的组织时，氧合血红蛋白又将离解成血红蛋白和氧，以供组织利用，并将各组织中的二氧化碳送至肺部排出体外，从而完成氧与二氧化碳的运转、交换和组织呼吸的任务。

$$Hb（血红蛋白）+O_2 \Longleftrightarrow HbO_2（氧合血红蛋白）$$

肌红蛋白能在肌肉组织内转运并储存氧。细胞色素能在细胞呼吸过程中起转运电子的作用，从而对细胞呼吸和能量代谢具有重要的意义。

2. 维持正常的造血功能

铁在骨髓造血细胞中与卟啉结合形成高铁血红素，再与球蛋白合成血红蛋白。缺铁可造成红细胞中血红蛋白的量不足，甚至影响 DNA 的合成及幼红细胞的增殖，还可使红细胞寿命缩短，自身溶血增加。

3. 与维持正常的免疫功能有关

免疫功能与体内铁的水平有关。研究发现，缺铁可引起淋巴细胞减少和自然杀伤细胞的活性降低。但当感染时，若存在过量的铁又往往会促进细菌的生长，对抵御感染不利。

另外，铁还参与许多其他重要的功能，如催化促进 β-胡萝卜素转化为维生素 A、嘌呤与胶原的合成、脂类从血液中转运以及药物在肝脏解毒等方面均需铁的参与。

（二）铁的吸收与代谢

1. 铁的吸收

食物中的铁吸收主要在十二指肠和空肠上端黏膜，胃和小肠的其余部分也吸收少量的铁。

食物中的铁分为血红素铁（heme iron）和非血红素铁（nonheme iron）两种。血红素铁是与血红蛋白及肌红蛋白中的卟啉结合的铁，可被肠黏膜上皮细胞直接吸收，在细胞内分离出铁并与脱铁蛋白结合。此型铁不受植酸等膳食成分因素的干扰，且胃黏膜分泌的内因子有促进其吸收的作用，吸收率较离子铁高。非血红素铁又称离子铁，此类铁主要以$Fe(OH)_3$络合物的形式存在于食物中。与其结合的有机分子有蛋白质、氨基酸及其他有机酸等。此型铁必须先溶解，与有机部分分离，还原为亚铁离子后，才能被吸收。膳食中存在的磷酸盐、碳酸盐、植酸、草酸、鞣酸等可与非血红素铁形成难溶性的铁盐而阻止铁的吸收。此为植物性食物铁吸收率低的主要原因。

从小肠吸收入血液中的Fe^{2+}氧化为Fe^{3+}后，与运铁蛋白结合，将大部分铁运至骨髓，用于合成血红蛋白，少部分运至其他各组织细胞，用以合成各种组织细胞、各种含铁蛋白质，或以铁蛋白形式储存。血液中的铜蓝蛋白（铁氧化酶）以及另一种黄色的铜蛋白（铁氧化酶Ⅱ），催化Fe^{2+}氧化为Fe^{3+}，加速铁的转运。

影响铁吸收的主要因素有：①植物性食物中含有较多的磷酸盐、碳酸盐、植酸、草酸、鞣酸等，它们可与铁形成难溶性铁盐，降低了铁的吸收率；②维生素C能与铁形成小分子可溶性络合物，因而有利于铁的吸收，另外，由于Fe^{2+}的吸收率是Fe^{3+}的3倍，维生素C作为还原性物质，在肠道内将Fe^{3+}还原为Fe^{2+}而促进铁的吸收；③肉、禽、鱼类食物中铁的吸收率较高，除了与其中含有一半左右（约40%）的血红素铁有关外，也与动物肉中的一种叫"肉因子"的物质有关，此种"肉因子"为动物的细胞蛋白质，能显著地促进非血红素铁的吸收，但迄今并未确知肉因子的化学构造，促进机理尚不清楚；④食物中的有些成分，如胱氨酸、半胱氨酸、赖氨酸、组氨酸、葡萄糖、果糖、柠檬酸、琥珀酸、脂肪酸、肌苷、山梨酸等能与铁螯合形成小分子可溶性单体，阻止铁的沉淀，因而有利于铁的吸收；⑤食物中钙的含量充足，可与铁吸收的抑制因素如植酸根、草酸根等结合，利于铁的吸收，但大量钙不利于铁的吸收，原因尚不明确；⑥蛋黄中含有卵黄高磷蛋白，会干扰铁的吸收，其铁的吸收率仅为3%；⑦食物中另有一些成分可妨碍铁的吸收，如茶叶中所含的鞣酸在肠道内可与铁形成难溶性的复合物，对铁的吸收有明显的抑制作用。

另外，铁的吸收也受体内铁的储存量和需要程度的影响。在正常情况下，体内铁的储存量变动不大，每天吸收的铁主要用于血红素的合成，以补偿每天体内因红细胞破坏而降解的血红素。当铁储存量多时，铁的吸收率降低；储存量减少时，需要量增加，吸收率亦增加。如患缺铁性贫血时铁吸收率增高，而铁负荷过量和红细胞生成抑制时则吸收减少。胃肠吸收不良综合征也会影响铁的吸收。

影响铁吸收的因素很多，食物中铁的营养价值高低，除要考虑其铁的含量外，还要看铁的生物利用率以及食物中是否有铁吸收的抑制或促进因素存在。

2. 铁的储存

机体可对吸收的铁进行储存和再利用。体内剩余的铁以铁蛋白和含铁血黄素形式储存。铁蛋白中的铁被脱铁蛋白包围，脱铁蛋白可摄取Fe^{2+}并将其氧化为Fe^{3+}沉淀在蛋白质外壳内。正常情况下，1μg/L血清铁蛋白可储铁10mg。铁蛋白可被溶酶体吞噬并分解为含铁血黄素，含铁血黄素为蛋白质、脂类和铁的非特异性结合物。正常成人每日血红蛋白分解代谢相当于20～25mg铁，人体能保留代谢铁的90%以上，并能将其反复利用，包括细胞死亡后其内部的铁也同样被保留和利用。

3. 铁的吸收与排泄

人体铁的日排出量为 0.95～1.02mg，其中肠道排出 0.6mg，尿 0.1mg，皮肤损失 0.2～0.3mg。女性由于生理原因失铁多，每天铁的流失大约为 1.5mg，而体内铁的储存又较少，这是造成女性易贫血的原因。

（三）铁的缺乏与过量

1. 铁的缺乏

体内铁不足或缺乏，可导致缺铁性贫血。缺铁性贫血是世界上最常见的营养性疾病。世界上超过 30％的人患有贫血，而其中大多数是缺铁性贫血。缺铁性贫血多见于婴幼儿、孕妇及乳母。铁缺乏的原因主要是由于膳食铁摄入不足，而机体对铁的需要量增加。另外，某些疾病如萎缩性胃炎、胃酸缺乏或过多服用抗酸药时，影响铁离子释放。月经过多、痔疮、消化道溃疡或肠道寄生虫病等，也是引起铁缺乏的重要原因。

体内铁缺乏可分 3 个阶段，即铁储存减少期、红细胞生成缺铁期、缺铁性贫血期。贫血能引起患者工作能力下降。儿童铁缺乏则可引起心理活动和智力发育的损害以及行为改变，铁缺乏尚可损害儿童的认知能力，这种损害即使在以后补充铁也难以恢复。

2. 铁的过量

通过各种途径进入体内的铁量的增加，可使铁在人体内储存过多，因而可导致铁在体内潜在的有害作用。体内铁的储存过多与多种疾病有关。一般情况下，铁的储备增加而不伴有组织损害时，称为含铁血黄素沉积症；如果人体内出现组织损害，特别在肝脏中有铁的大量增加时，称为血色病。血色病的主要症状有肝硬化、糖尿病、皮肤高度色素沉着以及心力衰竭等。另外，大量摄食补铁剂或补铁的强化食品时，也可发生铁中毒。

（四）铁的参考摄入量及食物来源

1. 铁的参考摄入量

铁的适宜摄入量（AI）为：成年男性为 15mg/d，成年女性为 20mg/d，孕妇中期为 25mg/d，晚期为 35mg/d，乳母为 25mg/d。可耐受最高摄入量成人为 50mg/d，孕妇为 60mg/d，乳母为 50mg/d。

2. 铁的食物来源

铁广泛存在于各种食物中，但分布极不均衡，吸收率相差也极大。动物性食物中含有丰富的铁，如动物肝脏、瘦猪肉、牛羊肉、禽类、鱼类、动物全血等不仅含铁丰富而且吸收率很高，是膳食中铁的良好来源，但鸡蛋和牛乳中铁的吸收率低。植物性食物中含铁量不高，且吸收率低，以黄豆和小油菜、芹菜、萝卜缨、荠菜、毛豆等铁的含量较高，其中黄豆中的铁不仅含量较高且吸收率也较高，是铁的良好来源。在我国的膳食结构中，植物性食物摄入比例较高，血红素铁的含量低，应注意多从动物性食物中摄取铁。另外，用铁质烹调用具烹调食物可在一定程度上对膳食起强化铁的作用。

八、锌

锌作为人体必需的微量元素广泛分布于人体的所有组织和器官中。正常成人体内含锌 2～3g，其中 60％在肌肉，30％在骨骼，4％在眼球色素层，2％在肝中，0.5％以下在血液中。全血中的锌 75％～85％分布于红细胞中；血浆含锌约占 10％，大部分为结合状态，其中 30％与 α_2-巨球蛋白结合，60％与白蛋白疏松地结合，7％与氨基酸（组氨酸、半胱氨酸）结合，另一部分与运铁蛋白、金属硫团及核蛋白结合，游离锌约 2％。

（一）锌的生理功能

1. 酶的组成成分或酶的激活剂

锌是人体许多重要酶的组成成分，已知含有锌的酶不少于 80 种，主要有金属酶、碱性磷酸酶、乳酸脱氢酶、羧肽酶、胸腺嘧啶核苷激酶、超氧化物歧化酶等，而 RNA 聚合酶、DNA 聚合酶呈现活性也需要锌的参与。

2. 促进生长发育与组织再生

锌可调节 DNA 及 RNA 复制、翻译和转录，与蛋白质和核酸的合成、细胞生长等各过程都有关。锌对胎儿的生长发育也非常重要。锌对于促进性器官和性机能的正常发育是必需的。

3. 促进食欲

锌可能通过参加构成一种含锌蛋白（即唾液蛋白）而对味觉与食欲发生作用。

4. 促进维生素 A 代谢及其他生理作用

锌在体内有促进视黄醛的合成和构型化的作用，参与肝中维生素 A 动员，维持血浆维生素 A 浓度的恒定，对于维持正常暗适应能力有重要作用。锌对于维护皮肤健康也是必需的。

5. 参与免疫功能

主要在于维持与保护免疫反应细胞的复制。缺锌时细胞免疫反应下降，T 辅助细胞功能缺陷，抗体反应降低以及迟发超敏反应下降，补充锌供给量可提高机体免疫功能。

（二）锌的吸收与代谢

锌主要在小肠内被吸收，然后与血浆中白蛋白或运铁蛋白结合，随血流入门静脉循环，分布于各器官和组织。锌吸收受膳食中含磷化合物如植酸的影响，而降低其吸收率；过量纤维素及某些微量元素也影响其吸收；铁过多可抑制锌吸收。锌的吸收率一般为 20％～30％。

锌在体内代谢后，主要通过胰腺分泌排出，仅小部分从尿中排出，汗液中也含锌。

（三）锌的缺乏与过量

1. 锌的缺乏

锌缺乏可影响细胞核酸蛋白的合成、味蕾细胞更新、黏膜增生、角化不全、唾液中磷酸酶减少，从而导致食欲减退、异食癖、生长发育停滞等症状。儿童长期缺乏锌可导致侏儒症。成人长期缺锌可导致性功能减退、精子数减少、皮肤粗糙、免疫力降低等症状，孕妇缺锌可导致胎儿畸形。

引起锌缺乏的主要因素有：①长期膳食锌摄入不足，如不良饮食习惯；②特殊生理需要量增加也可导致锌缺乏；③机体吸收利用减少，如吸收障碍、肠胃紊乱、慢性肝肾疾病、贫血、酗酒、恶性肿瘤等疾病状态；④锌的排出增加，如腹泻、急性感染、肾病、糖尿病、创伤及某些利尿药物。

2. 锌的过量

人体一般来说不易发生锌中毒，但若盲目过量补锌，或食用因镀锌罐头污染的食物和饮料等，均有可能引起锌过量或锌中毒。过量的锌可干扰铜、铁和其他微量元素的吸收和利用，影响中性粒细胞和巨噬细胞活力，抑制细胞杀伤能力，损害免疫功能。成人一次性摄入 2g 以上锌可发生锌中毒，引起急性腹痛、腹泻、恶心呕吐等临床症状。

（四）锌的参考摄入量及食物来源

1. 锌的参考摄入量

锌的推荐摄入量（RNI）分别为：儿童和青少年 12～19mg/d，成年男性为 15mg/d，女性为 11.5mg/d，孕妇和乳母为 16.5～21.5mg/d。成年男性可耐受最高摄入量为 45mg/d。

2. 锌的食物来源

锌的来源广泛，但食物中的锌含量差别很大，吸收利用率也有很大差异。贝类海产品、红色肉类、动物内脏都是锌的极好来源；干果类、谷类胚芽和麦麸也富含锌。植物性食物含锌较低，精细的粮食加工过程可导致大量的锌丢失。

九、硒

1957 年，我国学者首先提出克山病与缺硒有关的报告，并进一步验证和肯定了硒是人体必需的微量元素。人体内硒总量约为 14～20mg。硒存在于所有细胞与组织器官中，在肝、肾、胰、心、脾、牙釉质和指甲中浓度较高，肌肉、骨骼和血液中次之，脂肪组织最低。体内大部分硒主要以两种形式存在：一种是来自膳食的硒蛋氨酸，它在体内不能合成，作为一种非调节性储存形式存在，当膳食中硒供给中断时，硒蛋氨酸可向机体提供硒；另一种形式是硒蛋白中的硒半胱氨酸，为具有生物活性的化合物。

（一）硒的生理功能

1. 硒是谷胱甘肽过氧化物酶的重要组成成分

硒参与谷胱甘肽过氧化物酶（GSH-Px）的构成，GSH-Px 具有清除自由基、抗氧化的作用，可保护细胞膜免受氧化损伤，维持细胞的正常功能。硒的生理功能主要是通过 GSH-Px 发挥抗氧化作用，硒与维生素 E 在抗脂类氧化作用中起协同作用，细胞膜中的维生素 E 主要是阻止不饱和脂肪酸被氧化为氢过氧化物，而 GSH-Px 是将产生的氢过氧化物迅速分解成羟基脂肪酸。

2. 参与甲状腺激素的代谢

含硒的脱碘酶可将甲状腺分泌的 T_4 转化为活性形式 T_3 而发挥重要的生理作用。

3. 保护心肌健康

硒能降低心血管疾病的发病率。动物实验证实，硒对心肌纤维、小动脉及微血管的结构及功能有重要作用。硒缺乏是克山病发病的基本因素，补硒能有效地预防克山病的发生。

4. 解除重金属的毒性

硒在胃肠道中可与铅、镉、汞等重金属结合，形成金属硒蛋白复合物并排出体外，起到解毒作用。

此外，硒还有促进生长、保护视觉器官及抗肿瘤的作用。

（二）硒的吸收与代谢

硒主要在小肠吸收，人体对食物中硒的吸收良好，吸收率达 50%～100%。硒的吸收与硒的化学结构和溶解度有关，硒蛋氨酸较无机形式硒更易被吸收，溶解度大的硒化合物比溶解度小的更易被吸收。

体内的硒经代谢后大部分经尿排出，少量从肠道排出，粪中排出的硒大多为未被吸收的硒。硒摄入量高时可在肝内甲基化生成挥发性二甲基硒化合物由肺部呼气排出。此外，少量硒也可从汗液、毛发排出。

（三）硒的缺乏与过量

1. 硒的缺乏

硒缺乏已被证实是发生克山病的重要原因。克山病在我国最初发生于黑龙江省克山地区，其易感人群为 2～6 岁的儿童和育龄妇女，临床上可见其主要症状为心脏扩大、心力衰竭或心源性休克、心律失常，心电图检查可见 ST-T 波改变，严重时可发生房室传导阻滞，期前收缩等。生化检查可见血浆硒浓度下降，红细胞谷胱甘肽过氧化物酶活力下降。

此外，缺硒与大骨节病也有关，用亚硒酸钠与维生素 E 治疗儿童早期大骨节病有显著疗效。

2. 硒的过量

硒摄入过多可致中毒。我国湖北恩施的地方性硒中毒，与当地水土中硒含量过高，致粮食、蔬菜、水果中含高硒有关。主要表现为头发变干、变脆、易断裂及脱落，其他部位如眉毛、胡须、阴毛及腋毛也有上述现象，肢端麻木，抽搐，甚至偏瘫。严重者可致死亡。

（四）硒的参考摄入量及食物来源

1. 硒的参考摄入量

硒的推荐摄入量（RNI）分别为：儿童为 $20\sim45\mu g/d$，18 岁以上成年人为 $50\mu g/d$，乳母为 $65\mu g/d$，可耐受最高摄入量为 $400\mu g/d$。

2. 硒的食物来源

动物性食品肝、肾、肉类以及海产品是硒的良好食物来源。但食物中硒含量受当地水土中硒含量的影响很大。

十、碘

碘是人体必需的微量元素，正常成人体内含碘 $20\sim50mg$，其中 $70\%\sim80\%$ 存在于甲状腺组织内，是甲状腺激素合成的必不可少的成分。其余分布在骨骼肌、肺、卵巢、肾、淋巴结、肝、睾丸和脑组织中。甲状腺中的含碘量随年龄、摄入量及腺体的活动性不同而有差异。

（一）碘的生理功能

迄今为止，尚未发现碘的独立作用，碘的生理功能是通过甲状腺激素完成的。甲状腺利用碘和酪氨酸合成甲状腺激素，包括三碘甲状腺原氨酸（T_3）和四碘甲状腺原氨酸（T_4），主要活性形式为 T_3。

甲状腺激素的生理功能如下：①促进生物氧化，参与磷酸化过程，调节能量转换；②促进蛋白质合成和神经系统发育，这对胚胎发育期和出生后早期生长发育，特别是智力发育尤为重要；③促进糖和脂肪代谢，包括促进三羧酸循环和生物氧化、促进肝糖原分解和组织对糖的利用，促进脂肪分解及调节血清中胆固醇和磷脂的浓度；④激活体内许多重要的酶，包括细胞色素酶系、琥珀酸氧化酶系等 100 多种酶；⑤调节组织中的水盐代谢，缺乏甲状腺素可引起组织水盐潴留并发黏液性水肿；⑥促进维生素的吸收和利用，包括促进维生素 B_3 的吸收利用及 β-胡萝卜素向维生素 A 的转化。

（二）碘的吸收与代谢

人每日摄取的碘总量约 $100\sim300\mu g$，主要以碘化物的形式由消化道吸收，其中有机碘一部分可直接吸收，另一部分则需在消化道转化为无机碘后，才可被吸收。肺、皮肤及黏膜也可吸收极微量的碘。

食物中的碘离子极易被吸收，进入胃肠道 1h 可被吸收大部分，3h 可全部被吸收，并迅速运送至血液中，然后运送至全身。碘可分布于各组织中，如甲状腺、肾脏、唾液腺、乳腺、卵巢等，不过只有进入甲状腺的碘，才能合成甲状腺激素。

在代谢过程中，甲状腺激素分解而脱下的碘，一部分可重新利用。体内的碘主要经肾脏排出，尿液中排出的碘占排出总量的 90%，粪便中排出的约占 10%，汗液中排出的量极少。乳母从乳汁中可排出一定量的碘。

（三）碘的缺乏与过量

1. 碘的缺乏

碘缺乏机体因缺碘所导致的一系列障碍统称为碘缺乏病。环境缺碘是碘缺乏病的主要原因，通过食物链的作用可导致生活在该地区人群的碘缺乏。

碘缺乏的典型症状为甲状腺肿大,由于缺碘造成甲状腺素合成分泌不足,引起垂体促甲状腺激素代偿性合成分泌增多,从而刺激甲状腺组织增生、肥大。孕妇严重缺碘可影响胎儿神经、肌肉的发育并可导致胎儿死亡率上升。婴幼儿缺碘可引起生长发育迟缓、智力低下,严重者发生呆小症(克汀病),表现为智力落后、生长发育落后、聋哑、斜视、甲状腺功能减退、运动功能障碍等。

2. 碘的过量

较长时间的高碘摄入也可导致高碘性甲状腺肿、碘性甲状腺功能亢进、乔本氏甲状腺炎等。碘过量通常发生在高碘地区以及在治疗甲状腺肿等疾病中使用过量的碘剂等情况,只要限制高碘食物的摄入即可预防。

(四)碘的参考摄入量及食物来源

1. 碘的参考摄入量

人体对碘的需要量,取决于对甲状腺素的需要量。碘的推荐摄入量(RNI)为:儿童、少年 $50\sim120\mu g/d$,成人为 $150\mu g/d$,孕妇、乳母 $200\mu g/d$。成年人可耐受最高摄入量为 $1000\mu g/d$。

2. 碘的食物来源

机体所需的碘可从饮水、食物和食盐中取得,特别是海带、紫菜等含有丰富的碘,但饮水、食物往往与地理环境有关,一般内陆山区的土壤和空气中含碘量较少,故饮水、食物中含碘量也较少,易发生缺碘。

十一、其他矿物质

(一)铬

铬以 Cr^{3+} 的形式存在于人体的各部分,人体内铬含量约为 $5\sim10mg$,主要存在于骨骼、皮肤、脂肪、肾上腺、大脑和肌肉中。铬在机体内具有加强胰岛素的作用、预防动脉粥样硬化、促进生长发育等生理功能。人体铬主要来自食物,而人体对铬的吸收率较低,因此,某些人群可以缺铬。食物缺铬的原因主要是食品精制过程中铬流失,如精制面粉可损失铬 40%,砂糖为 90%,大米为 75%,脱脂牛乳为 50%。此外,饮用水的低铬也有一定影响。缺铬的另一主要原因是人体对铬消耗增加,如烧伤、感染、外伤和体力消耗过度,可使尿铬排出增加。铬的良好食物来源为肉类和整粒粮食,啤酒酵母及肝脏中铬含量较高且易于吸收。膳食中铬的主要来源是谷类、肉类及鱼贝类。

(二)铜

正常成人体内含铜总量为 $100\sim150mg$,广泛分布于各种组织中。在肝脏、血液、肝、肾、心、脑等含量较高。铜在机体内的生理功能主要是催化作用。目前已发现十余种含铜氧化酶,参与体内氧化还原过程,维持正常造血,促进结缔组织形成,维护中枢神经系统的健康,以及促进正常黑色素形成和维护毛发正常结构,保护机体细胞免受超氧阴离子的损伤等。铜还对脂质和糖代谢有一定影响。人体一般不易缺铜。铜缺乏一般由一些疾病引起,如长期腹泻、长期完全肠外营养、铜代谢障碍等。

铜广泛存在于各种食物中,牡蛎、贝类海产品以及坚果类食物是铜的良好来源,其次是动物肝、肾组织以及谷类胚芽部分、豆类等。

(三)氟

人体内约含有 $2.5g$ 的氟,主要存在于骨骼和牙齿中。氟的生物学功能目前尚不明确,但其与组织的结合可促进某些矿物质结构的结晶度,这在牙齿的研究中得到了证实。氟被牙釉质中的羟磷灰石吸附后，在牙齿表面可形成一层抗酸性腐蚀的、坚硬的氟磷灰石保护层，可抵抗口腔中微生物发酵产生的酸性侵蚀，因此有预防龋齿的作用。此外，氟还具有防止骨质疏松的功能，对组织中的某些酶系统也有一定的作用。

虽然在高等动物及人类尚未发现有确切或特异的氟缺乏症，但研究资料表明，低含氟量供水的地区龋齿发病率较高。老年人缺氟时，钙、磷的利用受到影响，可导致骨质疏松。人体对氟的健康需求量范围很小，一旦饮用水中的氟超过了 1mg/L，很多临床中毒症状（氟中毒）均会发生。牙釉质斑可能是慢性氟中毒的临床表现之一。

一般情况下，动物性食品中氟含量高于植物性食品，海洋动物食品中氟含量高于淡水及陆地食品。鱼（鲱鱼 28.50mg/kg）和茶叶（37.5～178.0mg/kg）中氟含量很高。

（四）钼

钼是构成黄嘌呤氧化酶、脱氢酶、醛氧化酶和亚硫酸盐氧化酶的辅基的必要成分。由于这三种酶在体内有重要生理功能，参与碳水化合物、脂肪、蛋白质、含硫氨基酸、核酸和铁的代谢，因此，钼被认为是人体必需微量元素之一。成人体内含钼总量约为 9mg，分布于全身各种组织和体液中，肝、肾中含量最高。人体对钼的需要量很小，通常条件下人体不会发生钼缺乏。

钼广泛存在于各种食物中，干豆和谷类是钼的良好来源，蔬菜、水果和海产品中含量一般较低，动物肝、肾中含量最丰富。

（五）锰

锰在人体内含量甚微，成人仅 12～20mg。锰在体内一部分作为金属酶的组成成分，一部分作为酶的激活剂起作用。锰缺乏会影响生长，导致骨骼畸形、共济失调、生殖机能紊乱，引起脂肪、糖代谢的紊乱，并可造成胆固醇合成障碍等。

锰含量较多的食物有坚果、粗粮、叶菜类和鲜豆类。肉、蛋、乳、鱼等较低。茶叶中含量较高（各种品种平均为 $150\mu g/g$）。

（六）钴

钴元素是维生素 B_{12} 的重要组成成分之一。关于钴的生理功能，迄今仅知道它是维生素 B_{12} 的组成部分，而维生素 B_{12} 则是血红细胞形成的一种重要因素。

动物内脏（肾、肝、胰）含钴（维生素 B_{12}）都比较丰富，其次是牡蛎、瘦肉。我国发酵豆制品中含维生素 B_{12} 也不少，如臭豆腐、红豆乳、豆豉、酱油、黄酱等。

（七）镍

镍可构成镍蛋白，构成某些金属酶的辅基，调节某些内分泌功能及神经生理功能，还有增强胰岛素的作用，并可刺激造血功能和维持膜结构。

镍富含于巧克力、坚果、干豆、谷类及梨等食物中。

第六节　维　生　素

一、概述

维生素是促进人体生长发育和调节生理功能所必需的一类低分子有机化合物。维生素的种类很多，化学结构各不相同，在体内的含量极微，但它在体内调节物质代谢和能量代谢中起着十分重要的作用。

（一）维生素的共同特点

（1）维生素是人体代谢不可缺少的成分，均为有机化合物，都是以本体（维生素本身）

的形式或可被机体利用的前体（维生素原）的形式存在于天然食品中。

（2）维生素在体内不能合成或合成量不足，也不能大量储存于机体的组织中，虽然需要量很小，但必须由食物供给。

（3）在体内不能提供热能，也不能构成身体的组织，但担负着特殊的代谢功能。

（4）人体一般仅需少量维生素就能满足正常的生理需要，若供给不足，会影响相应的生理功能，严重时会产生维生素缺乏病。

由此可见，维生素与其他营养素的区别在于它既不供给机体热能，也不参与机体组成，只需少量即可满足机体需要，但绝对不可缺少。如果缺乏维生素中的任何一种，都会引起疾病。

随着对维生素更加广泛、深入的研究，已发现维生素还有许多新的功能作用，特别是对某些慢性非传染性疾病的防治方面。在这方面已有很多实验研究与人群流行病学调查研究的明确结果。维生素的这些作用表明，适宜的维生素摄入对人类维护健康、远离慢性疾病的困扰无疑是有利的。

（二）维生素的命名及分类

维生素的命名方式有三种：一是按发现历史顺序，以英文字母的顺序命名，如维生素 A、维生素 B、维生素 C、维生素 D 等，这也是目前使用最广泛的命名方法；二是按其化学结构命名，如视黄醇、烟酸、核黄素等；三是按其特有的生理和治疗作用命名，如抗脚气病因子、抗癞皮病因子、抗干眼病因子等。

维生素的种类很多，根据其溶解性可分为两大类，即脂溶性维生素和水溶性维生素。脂溶性维生素包括维生素 A、维生素 D、维生素 E、维生素 K；水溶性维生素包括维生素 B_1、维生素 B_2、烟酸、维生素 B_6、维生素 B_{12}、叶酸、泛酸、胆碱、生物素及维生素 C 等。

脂溶性维生素溶于脂肪及脂溶剂中，在食物中与脂类共同存在，在肠道吸收时也与脂类吸收有密切关系。当脂类吸收不良时，如胆道梗阻或长期腹泻，它们的吸收可大为减少，甚至会引起缺乏症。水溶性维生素不溶于脂肪及脂溶剂，易溶于水，容易在烹调加工中损失。

脂溶性维生素由于不能够溶解于水，只能够溶解储存在脂肪组织当中，故排泄率不高，多通过胆汁缓慢排出体外，可在体内长期大量地储存，长期摄入过多可在体内蓄积以致引起中毒。水溶性维生素可以轻易地溶于体内水溶液中，排泄率高，一般不在体内蓄积，产生毒害作用的可能性很小，摄入过量一般不会引起中毒，但常会干扰其他营养素的代谢。相反，体内缺乏水溶性维生素的可能性较大。因此，补充维生素必须遵循合理的原则，不宜盲目加大剂量。

（三）维生素的缺乏

维生素的缺乏按其缺乏原因可分为原发性维生素缺乏和继发性维生素缺乏。原发性维生素缺乏是指由于膳食中维生素供给不足或其生物利用率过低引起的；继发性维生素缺乏是指由于生理或病理原因妨碍了维生素的消化、吸收、利用，或因需要量增加、排泄或破坏增多而引起的条件性维生素缺乏。

维生素的缺乏按缺乏的程度又可分为临床维生素缺乏和亚临床维生素缺乏。当维生素缺乏出现临床症状时称为临床维生素缺乏。维生素的轻度缺乏常不出现临床症状，但一般可使劳动效率降低和对疾病的抵抗力降低，称为亚临床维生素缺乏。

常见维生素缺乏的原因主要有以下几点：

（1）食物中维生素供给不足。许多因素可使食物中维生素的供应严重不足，如膳食调配不合理，或有偏食习惯，或个别地区食物品种单调等，都可导致从食物中摄取的维生素不足。另外，也可由于食物运输、加工、储存、烹调不当使食物中维生素遭受破坏和损失而造成。如食物加工过程中可导致维生素损失的因素主要有氧化、加热、光照、金属离子的存在、pH值、酶等等。维生素C在储存及烹调时最易被破坏。我国膳食中蔬菜的维生素含量较多，但多以熟食为主，所以实际摄取量比按新鲜样品的计算值要小。

（2）吸收障碍。多见于老年人、消化系统疾病或肝、胆疾病的患者，如老人胃肠道功能降低，对营养素（包括维生素）的吸收利用率降低；肝、胆疾病患者由于胆汁分泌减少，会影响脂溶性维生素的吸收；消化系统疾病患者长期腹泻，消化道或胆道梗阻者，可影响人体对维生素的吸收。

（3）人体需要量增加，但食物中的供给量未增加。生长期的儿童、妊娠和哺乳期的妇女，重体力劳动及特殊工种的工人，以及长期高热和患慢性消耗性疾患的病人等，对维生素的需要量会相对增高，比一般正常人要高。食物中维生素的供给量应随着人体需要量的增加而相应增加。

（4）长期用营养素补充剂者对维生素的需要量增加，一旦摄入量减少，也很容易出现维生素缺乏的症状。

二、维生素 A

维生素 A，又叫视黄醇，是人类最早发现的维生素，包括所有具有视黄醇生物活性的一大类物质，是指含有 β-白芷酮环的多烯基化合物。狭义的维生素 A 指视黄醇，广义上的维生素 A 还包括维生素 A 原。维生素 A 有维生素 A_1（视黄醇）和维生素 A_2（3-脱氢视黄醇）之分，二者的生理功能相似。维生素 A_1 主要存在于海鱼中，而维生素 A_2 主要存在于淡水鱼中，维生素 A_2 的生物活性为维生素 A_1 的 40%。棕榈酸视黄酯是视黄醇的主要储存形式。

视黄醇分子末端的—CH_2OH 在体内可氧化成—CHO，称视黄醛。11-顺式视黄醛在光的作用下转变为全反式视黄醛，是与视觉有密切关系的维生素 A 活性形式。视黄酸是视黄醛氧化的产物，它对细胞的增生和分化有重要作用。近年认为，它能阻止或延缓癌前病变，抑制化学致癌作用，但它不能被还原为视黄醛，对视觉功能无作用。

类胡萝卜素主要来自植物，尤其是黄色、红色蔬菜、水果含量最多。目前已发现约 600 种类胡萝卜素，仅约 1/10 是维生素 A 原，其中最重要的为 β-胡萝卜素，它常与叶绿素并存。此外，还有 α-胡萝卜素、γ-胡萝卜素和隐黄素等，也属于维生素 A 原。

（一）维生素 A 的理化性质

维生素 A 为淡黄色结晶，胡萝卜素为深红色，其溶液呈黄色或橘黄色，均为脂溶性化合物。维生素 A 及其衍生物易被氧化和受紫外线破坏，油脂酸败过程中，其所含的维生素 A 会受到严重的破坏。食物中的磷脂、维生素 E、维生素 C 和其他抗氧化剂有提高维生素 A 稳定性的作用。烹调过程中胡萝卜素比较稳定，且加工、加热有助于胡萝卜素从细胞内释出，提高吸收率。

（二）维生素 A 的生理功能

1. 与视觉有关

维生素 A 是构成视觉细胞内感光物质的成分。人视网膜上有两种视觉细胞，即椎状细胞和杆状细胞，前者与明视有关，后者与暗视有关。杆状细胞内含有感光物质视紫红质，是维持黑暗中视物功能的主要物质，它由 11-顺式视黄醛和视蛋白组成。当视紫红质被光照射时，11-顺式视黄醛转变成全反式视黄醛并与视蛋白分离。在这一过程中感光细胞超极化，引发神经冲动，电信号上传到视神经。全反式视黄醛在酶作用下又转变成 11-顺式视黄醛，再与视蛋白结合成视紫红质循环利用。

人从亮处进入暗处，因视紫红质消失，最初看不清楚任何物体，经过一段时间待视紫红质再生到一定水平才逐渐恢复视觉，这一过程称为暗适应。暗适应的快慢取决于照射光的波长、强度和照射时间，同时也取决于体内维生素 A 的营养状况。

除了视黄醛作为视网膜中的感光物质成分，将光刺激转成神经信号产生视觉外，视黄酸还具有促进眼睛各组织结构的正常分化和维持正常视觉的作用。

2. 调节细胞生长和分化

细胞内视黄酸及其代谢产物与视黄酸受体/类维生素 AX 受体（RAR/RXR）特异性结合，激活 DNA 某一序列，引起 DNA 转录和蛋白质的合成，合成的蛋白质可以调节细胞的反应。在视黄酸及其代谢产物中，9-顺式视黄酸和全反式视黄酸的作用尤为重要，参与调节机体多种组织细胞的生长和分化，包括神经系统、心血管系统、眼睛、四肢和上皮组织等。

3. 与细胞膜表面糖蛋白合成有关

细胞连接、细胞黏附、细胞聚集和受体识别等功能与细胞膜表面的糖蛋白密切相关。维生素 A 在糖蛋白的合成中发挥重要作用，可能机制是视黄醇与 ATP 结合成视黄基磷酸酯，在 CDP-甘露糖存在条件下，视黄基磷酸酯转变为视黄醇-磷酸-甘露醇的糖酯，后者进一步将甘露糖转移到糖蛋白上，形成甘露糖-糖蛋白。糖蛋白糖苷部分的变化则改变细胞膜表面的功能。

4. 提高机体免疫功能

维生素 A 通过调节细胞免疫和体液免疫来提高免疫功能，可能与增强巨噬细胞和自然杀伤细胞的活力、改变淋巴细胞的生长或分化有关。此外，维生素 A 促进上皮细胞的完整性和分化，也有利于抵抗外来致病因子的作用。

5. 抗氧化作用

类胡萝卜素能捕捉自由基，猝灭单线态氧，提高抗氧化能力。动物实验表明，维生素 A 具有抑制肿瘤的作用，这可能与其调节细胞的分化、增殖和凋亡有关，也可能与抗氧化功能有关。

（三）维生素 A 的吸收与代谢

食物中的维生素 A 大都以视黄酰酯的形式存在，它与类胡萝卜素经胃内的蛋白酶消化后从食物中释出，在小肠经胆汁和胰脂酶的作用，通过小肠绒毛上皮细胞被吸收。维生素 A 主要以主动吸收的方式被机体吸收，其特点是必须有载体参加，并有能量消耗，吸收速度较快，吸收率高，约为 70％～90％。而胡萝卜素在肠道以扩散的方式被吸收，吸收率一般为 20％～50％。胆盐可促进二者的吸收，磷脂有助于胡萝卜素的吸收。

维生素 A 主要以酯的形式储存在肝脏，肾脏中维生素 A 储存量约为肝脏的 1％，眼色素上皮中亦储存有维生素 A，其为视网膜备用库。

维生素 A 在体内被氧化成一系列的代谢产物，后者与葡萄糖醛苷结合后由胆汁进入粪便排泄。大约 70％的维生素 A 经此途径排泄，其中一部分经肠肝循环再吸收入肝脏。大约 30％的代谢产物由肾脏排泄。类胡萝卜素主要通过胆汁排泄。

（四）维生素 A 的缺乏与过量

1. 维生素 A 的缺乏

维生素 A 缺乏仍是许多发展中国家的一个主要的公共卫生问题，发生率相当高，在非洲和亚洲许多发展中国家的部分地区呈地方性流行。

维生素 A 缺乏最早的症状是暗适应能力下降，严重者可致夜盲症；维生素 A 缺乏可引起干眼病，进一步发展可引起失明。儿童维生素 A 缺乏最重要的临床诊断体征是眼结膜毕脱氏斑（BI），其为脱落细胞的白色泡沫状聚积物，是正常结膜上皮细胞和杯状细胞被角化取代的结果。维生素 A 缺乏除了引起眼部症状外，还会引起机体不同组织上皮细胞干燥、增生及角化，食欲降低，易感染。另外，维生素 A 缺乏时，血红蛋白合成代谢障碍，免疫功能低下，儿童生长发育迟缓。

2. 维生素 A 的过量

由于维生素 A 为脂溶性维生素，其在体内的排泄率不高，食入过量可在体内蓄积而导致中毒。主要表现为厌食、恶心、呕吐、肝脾肿大、长骨变粗及骨关节疼痛、过度兴奋、肌肉僵硬、皮肤干燥、瘙痒、鳞皮、脱发等。成人每天摄入 $22500 \sim 150000 \mu g$ RE，$3 \sim 6$ 个月后可出现上述症状，但大多数是由于摄入维生素 A 纯制剂或吃了某些野生动物肝、鱼肝而引起的，一般从食物中摄入维生素 A 不会引起中毒。通过食物食入大量胡萝卜素，除在皮肤脂肪积累使其呈黄色外，尚未发现有其他的毒性。

（五）维生素 A 的参考摄入量及食物来源

1. 维生素 A 的参考摄入量

在计算膳食中维生素 A 的供给量时，除了应考虑维生素 A 本身外，还应考虑其前体物质类胡萝卜素（以 β-胡萝卜素为主）。膳食或食物中全部具有视黄醇活性的物质常用视黄醇当量（RE）来表示，包括已形成的维生素 A 和维生素 A 原的总量。它们常用的换算关系是：

$$1 \mu g RE = 1 \mu g\ 视黄醇 = 6 \mu g\ \beta\text{-胡萝卜素} = 12 \mu g\ 其他类胡萝卜素$$

膳食中总视黄醇当量 RE(μg) =

视黄醇(μg) + β-胡萝卜素(μg) × 0.167 + 其他类胡萝卜素(μg) × 0.084

中国营养学会提出维生素 A 的 RNI 为：成年男性为 $800 \mu gRE/d$，成年女性为 $700 \mu gRE/d$，孕妇中后期为 $900 \mu gRE/d$，乳母为 $1200 \mu gRE/d$。可耐受最高摄入量成年人为 $3000 \mu gRE/d$，孕妇为 $2400 \mu gRE/d$。维生素 A 的安全摄入量范围较小，大量摄入有明显的毒性作用；维生素 A 的毒副作用主要取决于视黄醇的摄入量，也与机体的生理及营养状况有关。β-胡萝卜素是维生素 A 的安全来源。

2. 维生素 A 的食物来源

人体从食物中获得的维生素 A 主要有两类：一是来自动物性食物的维生素 A，多数以酯的形式存在于动物肝脏、鱼肝油、鱼卵、乳和乳制品（未脱脂）、禽蛋中；二是来自植物性食物中的胡萝卜素（主要是 β-胡萝卜素），有色蔬菜（尤其是绿色和黄色蔬菜）及部分水果中含量最多，如菠菜、韭菜、油菜、豌豆苗、红心甜薯、胡萝卜、青椒、南瓜、芒果及杏等都是胡萝卜素的丰富来源。孕妇、乳母和儿童要注意维生素 A 的供给。如果每人每日食入一个鸡蛋或每周食用一次猪肝，再加上每日 250g 富含胡萝卜素的黄绿色蔬菜，就可使我们膳食中的维生素 A 摄入量有明显的改善。

三、维生素 D

维生素 D 为一组存在于动植物组织中的固醇类化合物，其中以维生素 D_3 和维生素 D_2 最为重要。动物皮下的 7-脱氢胆固醇及植物油或酵母中的麦角固醇经紫外线照射后可分别转化为维生素 D_3 和维生素 D_2。维生素 D_2 和维生素 D_3 的生理功能和作用机制是完全相同的，二者都具有维生素 D 的生理活性，常被统称为维生素 D。平常所说的维生素 D 的活性

以维生素 D_3 为参考标准。维生素 D_3 的计量单位有两种，即重量单位和国际单位，$1\mu g$ 维生素 D_3 相当于 40 国际单位（IU）。$1,25\text{-}(OH)_2\text{-}D_3$ 是维生素 D 的活性形式，具有类固醇激素的作用。

（一）维生素 D 的理化性质

维生素 D 为白色晶体，溶于脂肪及脂溶剂，对热、碱较稳定。在 130℃加热 90min，其活性仍能保存，故通常的烹调加工不会造成维生素 D 的损失。在维生素 D 油溶液中加入抗氧化剂后可使其更稳定。维生素 D 在酸性环境中易分解，故脂肪酸败可引起其中维生素 D 的破坏。过量辐射线照射可形成少量具有毒性的化合物。

（二）维生素 D 的生理功能

（1）维持血液中钙、磷的正常浓度。维生素 D 与甲状旁腺激素共同作用，维持血钙水平的稳定。当血钙降低时，维生素 D 可促进肾小管对钙、磷的重吸收，并将钙从骨骼动员出来，在小肠促进结合蛋白质的合成，增加钙的吸收；当血钙过高时，促进甲状旁腺产生降钙素，并阻止骨骼脱钙，增加钙、磷从尿中的排泄量。

（2）促进骨骼和牙齿的钙化过程，维持骨骼和牙齿的正常生长。

（3）具有免疫调节功能，可改变机体对感染的反应。

（三）维生素 D 的吸收与代谢

人类从两个途径获得维生素 D，即经口从食物摄入与皮肤内 7-脱氢胆固醇形成。经口摄入的维生素 D 在小肠（主要在空肠、回肠）与脂肪一起被吸收，皮肤里形成的维生素 D 可直接被吸收到循环系统。两者又均被维生素 D_3 结合蛋白（DBP）转送至肝。在肝脏转变成 25-羟胆钙化醇（$25\text{-}OH\text{-}D_3$）。25-羟胆钙化醇由肝输送至肾，转变成 $1,25\text{-}(OH)_2\text{-}D_3$。血钙偏低，甲状旁腺素（PTH）、降钙素、催乳激素都可使其合成增多。维生素 D 主要储存在脂肪组织和骨骼肌中，肝、大脑、肺、脾、骨和皮肤中也有少量存在。

维生素 D 分解代谢主要在肝脏，代谢物经胆汁进入小肠，大部分由粪便排出，由尿排出的大约占摄取量的 4%。

（四）维生素 D 的缺乏与过量

1. 维生素 D 的缺乏

维生素 D 缺乏导致肠道吸收钙、磷减少，肾小管对钙和磷的重吸收减少，影响骨钙化，造成骨骼和牙齿的矿物质异常。婴儿缺乏维生素 D 将引起佝偻病；成人（尤其是孕妇、乳母和老人）缺乏维生素 D 可使已成熟的骨骼脱钙而发生骨质软化症和骨质疏松症。

（1）佝偻病　维生素 D 缺乏时，由于骨骼不能正常钙化，易引起骨骼变软和弯曲变形，如幼儿刚学会走路时，身体重量使下肢骨弯曲，形成"X"或"O"形腿，胸骨外凸（"鸡胸"）。肋骨与肋软骨连接处形成"肋骨串珠"，婴幼儿囟门闭合延迟，骨盆变窄和脊柱弯曲。由于腹部肌肉发育不良，易使腹部膨出。对牙齿的影响：出牙推迟，恒齿稀疏、凹陷，容易发生龋齿。

（2）骨质软化症　成人（尤其是孕妇、乳母和老人）在缺乏维生素 D 和钙、磷时容易发生骨质软化症。主要表现为骨质软化，容易变形，孕妇骨盆变形可致难产。

（3）骨质疏松症　老年人由于肝、肾功能降低，胃肠吸收欠佳，户外活动减少，体内维生素 D 水平常常低于年轻人。骨质疏松症及其引起的骨折是威胁老年人健康的主要疾病之一。

（4）手足痉挛症　缺乏维生素 D 导致钙吸收不足，可引起手足痉挛症。表现为肌肉痉挛、小腿抽筋、惊厥等。

2. 维生素 D 的过量

通常经食物摄入的维生素 D 一般不会过量，但摄入过量含维生素 D 的补品，可引起不适甚至中毒。文献中已有因喝强化过量维生素 D 的牛乳而发生维生素 D 中毒的报道。维生素 D 中毒的临床症状为食欲不振、恶心、呕吐、头痛、发热、烦渴等，如不及时纠正，可影响儿童的生长发育，出现高钙血症、高尿钙症，使钙沉积于肾、心血管、肺、肝、脑和皮下，可导致肾功能减退，高尿钙症严重者可死于肾功能衰竭。严重的维生素 D 中毒可导致死亡。

（五）维生素 D 的参考摄入量及食物来源

1. 维生素 D 的参考摄入量

维生素 D 既来源于膳食，又可由皮肤合成，因而较难估计膳食维生素 D 的摄入量。中国营养学会提出维生素 D 的 RNI 为：10 岁以内、50 岁以上的人群和孕妇、乳母为 $10\mu g/d$，其他人为 $5\mu g/d$。可耐受最高摄入量为 $20\mu g/d$。

2. 维生素 D 的食物来源

希望从食物中获得足够的维生素 D 是不容易的，坚持户外活动，经常接受充足的日光照射，是预防维生素 D 缺乏的最安全、有效的方法。食物中维生素 D 主要存在于鱼肝油、海水鱼（如沙丁鱼）、动物肝脏、奶油以及蛋黄等动物性食品中。近年来，我国许多城市和地区使用维生素 A、维生素 D 强化牛乳，使维生素 D 缺乏症发病率明显降低，但应注意适量饮用，防止摄入过量而中毒。

四、维生素 E

维生素 E 又名生育酚，属于脂溶性维生素，是一组具有 α-生育酚活性的化合物。食物中存在着 α、β、γ、δ 四种不同化学结构的生育酚和四种生育三烯酚，各种食物中它们的含量有很大差别，生理活性也不相同，其中以 α-生育酚的活性最强，含量最多（约 90%）。如以 α-生育酚活性作为 100，则 β-生育酚为 25～50，γ-生育酚为 10～35，δ-生育酚为 20，所有生育三烯酚为 30。故通常以 α-生育酚作为维生素 E 的代表进行研究。

α-生育酚有两个来源，即来自食物的天然 d-α-生育酚和人工合成的 dl-α-生育酚，人工合成 dl-α-生育酚的活性相当于天然 d-α-生育酚活性的 74%。

膳食中维生素 E 的活性以 α-生育酚当量（α-TEs，mg）来表示，规定 1mg α-TE 相当于 1mg d-α-生育酚的活性。1 个国际单位（IU）维生素 E 的定义是 1mg dl-α-生育酚乙酸酯的活性。换算关系如下：

$$1mg\ d\text{-}\alpha\text{-生育酚} = 1.49\ IU\ 维生素\ E$$

$$1mg\ d\text{-}\alpha\text{-生育酚乙酸酯} = 1.36IU\ 维生素\ E$$

$$1mg\ dl\text{-}\alpha\text{-生育酚} = 1.1IU\ 维生素\ E$$

$$1mg\ dl\text{-}\alpha\text{-生育酚乙酸酯} = 1.0IU\ 维生素\ E$$

（一）维生素 E 的理化性质

α-生育酚为黄色油状液体，溶于乙醇、脂肪和脂溶剂，不溶于水。对热和酸稳定，遇碱可发生氧化。维生素 E 对氧十分敏感，容易被氧化破坏，一般烹调时损失不大，但油炸时活性明显降低，在酸败的油脂中易被破坏。

（二）维生素 E 的生理功能

1. 抗氧化作用

维生素 E 与类胡萝卜素、维生素 C、硒和谷胱甘肽等构成机体的非酶抗氧化系统。生育酚可与自由基发生反应，本身被氧化成生育酚羟自由基。后者在维生素 C、谷胱甘肽和

NADPH 的参与下重新被还原。维生素 E 与其他抗氧化物质以及抗氧化酶（包括超氧化物歧化酶和谷胱甘肽过氧化物酶等）共同构成体内抗氧化系统，协同维护细胞膜及细胞器的完整性和稳定性。

2. 抗衰老作用

脂褐质俗称老年斑，是细胞内某些成分被氧化分解后的沉积物。随着年龄增长，体内脂褐质不断增加。补充维生素 E 可减少细胞中脂褐质的形成。维生素 E 还可改善皮肤弹性，延缓性腺萎缩，提高免疫能力。因此，维生素 E 在预防衰老方面具有重要作用。

3. 调节血小板的黏附力和聚集作用

维生素 E 可抑制磷脂酶 A_2 的活性，减少血小板血栓素 A_2 的释放，从而抑制血小板的聚集。维生素 E 缺乏时血小板聚集和凝血作用增强，增加心肌梗死及脑卒中的危险性。

4. 与动物的生殖功能有关

维生素 E 缺乏时可出现睾丸萎缩和上皮细胞变性、孕育异常。人类尚未发现因维生素 E 缺乏而引起的不育症，但临床上常用维生素 E 治疗先兆流产和习惯性流产。

5. 维护机体正常免疫功能

维生素 E 可抑制肿瘤细胞的生长和增殖，其作用机制可能与抑制细胞分化及生长密切相关的蛋白激酶的活性有关。维生素 E 还可抑制体内胆固醇合成限速酶，如 β-羟-β-甲基戊二酸单酰辅酶 A 还原酶的活性，从而降低血浆胆固醇水平。

（三）维生素 E 的吸收与代谢

食物中的维生素 E 以微胶粒的形式在小肠中段被吸收，其通过被动扩散进入肠黏膜细胞，胆盐等可溶性微粒可辅助维生素 E 的吸收，吸收率一般为 20%～25%。中链甘油三酯可促进其吸收，而多不饱和脂肪酸则抑制维生素 E 的吸收。

血中的维生素 E 可与各种脂蛋白结合后转运，部分可通过红细胞转运。维生素 E 存在于脂肪细胞的脂肪滴、所有细胞的细胞膜和血循环的脂蛋白中，主要储存在脂肪组织、肌肉和肝脏中。维生素 E 主要从粪便排出，少量经尿排泄。

（四）维生素 E 的缺乏与过量

1. 维生素 E 的缺乏

维生素 E 缺乏在人类中较为少见，但可出现在低体重的早产儿、血 β-脂蛋白缺乏症和脂肪吸收障碍的患者中。缺乏维生素 E 时可出现视网膜退变、蜡样质色素积聚、溶血性贫血、肌无力、神经退行性病变、小脑共济失调和震动感觉丧失等。

2. 维生素 E 的过量

维生素 E 的毒性相对较小，大多数成人都可以耐受每日口服 100～800mg 的维生素 E，而没有明显的毒性症状和生化指标改变。有证据表明，人体长期摄入 1000mg/d 以上的维生素 E 有可能出现中毒症状，如视觉模糊、头痛和极度疲乏等。

（五）维生素 E 的参考摄入量及食物来源

1. 维生素 E 的参考摄入量

食物中 α-生育酚分布最广，活性最强。中国营养学会提出维生素 E 的 AI 为：成年人 14mg α-TE/d，儿童依年龄而异。可耐受最高摄入量成年人为 800mg α-TE/d，儿童为 10mg α-TE/（kg 体重·d）。

2. 维生素 E 的食物来源

维生素 E 广泛分布于动、植物性食品之中。维生素 E 含量丰富的食品有植物油、麦胚、硬果、种子类、豆类及其他谷类。蛋类、肉类、鱼类、水果及蔬菜中含量较少。

五、维生素 K

维生素 K 是含有 2-甲基-1,4-萘醌基团，具有维生素 K 生物活性的一组化合物，有 VK_1（叶绿醌）、VK_2（甲萘醌类，简称 MK_n，n 代表异戊二烯链的数目）、VK_3（2-甲基萘醌）等几种形式，其中 VK_1、VK_2 是天然存在的，而 VK_3 是通过人工合成的。植物来源的维生素 K 为叶绿醌，是人类维生素 K 的主要来源；细菌来源的为甲萘醌；动物组织既含有叶绿醌又含有甲萘醌，其水溶性衍生物在肝脏甲基化，形成人体内具有生物活性的 MK-4。

（一）维生素 K 的理化性质

维生素 K_1 为淡黄色油液，维生素 K_2 为黄色结晶，维生素 K_3 系人工合成，其双磷酸钠化合物及亚硫酸钠化合物的水溶性强，易吸收，对胃肠刺激小。这三种维生素 K 都抗热和水，但易遭酸、碱、氧化剂和光（特别是紫外线）的破坏。由于天然食物中维生素 K 对热稳定，并且不是水溶性的，在正常的烹调过程中只损失很少部分。

（二）维生素 K 的生理功能

1. 凝血功能

维生素 K 是维生素 K 依赖凝血因子、血浆凝血抑制物谷氨酸残基 γ-羧基化的重要辅酶，维生素 K 缺乏时，上述凝血因子的合成、激活受到显著抑制，可发生凝血障碍，引起各种出血。

2. 骨钙代谢

维生素 K 水平与骨矿物质密度值呈正相关，如给实验动物补充维生素 K 可增加钙储留，减少尿钙量。

维生素 K 还参与细胞的氧化还原过程，并可增加肠道蠕动，促进消化腺分泌，增强总胆管括约肌的张力。

（三）维生素 K 的吸收与代谢

维生素 K 的吸收需要胆汁和胰液。用标记的叶绿醌实验证明，正常人维生素 K 的吸收率约为 80%。脂肪吸收不良的患者，其吸收率为 20%～30%，被吸收的维生素 K 经淋巴进入血液，摄入后 1～2h 在肝内大量出现，其他组织如肾、心、皮肤及肌肉内亦有增加，24h 后下降。

维生素 K 吸收后在肝内迅速代谢，代谢物经肾及胆汁排泄。

（四）维生素 K 的缺乏与过量

1. 维生素 K 的缺乏

维生素 K 缺乏不常见，主要见于新生儿、慢性胃肠疾患、长期控制饮食和使用抗生素的患者。维生素 K 缺乏主要表现为轻重不一的出血症状。常见有鼻衄、牙龈渗血、皮下青紫、黑粪、月经过多、痔疮出血、创面与术后渗血等。

2. 维生素 K 的过量

尚未见长期大剂量摄入叶绿醌引起中毒的报道，动物摄入相当于每日需要量 1000 倍的剂量时也未见不良反应。

（五）维生素 K 的参考摄入量及食物来源

1. 维生素 K 的参考摄入量

目前我国有关维生素 K 人群摄入的资料缺乏，中国营养学会只能暂时提出维生素 K 的 AI 为：成年男性 $120\mu g/d$，成年女性 $106\mu g/d$。

2. 维生素 K 的食物来源

维生素 K 在食物中分布很广，以绿叶蔬菜的含量最为丰富，每 100g 可提供 $50\sim800\mu g$ 的维生素 K。一些植物油和蛋黄等也是维生素 K 的良好来源，而肉、鱼、乳等含量较少。目前认为，人体肠道细菌合成的维生素 K 并非人体需要的维生素 K 的主要来源。

六、维生素 B_1

维生素 B_1 因与预防和治疗脚气病有关，所以又被称作抗脚气病维生素。它的化学结构是由含硫的噻唑环和含氨基的嘧啶环通过一个亚甲基连接而组成，故也称硫胺素。

（一）维生素 B_1 的理化性质

硫胺素分子是由 1 个嘧啶环和 1 个噻唑环通过亚甲基连接形成。硫胺素为白色结晶，易溶于水，在干燥和酸性溶液中稳定，在碱性环境，尤其在长时间烧煮时维生素 B_1 则被迅速分解破坏。还原性物质亚硫酸盐、二氧化硫等能使维生素 B_1 失活，当使用亚硫酸盐作防腐剂或用二氧化硫熏蒸谷仓时，维生素 B_1 被分解破坏。

（二）维生素 B_1 的生理功能

1. 参加细胞中的碳水化合物代谢

维生素 B_1 是碳水化合物代谢中辅酶的重要成分。焦磷酸硫胺素（TPP）是维生素 B_1 的活性形式，是碳水化合物代谢中氧化脱羧酶的辅酶，参与碳水化合物代谢中 α-酮酸的氧化脱羧作用。维生素 B_1 缺乏时，碳水化合物代谢至丙酮酸阶段就不能进一步氧化，造成丙酮酸在体内堆积，降低能量供应，影响人体正常的生理功能，并对机体造成广泛损伤。因此，维生素 B_1 是体内物质代谢和热能代谢的关键物质。

2. 对于神经细胞膜对兴奋的传导起着重要作用

维生素 B_1 对神经生理活动有调节作用。神经组织能量不足时，出现相应的神经肌肉症状，如多发性神经炎、肌肉萎缩及水肿，甚至会影响心肌和脑组织功能。

此外，维生素 B_1 还与心脏活动、维持食欲、胃肠道的正常蠕动及消化液的分泌有关。

（三）维生素 B_1 的吸收与代谢

维生素 B_1 主要在空肠被吸收，摄入量少时靠主动转运吸收，大量摄入时靠被动扩散，巴比妥类和乙醇可降低其吸收率。吸收后的硫胺素在空肠黏膜细胞内经磷酸化转变成焦磷酸酯，在血液中主要以焦磷酸酯的形式由红细胞完成体内转运。

机体中维生素 B_1 的总储存量约 30mg，以肝脏、肾脏和心脏中含量最高。代谢产物为嘧啶和噻唑及其衍生物。维生素 B_1 从尿中排出，不能被肾小管重吸收。

（四）维生素 B_1 的缺乏与过量

1. 维生素 B_1 的缺乏

维生素 B_1 为水溶性维生素，在体内储存量较少，若膳食中长期缺乏维生素 B_1 或长期食用碾磨过分精细的米和面，又缺少杂粮和其他副食补充时，易引起缺乏。维生素 B_1 缺乏症又称脚气病，主要损害神经、血管系统，早期症状有头痛、乏力、烦躁、食欲不振等。依其典型症状，临床上可分为干性脚气病、湿性脚气病、混合型脚气病。

2. 维生素 B_1 的过量与毒性

由于摄入过量的维生素 B_1 很容易从肾脏排出，因此罕见人体维生素 B_1 的中毒报告。有研究表明，每日口服 500mg，持续 1 个月，未见毒性反应。但也有资料显示，如摄入量超过推荐量的 100 倍，发现有头痛、抽搐、衰弱、麻痹、心律失常和过敏反应等症状。

（五）维生素 B_1 的参考摄入量及食物来源

1. 维生素 B_1 的参考摄入量

中国营养学会提出维生素 B_1 的 RNI 为：成年男性 1.4mg/d，成年女性 1.3mg/d，孕妇 1.5mg/d，乳母 1.8mg/d，儿童依年龄而异。1 岁以上各类人群可耐受最高摄入量为 50mg/d。

2. 维生素 B_1 的食物来源

维生素 B_1 的食物来源主要有两方面：一方面是谷类的谷皮和胚芽、杂粮、豆类、干酵母、硬果等；另一方面是动物内脏、蛋类、瘦肉。谷物过于精制加工、食物过分用水洗及烹调时充汤、加碱、高温等，均可使维生素 B_1 有不同程度的损失。

七、维生素 B_2

维生素 B_2 又称核黄素，是带有核糖醇侧链的异咯嗪衍生物，也可以认为是核糖醇与 6,7-二甲基异咯嗪缩合而成。

（一）维生素 B_2 的理化性质

纯品维生素 B_2 为结晶，呈黄棕色并有高强度荧光，味苦，在干燥和酸性溶液中稳定。在碱性条件下，尤其在紫外线照射下，维生素 B_2 会被光降解为无生物活性的光黄素。维生素 B_2 水溶性较低，常温下每 100mL 水中溶解 12mg 维生素 B_2。结合型的维生素 B_2 比游离的维生素 B_2 更稳定，一般食物中的维生素 B_2 为结合型，对光较稳定。牛奶中的维生素 B_2 大部分为游离型。牛奶置于日光下照射 2h，维生素 B_2 可被破坏一半。

（二）维生素 B_2 的生理功能

维生素 B_2 在体内是以黄素单核苷酸（FMN）和黄素腺嘌呤二核苷酸（FAD）两种形式参与氧化还原反应，同时也参与维生素 B_6 和烟酸的代谢。

1. 参与体内生物氧化与能量代谢

维生素 B_2 在体内构成黄素酶的辅基，这些酶为电子传递系统中的氧化酶及脱氢酶。维生素 B_2 以黄素单核苷酸（FMN）和黄素腺嘌呤二核苷酸（FAD）的形式与特定蛋白结合形成黄素蛋白，黄素蛋白是机体中许多酶系统的重要辅基的组成成分，通过呼吸链参与体内氧化还原反应和能量代谢，是生物氧化过程中传递氢的重要物质，保证物质代谢尤其是蛋白质、脂肪、碳水化合物的代谢的正常进行，并促进生长，维护皮肤和黏膜的完整性。

2. 参与维生素 B_6 和烟酸的代谢

FMN 和 FAD 分别作为辅酶参与维生素 B_6 转变为磷酸吡哆醛、色氨酸转变为烟酸的过程，对于维持维生素 B_6 在体内的正常代谢、利用食物中的色氨酸来补充人体对烟酸的需要具有重要的作用。

3. 参与体内的抗氧化防御系统

由维生素 B_2 形成的 FAD 作为谷胱甘肽还原酶的辅酶，被谷胱甘肽还原酶及其辅酶利用，参与体内的抗氧化防御系统，并有利于稳定其结构，还可将氧化型谷胱甘肽转化为还原型谷胱甘肽，维持体内还原型谷胱甘肽的正常浓度。

4. 与体内铁的吸收、储存和动员有关

维生素 B_2 缺乏时铁的吸收、储存和动员常会受到干扰，严重时可导致缺铁性贫血的发生。

另外，维生素 B_2 还可与细胞色素 P_{450} 结合，参与药物代谢，提高机体对环境的应激适应能力；维生素 B_2 还被认为是视黄醛色素的组成成分，并与肾上腺皮质的分泌功能有关。

（三）维生素 B_2 的吸收与代谢

食物中大部分维生素 B_2 是以黄素单核苷酸（FMN）和黄素腺嘌呤二核苷酸（FAD）辅

酶形式与蛋白质结合形成复合物，即以黄素蛋白的形式存在，在消化道内经蛋白酶、焦磷酸酶水解为维生素 B_2，在小肠上部被吸收。胃酸是促进维生素 B_2 吸收的重要因素，吸收量与其在肠腔中的浓度成正比。维生素 B_2 在大肠内也可被吸收。吸收的维生素 B_2 在肠壁，部分在肝脏、血液中磷酸化。

维生素 B_2 在体内大多数以辅酶形式储存于血、组织及体液中。体内组织储存维生素 B_2 的能力很有限，当人体摄入大量维生素 B_2 时，肝、肾中维生素 B_2 量常明显增加，并有一定量维生素 B_2 以游离形式从尿中排泄。动物试验发现，标记的维生素 B_2，在 24h 内有 81% 留于体内，10% 排于尿，3% 排于粪中。影响维生素 B_2 排泄的因素很多，除维生素 B_2 的摄入量外，当蛋白质摄入量减少时，维生素 B_2 排出增加。此外，哺乳动物还通过乳汁排出维生素 B_2，从汗中排出的维生素 B_2 约为摄入量的 3%。

（四）维生素 B_2 的缺乏与过量

1. 维生素 B_2 的缺乏

维生素 B_2 是维持人体正常生长所必需的因素。人体缺乏维生素 B_2 的主要原因为膳食供应不足、食物的供应限制、储存和加工不当而导致的维生素 B_2 的破坏和损失。酗酒、胃肠道功能紊乱，如腹泻、感染性肠炎、过敏性肠综合征等也可引起人体中维生素 B_2 的缺乏。

维生素 B_2 缺乏主要表现在眼、口腔、皮肤的非特异性炎症反应。如角膜血管增生、眼对光敏感并易于疲劳、视物模糊、夜间视力降低、眼睑炎、眼部发红、发痒和流泪；口角干裂、口角糜烂、舌炎、舌肿胀并呈青紫色；脂溢性皮炎、轻度红斑、鼻周皮炎、男性阴囊皮炎等等。长期缺乏维生素 B_2 还可导致儿童生长迟缓，轻中度缺铁性贫血，妊娠期缺乏可致胎儿骨骼畸形。

2. 维生素 B_2 的过量

从膳食中摄取高量维生素 B_2 的情况未见报道。有人一次性服用 60mg 并同时静脉注射 11.6mg 的维生素 B_2，未出现不良反应。可能与人体对维生素 B_2 的吸收率低有关，机体对维生素 B_2 的吸收有上限，大剂量摄入并不能无限增加机体对维生素 B_2 的吸收。此外，过量吸收的维生素 B_2 也很快从尿排出体外。

（五）维生素 B_2 的参考摄入量及食物来源

1. 维生素 B_2 的参考摄入量

维生素 B_2 参与体内氧化还原反应与能量代谢构成众多呼吸酶系统的组成部分，其供给量与能量摄入呈正比。中国营养学会提出维生素 B_2 的推荐摄入量（RNI）为：成年男性 1.4mg/d，成年女性 1.2mg/d，孕妇及乳母 1.7mg/d，儿童依年龄而异。

2. 维生素 B_2 的食物来源

维生素 B_2 广泛存在于天然食物中，但因其来源不同，含量差异很大。动物性食品中含量较植物性食物高，动物内脏如肝、肾、心肌等含量最高；其次是蛋类、奶类；大豆和各种绿叶蔬菜也含有一定数量，其他植物性食物中含量较低。

八、维生素 B_6

维生素 B_6 又被称做吡哆醇，实际上包括吡哆醇（PN）、吡哆醛（PL）、吡哆胺（PM）3 种衍生物。其基本化学结构为 2,6-二甲基-3-羟-5-羟甲基吡啶，皆属于吡啶衍生物。在肝脏、红细胞及其他组织中，吡哆醇、吡哆醛、吡哆胺的活性辅基形式为：磷酸吡哆醇（PNP）、磷酸吡哆醛（PLP）、磷酸吡哆胺（PMP）。吡哆醇主要存在于植物性食品中，而吡哆醛和吡哆胺则主要存在于动物性食品中。

（一）维生素 B_6 的理化性质

吡哆醛、吡哆醇和吡哆胺性质相似，它们易溶于水和乙醇，在酸性溶液中稳定，在碱性溶液中易被分解破坏，对光敏感。

（二）维生素 B_6 的生理功能

1. 多种辅酶的组成成分

维生素 B_6 主要以磷酸吡哆醛的形式作为辅酶参与近百种酶系的反应。这些酶系大多与氨基酸的代谢有关，参与机体的转氨基、脱羧、侧链裂解、转硫和消旋等生化反应，在氨基酸的合成与分解代谢上起着重要作用。

2. 与肝糖原的分解及体内某些激素（胰岛素、生长激素）的分泌有关

维生素 B_6 是糖原磷酸化反应中磷酸化酶的辅助因子，催化肌肉与肝脏中的糖原转化。

3. 某些疾病的辅助治疗剂

维生素 B_6 在临床上与不饱和脂肪酸合用可治疗脂溢性皮炎、由于缺乏维生素 B_6 而引起的贫血，治疗和预防妊娠反应。此外，对于由药物、放射线等引起的恶心、呕吐，使用维生素 B_6 也有一定疗效。

4. 其他功能

维生素 B_6 与辅酶 A 及花生四烯酸的生物合成有关。维生素 B_6 还涉及神经系统中许多酶促反应，使神经递质的水平升高。包括 5-羟色胺、多巴胺、去甲肾上腺素、组氨酸和 γ-羟丁酸等。

（三）维生素 B_6 的吸收与代谢

维生素 B_6 主要在空肠被动吸收。食物中的维生素 B_6 多以 $5'$-磷酸盐的形式存在，其吸收速度较慢；当其经非特异性磷酸酶水解为非磷酸化的维生素 B_6 时，其吸收速度较快。血浆与红细胞均参与维生素 B_6 的转运。在血浆中，维生素 B_6 与清蛋白结合转运；在红细胞中，则与血红蛋白结合而运输。体内的维生素 B_6 大部分储存于肌肉组织，估计占储存量的 $75\%\sim80\%$。体内维生素 B_6 代谢池储存约为 $1000\mu mol$。

在肝脏，维生素 B_6 的 3 种非磷酸化的形式通过吡哆醇激酶转化为各自的磷酸化形式，并发挥其生理功能。在血液循环中，PLP 约占 60%，它在肝脏中分解代谢为 4-吡哆酸而从尿中排出。维生素 B_6 也可经粪便排出，但排泄量有限。由于肠道内微生物能合成维生素 B_6，故难以评价这种排泄的程度。

（四）维生素 B_6 的缺乏与过量

1. 维生素 B_6 的缺乏

单纯性维生素 B_6 缺乏较少见，一般常伴有其他 B 族维生素缺乏。人体缺乏维生素 B_6 可致眼、鼻与口腔周围皮肤脂溢性皮炎，并可扩展至面部、前额、耳后、阴囊及会阴处。临床可见有唇裂、舌炎及口腔炎症，个别有神经精神症状，易怒、抑郁及人格改变。此外，可出现高半胱氨酸血症和黄尿酸尿症，偶见低色素小细胞性贫血。儿童维生素 B_6 缺乏时发生烦躁、抽搐、惊厥、脑电图异常以及生长不良等临床症状。

2. 维生素 B_6 的过量

从食物中获取过量的维生素 B_6 没有毒副作用，而通过补充剂长期给予大剂量维生素 B_6（500mg/d）会引起严重毒副作用，主要表现为神经毒性和光敏感反应。

（五）维生素 B_6 的参考摄入量及食物来源

1. 维生素 B_6 的参考摄入量

中国营养学会提出维生素 B$_6$ 的 AI 为：成年人 1.2mg/d，孕妇及乳母 1.9mg/d，儿童依年龄而异。

2. 维生素 B$_6$ 的食物来源

维生素 B$_6$ 广泛存在于各类食品中，其良好食物来源为肉类、肝脏、鱼类、豆类、坚果类等。在谷类、水果和蔬菜中也含有维生素 B$_6$，但含量不高。

九、烟酸

烟酸，又称尼克酸、维生素 B$_5$、维生素 PP、抗癞皮病因子，是具有烟酸生物活性的吡啶-3-羧酸衍生物的总称。主要包括烟酸和烟酰胺（也叫尼克酰胺），它们具有同样的生物活性。

（一）烟酸的理化性质

烟酸为无色针状晶体，味苦，溶解于水及酒精，不溶于乙醚。烟酰胺的溶解性要明显强于烟酸。烟酸在酸、碱、光、氧或加热条件下都较稳定，在高压下 120℃ 加热 20min 也不被破坏，是维生素中最稳定的一种。所以在一般加工烹调时损失极小，但会随水流失。

（二）烟酸的生理功能

（1）参与细胞内生物氧化还原全过程。烟酸在体内以辅酶Ⅰ（NAD）、辅酶Ⅱ（NADP）的形式作为脱氢酶的辅酶在生物氧化中起递氢体作用，参与葡萄糖酵解、丙酮酸盐代谢、戊糖的生物合成和脂肪、氨基酸、蛋白质及嘌呤的代谢，在碳水化合物、脂肪和蛋白质的氧化过程中起重要作用。

（2）烟酸是葡萄糖耐量因子（GTF）的重要成分，有增强胰岛素效能的作用。

（3）维持神经系统、消化系统和皮肤的正常功能，缺乏时可发生癞皮病。

（4）扩张末梢血管和降低血清胆固醇水平。

（三）烟酸的吸收与代谢

食物中的烟酸主要以辅酶Ⅰ和辅酶Ⅱ的形式存在，经胃肠道的酶解作用产生烟酰胺，烟酸和烟酰胺均能经胃肠道迅速吸收，并在肠黏膜细胞内转化为辅酶Ⅰ和辅酶Ⅱ。在血液中，烟酸的主要转运形式为烟酰胺，其来源于肠黏膜和肝脏中辅酶Ⅰ的酶解。机体组织细胞可摄取烟酸或烟酰胺合成辅酶Ⅰ或辅酶Ⅱ，并可利用色氨酸合成烟酸。烟酸在肝内甲基化形成 N-甲基烟酰胺，并与 2-吡啶酮等代谢产物一起从尿中排出。

（四）烟酸的缺乏与过量

1. 烟酸的缺乏

烟酸缺乏会引起癞皮病，其典型症状为皮炎、腹泻和痴呆。初期表现为体重减轻、失眠、头疼、记忆力减退等，继而出现皮肤、消化系统、神经系统症状。其中皮肤症状最具特征性，主要表现为裸露皮肤及易摩擦部位出现对称性晒斑样损伤，慢性病例皮炎处皮肤变厚、脱屑、色素沉着，也可因感染而糜烂。口、舌部症状表现为杨梅舌及口腔黏膜溃疡，常伴有疼痛和烧灼感。胃肠道症状主要为食欲不振、恶心、呕吐、腹痛、腹泻等。神经症状可表现为失眠、衰弱、乏力、抑郁、淡漠、记忆力丧失，甚至发展成木僵或痴呆症。烟酸缺乏常与硫胺素、核黄素缺乏同时存在。

2. 烟酸的过量

目前尚未见食用烟酸过量引起中毒的报道。烟酸毒性报道主要见于临床采用大剂量烟酸治疗高脂血症病人所出现的副反应，表现为皮肤潮红、眼部不适、恶心、呕吐，大剂量服用时还会出现黄疸、转氨酶升高等肝功能异常以及葡萄糖耐量的变化。

（五）烟酸的参考摄入量及食物来源

1. 烟酸的参考摄入量

烟酸或烟酰胺的来源除通过食物摄入外，尚可在体内由色氨酸转变为烟酸。一般说来，60mg 色氨酸相当于 1mg 烟酸。食物中烟酸的当量为烟酸及色氨酸转换而得的烟酸之和。中国营养学会提出烟酸的 RNI 为：成年男性 14mgNE/d，成年女性 13mgNE/d，孕妇 15mgNE/d，乳母 18mgNE/d，儿童依年龄而异。可耐受最高摄入量成年人为 35mgNE/d。

2. 烟酸的食物来源

烟酸广泛存在于动植物食物中，其良好的食物来源为动物性食物，尤以内脏（如肝脏）的含量最高。此外，全谷、种子、豆类也含相当丰富的烟酸。一些植物（如玉米）中的色氨酸含量偏低，而且其中的烟酸又与碳水化合物或小分子的肽以共价键结合而不能被人体吸收利用，因此，以玉米为主食的人群易发生癞皮病。但加碱处理后游离烟酸可以从结合型中释放出来，易被机体利用。

十、维生素 C

维生素 C，又称抗坏血酸、抗坏血病维生素，为水溶性的维生素。它是一种不饱和的多羟基化合物，以内酯形式存在，在 2 位与 3 位碳原子之间烯醇羟基上的氢可游离 H^+，所以具有酸性。植物和多数动物可利用六碳糖合成维生素 C，但人体不能合成，必须靠膳食供给。自然界存在还原型和氧化型两种抗坏血酸，都可被人体利用。它们可以互相转变，但若氧化型抗坏血酸（DHVC）一旦生成二酮基古洛糖酸或其他氧化产物，则活性丧失。

（一）维生素 C 的理化性质

维生素 C 为无色或白色晶体，易溶于水，微溶于乙醇。固态的维生素 C 性质相对稳定，溶液中的维生素 C 性质不稳定，在有氧、光照、加热、碱性物质、氧化酶及痕量铜、铁存在时则易被氧化破坏。因此，食物在加碱处理、加水蒸煮、蔬菜长期在空气中放置等情况下维生素 C 损失较多，而在酸性、冷藏及避免暴露于空气中时损失较少。

（二）维生素 C 的生理功能

维生素 C 同大多数 B 族维生素不一样。它不是某种酶的组成成分，但它是维持人体健康不可缺少的物质，在体内有多种功能。

1. 抗氧化作用

维生素 C 是机体内一种很强的抗氧化剂，可直接与氧化剂作用，使氧化型谷胱甘肽还原为还原型谷胱甘肽，从而发挥抗氧化作用。维生素 C 也可还原超氧化物、羟基、次氯酸以及其他活性氧化剂，这类氧化剂可能影响 DNA 的转录或损伤 DNA、蛋白质或膜结构。

2. 作为羟化过程底物和酶的辅助因子

羟脯氨酸和羟赖氨酸是细胞间质胶原蛋白的重要组成成分，体内维生素 C 不足时，脯氨酸和赖氨酸的羟基化过程不能正常进行，影响胶原蛋白的合成，导致创伤愈合延缓，毛细血管壁脆性增加，引起不同程度出血。

3. 改善铁、钙和叶酸的利用

维生素 C 能使难以被吸收利用的三价铁还原成二价铁，促进肠道对铁的吸收，提高肝脏对铁的利用率，有助于治疗缺铁性贫血。维生素 C 可促进钙的吸收，在胃中形成一种酸性介质，防止不溶性钙络合物的生成及发生沉淀。维生素 C 可将叶酸还原成有生物活性的四氢叶酸，防止发生巨幼红细胞贫血。

4. 促进类固醇的代谢

维生素 C 参与类固醇的羟基化反应，促进代谢进行，如由胆固醇转变成胆酸、皮质激素及性激素，降低血清胆固醇，预防动脉粥样硬化的发生。

5. 清除自由基

维生素 C 是一种重要的自由基清除剂，它通过逐级供给电子而变成三脱氢抗坏血酸和脱氢抗坏血酸，以清除 $O_2 \cdot$ 和 $OH \cdot$ 等自由基，发挥抗衰老作用。

6. 参与合成神经递质

维生素 C 充足时，大脑中可产生两种神经递质：去甲肾上腺素和 5-羟色胺。如果维生素 C 缺乏，则神经递质的形成受阻。

7. 其他作用

维生素 C 能促进抗体形成，增强人体抵抗力，对于进入人体内的有毒物质（如汞、铅、砷、苯）以及某些药物、细菌毒素，给以大量的维生素 C 可缓解其毒性。

（三）维生素 C 的吸收与代谢

维生素 C 通过扩散或主动转运形式由肠道吸收进入血液循环。维生素 C 在吸收前被氧化成脱氢型抗坏血酸，后者通过细胞膜的速度更快。脱氢型抗坏血酸一旦进入小肠黏膜细胞或其他组织细胞，在其还原酶的作用下很快还原成维生素 C。在这种氧化还原反应中谷胱甘肽氧化成氧化型谷胱甘肽。胃酸缺乏时，维生素 C 的吸收减少。

与大多数水溶性维生素不同，维生素 C 在体内有一定量的储存，故摄入无维生素 C 膳食时，在一定时期内不致出现缺乏症状。维生素 C 被吸收后分布于体内所有的水溶性结构中，其总转换率为 45～60mg/d。正常成人体内可储存维生素 C 1.2～2.0g，最高 3.0g。含量最高的组织有骨骼肌、脑和肝脏。维生素 C 主要随尿排出，其次为汗和粪便。尿中排出量与体内储存量、摄入量和肾功能有关。一般情况下，血浆维生素 C 含量与尿排出量有密切联系。

（四）维生素 C 的缺乏与过量

1. 维生素 C 的缺乏

人体内由于缺乏古洛糖酸内酯氧化酶，不可能使六碳糖转化成维生素 C，因此必须从饮食中获得维生素 C。如从饮食中得到的维生素 C 不能满足需要，可致维生素 C 不足或缺乏。维生素 C 缺乏症亦被称为坏血病。

坏血病的早期症状是倦怠、疲乏、急躁、呼吸急促、牙龈疼痛出血、伤口愈合不良、关节肌肉短暂性疼痛、易骨折等。典型症状是牙龈肿胀出血、牙床溃烂、牙齿松动，毛细血管脆性增加。严重者可导致皮下、肌肉和关节出血及血肿形成，出现贫血，肌肉纤维衰退（包括心肌），心脏衰竭，严重内出血，而有致猝死的危险。

儿童（特别是 5～24 月龄婴幼儿）由于喂养缺乏维生素 C 的食物易引起坏血病，尤须重视。

2. 维生素 C 的过量

维生素 C 虽然较易缺乏，但也不能过量补充。过量的维生素 C 对人体有副作用，如导致恶心、腹部不适、腹泻、破坏红细胞。维生素 C 在体内分解代谢的最终产物是草酸，长期服用过量维生素 C 可出现草酸尿，以致造成尿路 pH 值下降而导致尿路结石。

（五）维生素 C 的参考摄入量及食物来源

1. 维生素 C 的参考摄入量

中国营养学会提出维生素 C 的推荐摄入量（RNI）为：成年人 100mg/d，中、晚期孕妇及乳母 130mg/d，儿童依年龄而异。可耐受最高摄入量成年人为 1000mg/d。

2. 维生素 C 的食物来源

维生素 C 主要食物来源为新鲜蔬菜与水果，如西蓝花、菜花、塌棵菜、菠菜、柿子椒等深色蔬菜和花菜，以及柑橘、柚子等水果含维生素 C 量均较高。野生的苋菜、苜蓿、刺梨、沙棘、猕猴桃、酸枣等维生素 C 含量尤其丰富。

十一、其他维生素

（一）维生素 B₁₂

维生素 B_{12} 含有金属元素钴，是唯一含有金属元素的维生素，又称为钴胺素、抗恶性贫血维生素。食物中的维生素 B_{12} 与蛋白质相结合，进入人体消化道内，在胃酸、胃蛋白酶及胰蛋白酶的作用下，维生素 B_{12} 被释放，并与胃黏膜细胞分泌的一种精蛋白内因子结合，在回肠部被吸收。其在体内以两种辅酶形式［即甲基 B_{12}（甲基钴胺素）和辅酶 B_{12}（5-脱氧腺苷钴胺素）］发挥生理作用，参与生化反应。其生理功能主要有甲基转移作用，参与甲基丙二酸-琥珀酸的异构化反应，促进蛋白质的合成作用，维持正常的造血功能等。

维生素 B_{12} 缺乏主要因吸收不良引起，膳食维生素 B_{12} 缺乏较少见。膳食缺乏见于素食者，由于不吃肉食可发生维生素 B_{12} 缺乏。老年人和胃切除患者胃酸过少可引起维生素 B_{12} 的吸收不良。维生素 B_{12} 缺乏的主要表现是巨幼红细胞贫血、高同型半胱氨酸血症。

维生素 B_{12} 在自然界中的唯一来源是通过草食动物的瘤胃和肠道中的微生物作用合成，良好来源为肉类、动物内脏、鱼、禽、贝壳类及蛋类，乳及乳制品中含量较少，植物性食品中基本不含维生素 B_{12}。

（二）泛酸

泛酸，也称遍多酸，人体内的泛酸在半胱氨酸和 ATP 参与下转变成辅酶 A，是体内辅酶 A 的组成部分，参与机体中蛋白质、脂类和碳水化合物的代谢。它可促进细胞的代谢功能，参与类固醇激素、脂肪及氨基酸的合成，制造及更新身体组织，帮助伤口愈合，防止疲劳，帮助抗压，舒缓恶心症状。泛酸还具有制造抗体的功能，能增强人体的抵抗力，缓和多种抗生素的副作用及毒性，并有助于减轻过敏症状。它在维护头发、皮肤及血液健康方面也扮演着重要角色。

人类泛酸缺乏的现象极为少见，但摄入量低时很可能使一些代谢过程减慢，引起不明显的临床症状，例如过敏（对胰岛素过敏）、焦躁不安、足底灼痛、肌肉痉挛、容易疲劳、抵抗力下降、精神忧郁等。

泛酸在动植物食物中分布很广。动物性食物中以动物肝脏、肾脏、肉类、鱼、龙虾、蛋中尤为丰富；植物性食物中的绿色蔬菜、小麦、胚芽米、糙米、面皮、米糠、玉米、豌豆、全麦食品、花生、核果类、啤酒酵母、酵母菌、坚果类中泛酸的含量很高。

（三）生物素

生物素又称维生素 H、辅酶 R。已知的 8 种生物素异构体中只有 α-生物素才具有生物活性。生物素溶于热水，而不溶于乙醇、乙醚及氯仿。一般情况下，生物素是相当稳定的，只有在强酸、强碱、甲醛及紫外线处理后才会被破坏。

生物素的主要生理功能是作为机体羧化、脱羧和脱氢反应酶系的辅助因子，在碳水化合物、脂类、蛋白质和核酸的代谢过程中发挥重要作用，是机体不可缺少的重要营养物质。

生物素广泛存在于各种动植物食物中，人体的肠道细菌亦能合成；且生物素对光、热、空气及中等程度的酸碱都较为稳定，在一般的烹调和加工过程中损失很少，所以很少会发生生物素的缺乏。生物素的缺乏，主要常见于长期生食鸡蛋者。在生蛋清中存在一种糖蛋白——"抗生物素蛋白"，可与生物素结合而使其失活，抑制生物素在肠道中的吸收，但经加热处理可破坏抗生物素蛋白，重新利用生物素。生物素的缺乏主要表现为毛发变细、失去光泽、皮肤干燥、鳞片状皮炎、红色皮疹，严重者皮疹可蔓延到眼睛、鼻子和嘴周围。此外，伴有食欲减退、恶心、呕吐、舌乳头萎缩、黏膜变灰、麻木、精神沮丧、疲乏、肌痛、高胆固醇血症及脑电图异常等。这些症状多发生在生物素缺乏 10 周后。在 6 个月以下婴儿，可出现脂溢性皮炎。

不同来源的生物素可利用度不同，玉米和大豆中的生物素可全部利用，小麦中的则难以利用。动物组织、蛋黄、番茄、酵母、花菜等是生物素的良好来源。肠内细菌也可合成部分生物素，并且可以在结肠内被吸收。

（四）叶酸

叶酸是蝶酸和谷氨酸结合构成的一类化合物总称，属 B 族维生素，在植物绿叶中含量丰富。食物中的叶酸进入人体后被还原成具有生理作用的活性形式四氢叶酸，四氢叶酸在体内许多重要的生物合成中作为一碳单位的载体发挥着重要的生理作用。

1. 作为一碳单位的载体发挥重要作用

叶酸能够携带不同氧化水平的一碳单位，包括各种来源的甲基、亚甲基、甲炔基、甲酰基和亚胺甲基等，参与嘌呤和胸腺嘧啶的合成，进一步合成 DNA 和 RNA。

2. 参与氨基酸代谢

叶酸在甘氨酸和丝氨酸、组氨酸和谷氨酸、同型半胱氨酸和蛋氨酸之间的相互转化过程中充当一碳单位的载体。

3. 参与血红蛋白及甲基化合物的合成

叶酸参与血红蛋白及肾上腺素、胆碱、肌酸等重要物质的合成。叶酸缺乏时，影响红细胞成熟，血红蛋白合成减少，导致巨幼红细胞贫血。

当叶酸缺乏时将引起红细胞中 DNA 合成受阻，导致骨髓中幼红细胞停止在 S 期，即停留在巨幼红细胞阶段而使成熟受阻，细胞体积增大，不成熟的红细胞增多，同时引起血红蛋白的合成减少，表现为巨幼红细胞贫血。此类贫血以婴儿和妊娠期妇女较多见。患巨幼红细胞贫血的孕妇易出现胎儿宫内发育迟缓、早产及新生儿低出生体重。孕妇孕早期缺乏叶酸是引起胎儿神经管畸形的主要原因。叶酸缺乏可使同型半胱氨酸向胱氨酸转化出现障碍，形成高同型半胱氨酸血症。此外，叶酸缺乏在一般人群还表现为衰弱、精神萎靡、健忘、失眠、阵发性欣快症、胃肠道功能紊乱和舌炎等。儿童叶酸缺乏可致生长发育不良。

叶酸广泛存在于动植物食物中，肝脏、小麦胚芽、绿叶蔬菜中含量较丰富，其他如肉类、鸡蛋、豆类、水果及坚果中都含有。

（五）类维生素物质

近年来，人们在食物中又发现了一些"其他微量有机营养素"，其含量比维生素多，机体可自身合成一部分，具有维生素的一些特点，但功能尚不太明确，所以将这一类物质称为类维生素（quasi-vitamins）。

1. 胆碱

胆碱是一种含氮的有机碱性化合物，为强有机碱，是卵磷脂的组成成分，也存在于神经鞘磷脂中，两者是构成细胞膜的必要物质，同时又是细胞间多种信号的前体物质。胆碱是机体可变甲基（活性甲基）的重要组成部分，参与蛋氨酸和肌酸的合成。同时它又是乙酰胆碱的前体，加速合成及释放乙酰胆碱这一重要的神经传导递质，能促进脑发育和记忆能力，并能调节肌肉组织的运动等。胆碱还能促进脂肪的代谢，并降低血清胆固醇水平。

胆碱广泛存在于动植物体内，特别是在肝脏、花生、莴苣、花菜等中含量较高，人体也能合成胆碱。另外，胆碱耐热，在加工和烹调过程中的损失很少，干燥环境下，即使将食物长时间储存，其中胆碱的含量也几乎没有变化，所以人体不易患胆碱缺乏病。若长期摄入缺乏胆碱的膳食可发生缺乏，主要表现肝、肾、胰腺的病变，出现记忆紊乱和生长障碍等症状。不育症、生长迟缓、骨质异常、造血障碍和高血压也与胆碱的缺乏有关。

2. 生物类黄酮

生物类黄酮多指具有 2-苯基苯并吡喃基本结构的一系列化合物，也包括具有 3-苯基苯并吡喃基本结构的化合物，其主要结构类型包括黄酮类、黄烷酮类、黄酮醇类、黄烷酮醇、黄烷醇、黄烷二醇、花青素、异黄酮、二氢异黄酮及高异黄酮等。多呈黄色，是一类天然色素。对热、氧、干燥和适中酸度相对稳定，在一般的加工过程中损失较少，但遇光易被破坏。已发现的生物类黄酮具有调节毛细血管透性、抗氧化、抗肿瘤、清除自由基、降血脂、降胆固醇、抗肝脏毒、止咳平喘祛痰等多种生理功能。

类黄酮种类较多，功能上也有差异，多作为防治与毛细血管脆性和渗透性有关疾病的补充药物，如防治牙龈出血、眼视网膜出血、脑内出血、肾出血、月经出血过多、静脉曲张、溃疡、痔疮、习惯性流产、运动挫伤、X 射线照伤及栓塞等。

动物不能合成类黄酮。类黄酮广泛存在于蔬菜、水果、谷物等植物中，并多分布于植物的外皮器官，即接受阳光多的部位。其含量随植物种类不同而异，一般叶菜类、果实中含量较高，根茎类含量较低。水果中的柑橘、柠檬、杏、樱桃、木瓜、李、越橘、葡萄、葡萄柚，蔬菜中的花茎甘蓝、青椒、莴苣、洋葱、番茄，以及饮料植物中的茶叶、咖啡、可可等中含量较高。果酒和啤酒也是人体生物类黄酮的重要来源。

3. 肌醇

肌醇是广泛存在于食物中的一种物质，结构类似于葡萄糖。在动物细胞中，它主要以磷脂的形式出现，有时则称为肌醇磷脂。在谷物中则常与磷酸结合形成六磷酸酯，即植酸。植酸能与钙、铁、锌结合成不溶性化合物，干扰人体对这些化合物的吸收。但大豆中的肌醇则为游离状态。

肌醇的作用主要在于其亲脂性，可促进脂肪代谢，降低血胆固醇；可与胆碱结合，预防动脉硬化及保护心脏；还可促进机体产生卵磷脂。此外，肌醇在细胞膜的通透性、线粒体的收缩、精子的活动、离子的运载及神经介质的传递等方面也有作用。

由于人类的食物中广泛存在肌醇，人体细胞能够合成肌醇，未发现人类有肌醇缺乏症。但对于一些不以牛乳蛋白作为蛋白质来源的配方食品以及以治疗为目的而设计的配方食品，在肌醇很低或没有肌醇时，可能对健康有影响，其缺乏的主要症状为生长缓慢与脱毛。

含肌醇丰富的食物来源有动物的肾、脑、肝、心，酵母，麦芽，以及柑橘类水果。肌醇的良好来源为瘦肉、水果、全谷、坚果、豆类、牛乳及蔬菜。

4. 肉碱

肉碱分布于各种组织，尤以线粒体内含量居多。按国际分类，肉碱也可归为胆碱类。肉碱有三个光学异构体，即左旋肉碱、右旋肉碱和消旋肉碱，其中只有左旋肉碱具有生理活性。左旋肉碱（L-camitine）又称肉毒碱，成人体内可以合成，但婴儿体内不能合成或合成速度不能满足自身需要。

L-肉碱是动物组织中的一种必需辅酶，在线粒体脂肪酸的 β-氧化及三羧酸循环中起重要作用，具有促进三大能量营养素氧化的功能。L-肉碱还可促进乙酰乙酸的氧化，可能在酮体利用中起作用。当机体缺乏 L-肉碱时，脂肪酸 β-氧化受抑制，会导致脂肪浸润。补充 L-肉碱，能改善脂肪代谢紊乱，降血脂，治疗肥胖症以及纠正脂肪肝等。L-肉碱还能提高疾病患者在练习中的耐受力；参与心肌脂肪代谢过程，有保护缺血心肌的作用；是精子成熟的一种能量物质，具有提高精子数目与活力的功能；还有缓解动物败血症休克的作用。

植物性食品中L-肉碱含量较低，同时合成肉碱的两种必需氨基酸赖氨酸和蛋氨酸含量亦低。动物性食物中L-肉碱含量较高。含L-肉碱丰富的食物有酵母、乳、肝及肉等动物食品。L-肉碱能在人体的肝脏中合成，在正常情况下人体不会缺乏，但在婴儿、青春期以及成人的特定生理条件下，可因合成数量不足而导致缺乏。许多个体处于缺乏或边缘性缺乏状态，其血液和组织中L-肉碱水平较低，主要见于禁食、素食、剧烈运动、肥胖者，以及吃未强化肉碱的配方食品的婴儿等。

5. 辅酶Q

辅酶Q是多种泛醌的统称，是一种像脂质一样的物质，其化学结构同维生素E、维生素K类似。辅酶Q存在于一切活细胞中，以细胞线粒体内的含量最多，是呼吸链中的一个重要的参与物质，是产能营养素释放能量所必需的。辅酶Q有减轻维生素E缺乏症的某些症状的作用，而维生素E和硒能使机体组织中保持高浓度的辅酶Q。其中辅酶Q_{10}（$n=10$）还能抑制血脂过氧化反应，保护细胞免受自由基的破坏，在临床上用于治疗心脏病、高血压及癌症等。

辅酶Q类化合物广泛存在于微生物、高等植物和动物中，其中以大豆、植物油及许多动物组织中的含量较高。

第七节　水

一、概述

水是一切生物体的重要组成部分，是人类赖以维持最基本生命活动的物质，对维持机体的正常功能和代谢具有重要作用。水在体内不仅构成身体的成分，而且还具有调节生理功能的作用。人体组织中含量最多的成分是水，分布于细胞、细胞外液和机体的各种组织中。体内所有的组织中都含有水，水约占体重的2/3。但水在体内的分布并不均匀，一般在代谢活跃的组织和器官中水的含量都较多，如血液含水90％，肌肉含水70％，骨骼含水22％。体内的水还可因年龄、性别和体型的胖瘦而存在明显个体差异。新生儿含水最多，约占体重的80％；婴幼儿次之，约占体重的70％；随着年龄的增长会逐渐减少，10～16岁以后，减至成人水平；成年男子约为体重的60％，女子为50％～55％；40岁以后随肌肉组织含量的减少，含水量也逐渐减少，一般60岁以上男性含水量为体重的51.5％，女性为45.5％。另外，水的含量还随体内脂肪含量的增加而减少，因脂肪组织的含水量较低，仅为10％～30％，而肌肉的含水量可高达70％，所以，肥胖者体内含水约占体重的45％～50％，而瘦者体内含水可达70％。

水是人体除氧气以外赖以生存的最重要的物质。体内储存的碳水化合物耗尽，蛋白质失去一半时，人体仍可维持生命，在绝食时只要不缺水，可维持生命十数天。人若缺水，仅能维持生命几天，当体内失水10％时，即无法生存。从这一意义来看，水比食物对维持生命的作用更为重要。所以，水是一种重要的营养素。一般情况下，因为水在自然界中广泛存在，相对比较容易得到，人们往往忽视了它的重要性，实际上水的重要性甚至超过其他营养素。人体内所有生命现象和物质代谢过程都有水的参与，如消化作用、血液循环、物质交换、组织合成，都是在水溶液中完成的。体内的许多有毒物质也是随水排出的。

体内的水除一部分以自由状态存在外，大部分以结合形式存在，与蛋白质、多糖和脂类等组成胶体溶液。

二、水的生理功能

（一）机体的重要成分

水是人体含量最大和最重要的成分。水广泛分布在组织细胞内外，构成人体的内环境。

（二）促进体内物质代谢

人体内所有的物质代谢过程都有水的参与。水的溶解力很强，并有较大的电解力，可使水溶物质以溶解状态和电解质离子状态存在，并具有较大的流动性。可作为营养素的溶剂，有利于将其吸收和在体内运送；还可作为代谢产物的溶剂，有利于将其及时排出体外；难溶或不溶于水的物质，如脂类及某些蛋白质能分散于水中成为胶体溶液，水作为体内胶态系统的主要成分，有利于它的形成和稳定。所以，水在消化、吸收、循环、排泄过程中，能促进营养物质的运送和废物的排泄，使人体内新陈代谢和生理化学反应得以顺利进行。此外，水还直接参与体内的水解、氧化及还原等过程。

（三）调节和维持体温

水对体温的调节和维持，与它的理化性质密切相关。水的比热容高（1g 水升高或降低 1℃需要吸收或释放约 4.2J 的热量），流动性大，体液和血液中水的含量也大。大量的水能吸收体内物质代谢过程中产生的热能，而使体内温度变化不大，并通过体液交换和血液循环，将体内代谢产生的热运送到体表散发到环境中，使机体能维持均匀而恒定的温度。水的蒸发热也高（在 37℃时蒸发 1g 水可带走 2.4kJ 的热量），所以，体热可随着水分经皮肤的蒸发和排汗而散热，这对在高温环境中的机体具有重要的生理意义。

（四）润滑作用

在关节、胸腔、腹腔和胃肠道等部位，都存在一定量的水分，对器官、关节、肌肉、组织能起到缓冲、润滑和保护的作用。如关节腔内的滑液能减少活动时的摩擦，口腔中的唾液可使食物容易吞咽，泪液防止眼球干燥。

三、水的缺乏与过量

（一）水的缺乏

水摄入不足或丢失过多，可引起机体失水。机体缺水可使细胞外液电解质浓度增加，形成高渗；细胞内水分外流，引起脱水，可使血液变得黏稠；机体组织中的蛋白质和脂肪分解加强，氮、钠和钾离子排出增加；因黏膜干燥而降低对传染病的抵抗力。

一般情况下，失水达体重的 2％时，可感到口渴，食欲降低，消化功能减弱，出现少尿；失水达体重 10％以上时，可出现烦躁，眼球内陷，皮肤失去弹性，全身无力，体温脉搏增加，血压下降；失水超过体重 20％以上时，会导致死亡。

缺水比饥饿更难维持生命，饥饿时消耗体内绝大部分的脂肪和一半以上的蛋白质仍可生存，但体内损失 10％的水分就能导致严重的代谢紊乱。高温季节时的缺水后果比低温时严重得多。

（二）水的过量

如果水摄入量超过水排出的能力，可出现体内水过量或引起水中毒。这种情况多见于疾病（如肾、肝、心脏疾病），当严重脱水且补水方法不当时也可发生。水摄入和排出均受中枢神经系统控制，水排出经肾、肺、皮肤及肠等多种途径调节，正常人一般不会出现水中毒。

四、水的需要量及来源

（一）水的需要量

正常情况下，机体每日水的摄入量和排出量大致相等，约 2500mL，使水的出入保持着动态平衡。影响人体需水量的因素很多，如代谢情况、年龄、体重、气温、体力活动等都会使人体对水的需求量产生很大差异。一般正常人每日每千克体重需水量约为 40mL，即体重 60kg 的成人每天需水量约为 2500mL，婴儿每千克体重的需水量为成人的 3～4 倍。在夏季或高温作业、剧烈运动等情况下，需水量会有较大的增加。

消化道、呼吸道、皮肤和肾脏是机体排水的四条途径，但以肾脏最为重要。肾脏的排尿作用是机体排出水分最主要的途径，一般人每日尿量的排出与饮食情况、生活环境、劳动强度等多种因素密切相关，如饮水过多，排尿可增加，出汗过多则尿量可减少。正常生理情况下，每日尿量约 1000～2000mL。通过尿液除排出体内过多的水分外，更重要的在于排出了许多代谢废物，每日约有 50g 的固体物质随尿排出，这就需要至少 500mL 以上的水才能将这些物质排出体外，若尿量过少，就会使废物储留体内从而造成不良后果，称为尿毒症。

（二）水的来源

饮水、食物中所含的水和体内生物氧化所产生的水为体内水的三个主要来源。普通成人每日饮水和从食物中所获得的水，平均约为 2200mL，蛋白质、脂肪、碳水化合物三大产热营养素生物氧化所产生的内水约 300mL，其中饮水量可因机体需要量及气温等环境的影响而有较大的变动。机体内应维持正常的水平衡，这种平衡一旦被破坏，就会带来严重后果。

第四章 各类食品的营养价值

食物种类繁多，在营养学上依其性质和来源，可大致归为三大类：①动物性原料，如畜、禽肉类、鱼、虾、乳、蛋及其制品等；②植物性原料，如粮谷类、豆类、蔬菜、水果、薯类和硬果等；③以天然食物制取的原料，如酒、糖、油、酱油和醋等。

各类食物的营养价值是指某种原料中所含的热能和营养素能满足人体需要的程度。各种食物由于所含的营养素和热能满足人体营养需要的程度不同，营养价值有高低之分。理想的高营养价值原料除含有人体必需的热能和营养素以外，还要求各种营养素的种类、数量、组成比例都符合人体的需要，并且易被消化、吸收。但需注意食物的营养价值不是绝对的，而是相对的。在评价食物的营养价值时必须注意以下几个问题：

① 食物的营养价值不能以一种或两种营养素的含量来决定，而必须看它在膳食整体中对营养平衡的贡献。一种食物，无论其中某些营养素含量如何丰富，也不能代替由多种食品组成的营养平衡的膳食。通常被称为"营养价值高"的食物往往是指多数人容易缺乏的那些营养素含量较高，或多种营养素都比较丰富的食物。因而，对食物营养的评价因膳食模式的改变而变化。

② 不同的食物中能量和营养素的含量不同，但同一种食物的不同品种、不同部位、不同产地、不同成熟程度、不同栽培方式之间也有相当大的差别。因此，食物成分表中的营养素含量只是这种食物的一个代表值。

③ 食物的营养价值受储存、加工和烹调的影响。有些食物经加工精制后会损失原有的营养成分，也有些食物经过加工烹调提高了营养素的吸收利用率，或经过营养强化、营养调配而改善了营养价值。

④ 食品的安全性是首要的问题。如果食品受到来自微生物或化学毒物的污染，其污染程度达到对人体造成明显可察觉的危害，则无法考虑其营养价值。

⑤ 食物的感官功能可以促进食欲，并带来饮食的享受，但加工食品的风味与其营养价值没有必然的联系，可以通过添加各种风味改良成分而达到吸引感官的效果。因此，片面追求感官享受往往不能获得营养平衡的膳食；食物的生理调节功能不仅与营养价值相关，还取决于一些非营养素的生理活性成分，与其营养价值的概念并非完全一致。

⑥ 食物除了满足人的营养需要之外，尚有社会、经济、文化、心理等方面的意义。食物的购买和选择取决于价格高低、口味嗜好、传统观念和心理需要等多种因素。

第一节 各类食物营养价值的评定和意义

一、各类食物营养价值的评定

各类食物营养价值的评定，主要从营养素的种类和含量、营养素的质量两个方面着手进行测算评价。

（一）营养素的种类和含量

各类食物中营养素的种类和含量，是评价其营养价值的前提。一般来说，食品所提供的热能和营养素越接近人体需要的水平，该食品的营养价值就越高。对食品进行营养价值评定时，可利用各种分析方法对食品所含营养素的种类进行分析，并确定其含量，另外，还可以通过查阅食物成分表来初步评定食物的营养价值。

（二）营养素的质量

营养素质量主要指食品中的营养素组成、营养素存在形式、被人体消化吸收及利用的程度等，例如蛋白质的氨基酸组成比例，组成脂肪的脂肪酸类型，维生素以结合型或是游离型存在等。食物营养素的组成越是符合人体需要模式，消化吸收及利用得越多，则其营养价值就越高。

了解食物营养素的质量，可进行动物喂养实验及人体临床观察，也可采用化学法分析测定。例如评定食物蛋白质质量时，除了测定食物蛋白质的氨基酸组成外，常用动物实验测定其蛋白质的消化率和利用率，通过与对照参考蛋白质比较分析，就可得出该种食物蛋白质质量的优劣。

（三）营养质量指数

目前，营养学上常以营养质量指数（index of nutritional quality，INQ）为指标，来评定食品的营养价值。营养质量指数（INQ）是指营养素密度与热能密度相适应的程度，即营养素密度与热能密度之比。营养素密度是指食品满足机体某种营养素需要的程度，为待测食品中某营养素含量与该营养素供给量标准之比。热能密度是指食品满足机体热能需要的程度，为待测食品所含的热能与热能供给量标准之比。

$$INQ = \frac{营养素密度}{热能密度} = \frac{某营养素含量/该营养素供给量标准}{所产生的热能/热能供给量标准}$$

INQ=1，表示食物中该营养素与热能含量达到平衡；INQ>1，说明食物中该营养素的供给量大于热能的供给量，食物的营养价值较高；INQ<1，说明食物中该营养素的供给量少于热能的供给量，食物的营养价值较低，长期食用此种食物，可能发生该营养素的不足或热能过剩。

以成年男子轻体力劳动者的营养素供给量为标准，计算100g鸡蛋中主要营养素的INQ值，见表4-1。

表4-1 鸡蛋中几种主要营养素的INQ

项目	热能	蛋白质	钙	铁	视黄醇	维生素 B_1	维生素 B_2	烟酸	维生素C
含量	710.6kJ/100g	14.7g/100g	55mg/100g	2.7mg/100g	432μg/100g	0.16mg/100g	0.31mg/100g	0.1mg/100g	—
供给量标准	10865kJ	80.0g	800mg	15.0mg	800μg	1.3mg	1.30mg	13mg	60mg
密度/%	6.54	18.4	6.88	18.0	54.0	12.3	23.85	0.77	0
INQ	—	2.81	1.05	2.75	8.26	1.88	3.65	0.12	0

由表中可见，在鸡蛋的几种主要营养素中，除烟酸和维生素C外，INQ都大于1，说明鸡蛋是一种营养价值较高的食物。

INQ的主要优点是可以对食品营养价值的优劣一目了然，是评定食品营养价值的一种简明指标。

二、评定食品营养价值的意义

评定食品营养价值的意义体现在以下几个方面：

（1）全面了解各种食品的天然组成成分，包括营养素、非营养素类物质、抗营养因子等，了解营养素的种类和含量，了解非营养素类物质的种类和特点，解决抗营养因子问题，以便趋利避害，有的放矢，充分利用食物资源。

（2）了解食品在收获、贮存、加工、烹调过程中食品营养素的变化和损失，以便于采取相应的有效措施来最大限度地保存食品中营养素含量，提高食品的营养价值。

（3）指导科学配膳，合理地选购食品和合理配制营养平衡膳食。

第二节　谷类食品的营养价值

谷类是禾本科植物的种子，种类很多，主要包括稻米、小麦、玉米、小米、高粱、燕麦等。它们可以被加工成各种食品，作为人们的主要食物。中国人的膳食中把谷类作为主食，是蛋白质和热能的主要来源。人体每日所需热能的约 $50\%\sim70\%$，蛋白质的 50% 以上，以及一些矿物质和 B 族维生素都是由谷类食品提供的。谷类在我国人民的膳食构成中占有重要地位。

一、谷粒的结构和营养素分布

各种谷粒除因品种不同而形态大小不一外，基本结构大致相似。谷粒的外壳是谷壳，主要是起保护谷粒的作用，一般在加工时被去除。谷粒去壳后其结构由谷皮、糊粉层、胚乳、胚芽四个部分组成。

（1）谷皮　为谷粒的最外层，约占谷粒质量的 $13\%\sim15\%$，主要由纤维素、半纤维素等组成，也含有一定量的蛋白质、脂肪、植酸、维生素及较多的矿物质，但完全不含淀粉。在磨粉、碾米时成为糠麸，作为饮料和高纤维食品的原料。

（2）糊粉层　位于谷皮与胚乳之间，约占谷粒质量的 $6\%\sim7\%$，含有较多的蛋白质、脂肪、矿物质和丰富的 B 族维生素，有重要的营养意义，但在高精度碾磨加工时，易与谷皮同时脱落而混入糠麸中，致使大部分营养素损失。

（3）胚乳　是谷粒的主要部分，占谷粒质量的 $80\%\sim90\%$，含有大量的淀粉和较多的蛋白质，蛋白质主要分布在胚乳的外周部分，越靠胚乳中心，蛋白质含量越低。胚乳中的脂肪、矿物质、维生素、粗纤维则很少。由于碳水化合物含量高，质地紧密，在碾磨过程中易先被碾碎，而胚乳是谷粒主要营养成分集中之处，加工时应尽量全部保留下来。

（4）胚芽　位于谷粒的一端，占谷粒质量的 $2\%\sim3\%$，富含蛋白质、脂肪、矿物质、B族维生素和维生素 E，营养价值很高。胚芽质地较软而有韧性，不易粉碎，但在加工时易与胚乳分离而损失。由于胚芽中酶的活性也强，如 α-麦芽淀粉酶、β-麦芽淀粉酶、蛋白酶等，而且脂肪也容易变质，加工时谷粒留胚芽多则易变质。此外，在胚芽和胚乳连接处含有丰富的维生素 B_1，谷类加工精度越高，维生素 B_1 的损失就越大。

二、谷类的化学组成与营养价值

（一）蛋白质

谷类所含的蛋白质在 $7\%\sim16\%$ 左右，因品种、气候、产地及加工方法的不同而有所差异，主要由谷蛋白、白蛋白、醇溶蛋白、球蛋白组成。不同谷类中各种蛋白质所占的比例不同，见表 4-2。

表 4-2　几种谷类的蛋白质组成　　　　　　　　　　单位：%

谷类	白蛋白	球蛋白	醇溶蛋白	谷蛋白
大米	5	10	5	80
小麦	3～5	6～10	40～50	30～40
大麦	3～4	10～20	35～45	35～45
玉米	4	2	50～55	30～45
高粱	1～8	1～8	50～60	32

谷类蛋白质的必需氨基酸组成不平衡，赖氨酸含量少，苏氨酸、色氨酸、苯丙氨酸及蛋氨酸的含量偏低，而亮氨酸又过剩。谷类蛋白质一般都以赖氨酸为第一限制氨基酸，第二限制氨基酸为苏氨酸（玉米为色氨酸），生物价一般较低，大米为77，小麦67，大麦64，玉米60，高粱56，谷类蛋白质的营养价值低于动物性食品。

由于谷类在膳食中所占比例较大，是膳食蛋白质的重要来源。为改善谷类蛋白质的营养价值，常采用第一限制性氨基酸进行强化，或以蛋白质互补的方法来提高谷类蛋白质的营养价值。如面粉用0.2%~0.3%的赖氨酸强化，或加入适量的大豆粉，其蛋白质生物价可显著提高。此外，也可利用基因工程方法改善谷类蛋白质的氨基酸组成，来提高其营养价值，如将高赖氨酸玉米品种中的醇溶蛋白含量降低而其他蛋白含量增加，因为一般白蛋白和球蛋白中含较多赖氨酸，醇溶蛋白和谷蛋白中则含赖氨酸较少而含亮氨酸较多，特别是醇溶蛋白中赖氨酸含量极少，所以玉米中的赖氨酸和色氨酸含量显著提高而亮氨酸则明显降低，从而改善了玉米蛋白质的氨基酸构成，使玉米蛋白质的营养价值明显提高。

（二）脂肪

谷类脂肪含量很低，多在2%以下，但玉米和小米中可达4%，主要是集中在糊粉层和胚芽中，其中不饱和脂肪酸含量很高，主要为油酸、亚油酸和棕榈酸，并含有少量的磷脂、糖脂等，质量较好。从玉米和小麦胚芽中提取的胚芽油，80%为不饱和脂肪酸，其中亚油酸为60%，具有降低血清胆固醇、防止动脉粥样硬化的作用，是营养价值较高的食用油。

（三）碳水化合物

谷类的碳水化合物主要是淀粉，集中在胚乳的淀粉细胞内，含量在70%以上，此外还有糊精、戊聚糖及少量可溶性糖（葡萄糖和果糖）等。淀粉经烹调加工后，在人体内的消化吸收率很高，是人类最理想、最经济的热能来源，也是我国膳食能量供给的主要来源。谷类中含有的可溶性糖可为酵母菌发酵所利用，在食品加工中具有一定的意义。

谷类中的淀粉在结构上可分为直链淀粉和支链淀粉，分别约占20%~30%和70%~80%，其含量因品种而异，可直接影响食用风味。直链淀粉易溶于水，较黏稠，易消化，支链淀粉则相反，如糯米的淀粉几乎全为支链淀粉，胀性小而黏性强，不易消化吸收；籼米中直链淀粉多，米饭胀性大而黏性差，较易消化吸收。现代遗传育种技术可以提高谷类中的直链淀粉含量，已培育出直链淀粉含量高达70%的玉米新品种。

（四）维生素

谷类是人体所需B族维生素的重要来源，如维生素B_1、维生素B_2、维生素B_6、烟酸、泛酸等，其中以维生素B_1、烟酸含量为最高，主要集中在胚芽和糊粉层中，胚芽中还含有较丰富的维生素E。因此，谷类加工越细，保留的胚芽和糊粉层越少，维生素的损失就越多。玉米中含烟酸较多，但主要为结合型，不易被人体吸收利用，只有在碱性环境下才能变成游离型烟酸，被人体吸收利用。黄色玉米和小米中还含有少量的β-胡萝卜素。

（五）矿物质

谷类中矿物质含量在1.5%~3%，其分布常和纤维素平行，主要是在谷皮和糊粉层中。其中主要是磷和钙，但是多以植酸盐形式存在，不易为人体消化吸收。谷类中还含有铁、锌、铜及钾、镁、氯等元素，但铁含量很少。

第三节　豆类及其制品的营养价值

豆类分大豆类（黄豆、黑豆和青豆）和其他豆类（包括豌豆、扁豆、蚕豆、绿豆、小豆、芸豆等）。大豆中含有较高的蛋白质，脂肪含量中等，碳水化合物含量相对较低；其他豆类中蛋白质含量中等，碳水化合物含量较高而脂肪含量较低。豆制品是由大豆或绿豆等原料制作的半成品，如豆浆、豆腐、豆腐干等。

一、大豆的化学组成与营养价值

（一）蛋白质

大豆中含有 35%～40% 的蛋白质，蛋白质氨基酸组成和动物蛋白相似，含有丰富的赖氨酸和亮氨酸，只有蛋氨酸略低，其余氨基酸接近人体需要之比值，故是谷类蛋白质的理想氨基酸互补食品。大豆蛋白质中含有丰富的天冬氨酸、谷氨酸和微量胆碱，对脑神经系统有促进发育和增强记忆的作用。

（二）脂肪

大豆含脂肪 15%～20%。大豆脂肪中，不饱和脂肪酸高达 85%（亚油酸达 50% 以上）。还含有较多的磷脂（卵磷脂约 29%，脑磷脂约 31%），常被推荐为防治冠心病、高血压、动脉粥样硬化等疾病的理想食品。大豆油的天然抗氧化能力强，是优质食用油。

（三）碳水化合物

大豆中碳水化合物的含量为 20%～30%，有纤维素、半纤维素、果胶、甘露聚糖等，以及蔗糖、棉籽糖、水苏糖等，几乎完全不含淀粉或含量极微。大豆碳水化合物中约有一半是人体不能消化吸收的棉籽糖和水苏糖，存在于大豆细胞壁中，人体肠道内的微生物能作用于棉籽糖和水苏糖等发酵而产酸产气，引起腹胀，故称之为"胀气因子"。

（四）维生素

大豆中 B 族维生素的含量较高，如 100g 大豆含 0.79mg 维生素 B_1、0.25mg 维生素 B_2，比谷类的含量高。大豆中含有具有较强抗氧化能力的维生素 E，还含有维生素 K 和胡萝卜素等。

（五）矿物质

大豆中富含钙、铁、镁、磷、钾等，是一类高钾、高镁、低钠食品。大豆中含铁量虽高，但其吸收率却较低。

二、大豆中的抗营养因素

大豆中含有一些抗营养因素，会影响人体对某些营养素的消化吸收。

大豆中存在有许多种蛋白酶抑制剂，可抑制胰蛋白酶、胃蛋白酶、糜蛋白酶等多种蛋白酶的活性，妨碍蛋白质的消化吸收，使蛋白质的生物利用率降低。因此，必须对大豆中的蛋白酶抑制剂进行钝化后方可食用。如采用常压蒸汽加热 15～20min，或将大豆在水中浸泡使之含水量达 60% 后，再用水蒸气蒸 5min，即可钝化生大豆中的抗胰蛋白酶因子。

大豆中的脂肪氧化酶是产生豆腥味及其他异味的主要酶类，采用 95℃ 以上温度加热 10～15min，再经乙醇处理，即可使大豆中的脂肪氧化酶钝化而脱去豆腥味。

对于棉籽糖和水苏糖等胀气因子，可利用大豆加工制成豆制品如豆腐、腐乳等时将之除去。豆芽中胀气因子的量减少很多。

大豆中存在的植酸可与锌、钙、镁、铁等螯合而影响它们的吸收利用，可将 pH 值控制在 4.5～5.5，在此条件下，35%～75% 的植酸可溶解，且对蛋白质影响不大。

在生大豆中还含有抗维生素物质，可抑制某些维生素的吸收利用。大豆中的植物红细胞凝集素是一种能凝集人和动物红细胞的蛋白质，影响可动物的生长，加热可将之破坏。大豆中的皂苷类物质，曾经被认为对人体有毒害作用，但目前的研究发现，皂苷类物质对降血脂和血胆固醇有协助作用。

三、豆制品的营养价值

传统大豆制品以豆腐为代表，食用更为方便，而且去除了大部分抗营养因子。

豆制品富含蛋白质，其含量与动物性食品相当。例如，豆腐干的蛋白质含量相当于牛肉，达20%左右；豆浆和豆奶的蛋白质含量在2%左右，与牛奶大致相当；水豆腐的蛋白质含量在5%～8%，腐竹的蛋白质含量达45%～50%。同时，豆制品中含有一定量的脂肪，其中富含必需脂肪酸和磷脂，不含胆固醇，是肉类食品的良好替代物。部分传统豆制品的营养素含量见表4-3。

表 4-3　一些传统豆制品的部分营养素含量

名称	蛋白质 /(g/100g)	脂肪 /(g/100g)	维生素B$_1$ /(mg/100g)	维生素B$_2$ /(mg/100g)	钙 /(mg/100g)	铁 /(mg/100g)	锌 /(mg/100g)
内酯豆腐	5.0	1.9	0.06	0.03	17	0.8	0.55
北豆腐	12.2	48	0.05	0.03	138	2.5	0.63
油豆腐丝	24.2	17.1	0.02	0.09	152	5.0	2.98
素什锦	14.0	10.2	0.07	0.04	174	6.0	1.25
腐竹	44.6	21.7	0.13	0.07	77	16.5	3.69

豆腐制品加工中，往往带来矿物质含量的提高。大豆本身含钙较多，而豆腐常以钙盐（石膏）或镁盐（卤水）为凝固剂，因此豆腐是膳食中钙、镁元素的重要来源；大豆中的微量元素基本上都保留在豆制品中。但是，豆腐加工中也有一部分B族维生素溶于水而损失，其中部分原因是加热降解，而大部分是凝固时随析出的水分流失。

第四节　蔬菜、水果的营养价值

新鲜蔬菜、水果中含有大量的水分，维生素和矿物质含量尤为丰富，并含有丰富的酶类，另外还含有各种有机酸、芳香物质、色素和较多的纤维素及果胶物质等成分，具有良好的感官性状，能促进人们的食欲和帮助消化。蔬菜和水果中的蛋白质和脂肪含量很低，碳水化合物含量不高，除少部分外，一般不能作为热能和蛋白质来源。

一、蔬菜、水果的化学组成与营养价值

（一）碳水化合物

蔬菜、水果中所含碳水化合物包括淀粉、可溶性糖、纤维素和果胶物质等，其含糖的种类和数量因其种类和品种不同而有较大差异。水果中的浆果类（如葡萄、猕猴桃）以含葡萄糖和果糖为主，柑橘类（如柑、橘）、核果类（如桃、李、杏）以含蔗糖为主，仁果类（如苹果、梨）则是以含果糖为主。蔬菜中的胡萝卜、南瓜、西红柿等含糖量较多，以单糖和双糖为主，而藕类、芋类、薯类则含淀粉等多糖较多。薯类在某些地区是作为主食食用的，在人群膳食中占有较大比重，是热能的主要来源。

蔬菜、水果中所含的纤维素、半纤维素和果胶物质等是人们膳食纤维的主要来源，有利于人体胃肠道的健康。果胶物质是以原果胶、果胶和果胶酸三种形式存在于水果中，随着果实成熟度的不同而转化，不同形式的果胶具有不同的特点。蔬菜中含果胶丰富的有西红柿、胡萝卜、南瓜等，水果中含果胶丰富的有山楂、苹果、柑橘等，果胶加适量的糖和酸进行加热可形成凝胶，利用果胶的这一性质可进行果酱、果冻的加工，果胶的含量及质量的高低对

果酱加工有重要的意义。

（二）维生素

蔬菜、水果中含有丰富的维生素，其中含量最丰富的是维生素 C 和胡萝卜素。

蔬菜中维生素 C 的分布，以代谢比较旺盛的组织器官（叶、茎及花）内含量最为丰富，同时它与叶绿素的分布也是平行的。一般来说，深色蔬菜的维生素 C 含量较浅色蔬菜要高。维生素 C 一般在绿叶蔬菜中含量最为丰富，其次是根茎类蔬菜，瓜类蔬菜中的含量则相对较少，但在苦瓜中的含量却较高。常见的含维生素 C 较多的蔬菜有青椒、花菜、雪里蕻等。在食用水果中，含维生素 C 最丰富的有新鲜大枣，每 100g 新鲜大枣中维生素 C 含量可高达 243mg，此外山楂、柑橘、草莓中也含有较为丰富的维生素 C。

胡萝卜素在各种绿色、黄色及红色蔬菜中含量较多，尤其是深绿色叶菜。胡萝卜素含量与蔬菜颜色有关，凡绿叶菜和橙黄色菜都有较多的胡萝卜素。在我国的膳食结构中，动物性食物较少，缺少直接的维生素 A 来源，故主要靠蔬菜中的胡萝卜素提供。相对蔬菜而言，水果中胡萝卜素含量较少，水果中含胡萝卜素较多的有山楂、芒果、杏、橘子等。

蔬菜中维生素 B_2 含量不算丰富，但却是我国居民维生素 B_2 的重要来源。维生素 B_2 在一般绿叶菜中含量相对较多，如空心菜、苋菜、油菜、菠菜、雪里蕻等，但并不十分丰富。任何一类食品中的维生素 B_2 都不能充分满足人体的需要，必须由多种食品供给，除了动物内脏、豆类、杂粮、粗粮中维生素 B_2 较多外，新鲜蔬菜也是一个重要来源。

（三）矿物质

蔬菜、水果中含有丰富的钙、磷、铁、钾、钠、镁、锰等，是人体中矿物质的重要来源，对维持体内酸碱平衡起重要作用。在油菜、苋菜、雪里蕻、菠菜、芹菜、胡萝卜、洋葱等中都含有较多的铁和钙。各种蔬菜中，以叶菜类含无机盐较多，尤以绿叶菜更为丰富，一般 100g 绿叶蔬菜中含铁 1～2mg，含钙 100mg 以上。但蔬菜中存在的草酸、植酸、磷酸等有机酸会影响钙、铁的吸收，使蔬菜中钙、铁的利用率降低，而且草酸还会影响其他食物中钙、铁的吸收。草酸能溶于水，因此在食用含草酸较多的蔬菜时可将蔬菜先在开水中烫一下，可去除部分草酸，有利于钙、铁的吸收。水果中钙、铁的含量一般不如蔬菜，但水果中（特别是在香蕉中）含有丰富的钾。

（四）水

在所有食品中，蔬菜、水果的含水量最高。一般蔬菜的含水量在 60％～90％，水果的含水量在 70％～90％，西瓜的含水量高达 96％，干果的含水量 4％左右。蔬菜、水果中的水大部分以游离水的形式存在，正常的含水量是衡量蔬菜、水果鲜嫩程度的重要质量特征。当蔬菜、水果中正常的含水量降低时，不仅会失去鲜嫩的特点，甚至其营养价值也随之降低。蔬菜、水果越是鲜嫩多汁，其品质越高，营养价值越好。

（五）有机酸

水果中常含有各种有机酸，如苹果酸、柠檬酸、酒石酸、醋酸等，它们与糖配合共同形成独特的水果风味，能刺激人体消化液的分泌，增进食欲，帮助消化。柠檬酸还可参与体内的三羧酸循环，构成机体重要代谢物质。有机酸能使食物保持一定的酸度，对维生素 C 的稳定性具有保护作用。有机酸的含量因水果的种类、品种和成熟度不同而有较大的变化。柑橘类和浆果类中柠檬酸含量高，且与苹果酸共存；葡萄中酒石酸含量高；仁果类中苹果酸含量高；未成熟的水果中多含琥珀酸和延胡索酸。蔬菜中含有机酸比较少，主要为乳酸和琥珀酸，一般蔬菜均含有草酸，如菠菜、竹笋等中含有较多的草酸。

（六）芳香物质、色素及单宁

蔬菜、水果中常含有各种芳香物质和色素，使食品具有特殊的香味和颜色，并赋予蔬菜、水果以良好的感官性状。

芳香物质为油状挥发性化合物，也称为精油，主要成分一般为醇、酯、醛和酮等，有些植物的芳香物质是以糖苷或氨基酸状态存在的，如大蒜油，须经酶的作用分解为精油才有香气。芳香物质对刺激食欲、帮助消化有较好作用。由于芳香物质的成分不同，可表现出不同果实特有的芳香气味，如苹果中含有乙酸戊酯和微量苹果油，柑橘中有柠檬醛、癸醛、松油醇等，大蒜中有硫化二丙烯，姜中则含有姜酮。

蔬菜、水果中含有各种不同的色素物质，共有三大类：吡咯色素、酚类色素和多烯色素，主要有叶绿素、类胡萝卜素、花青素、花黄素等，可表现出多种色彩，对食欲有一定的促进作用。蔬菜、水果固有的色泽是品种的特征，是鉴定果实品质的重要指标。

水果中单宁物质的存在较为广泛，尤其是在未成熟的果实中，如生柿子中单宁含量很高，每100g果肉中含单宁0.5～2g。单宁为酚类物质，极易氧化而产生褐色物质，去皮的苹果易在空气中变成褐色，就是苹果中的单宁在多酚氧化酶的催化作用下与空气中的氧发生酶褐变所致，对苹果的风味和色泽有很大的影响。单宁含量越高，与空气接触时间越长，变色就越深。蔬菜中单宁含量很少，但对风味却有很大的影响。含有较多的单宁还会对蛋白质的消化及钙、铁、锌等矿物元素的吸收有不利影响。

二、蔬菜和水果中的抗营养因素

蔬菜和水果中含有一些抗营养因素，主要有以下几种：

（一）毒蛋白

毒蛋白中比较常见的是植物红细胞凝集素，主要存在于扁豆等荚豆类蔬菜中。在豆类和马铃薯中还含有一类毒蛋白，具有蛋白酶抑制作用，存在的范围广，能抑制胰蛋白酶的活性，影响人体对蛋白质的消化吸收；菜豆和芋头中还含有淀粉酶的抑制剂，因此，应禁忌食用未熟透的豆类和薯芋类食物。

（二）毒苷类物质

蔬菜、水果中含有一些毒苷类物质。氰苷类存在于很多可食的植物中，特别是在豆类、仁果类水果的果仁、木薯的块根中含量比较高。在酸或酶的作用下，氰苷类可水解产生氢氰酸，它对细胞色素具有强烈的抑制作用，具有比较大的危害性。

（三）皂苷

皂苷能与水生成溶胶溶液，搅动时会像肥皂一样产生泡沫。皂苷有溶血作用，主要有大豆皂苷和茄碱两种，前者无明显毒性，后者则有剧毒。茄碱主要存在于茄子、马铃薯等茄属植物中，分布在表皮，虽然含量并不是很高，但多食以后会引起喉部、口腔瘙痒和灼热感。需要注意的是，即使煮熟茄碱也不会被破坏。

（四）草酸

草酸几乎存在于一切植物中，但有些植物中含量比较高，例如菠菜中草酸的含量为0.3％～1.2％，食用大黄中草酸的含量为0.2％～1.3％，甜菜中的含量为0.3％～0.9％。有些蔬菜，例如莴苣、芹菜、甘蓝、花椰菜、萝卜、胡萝卜、马铃薯、豌豆等草酸的含量只有上述蔬菜中草酸的10％～20％。草酸对食物中各种无机盐，特别是钙、铁、锌等的消化和吸收有明显的抑制作用。

（五）亚硝酸盐

一些蔬菜中的硝酸盐含量比较高，施用硝态化肥会使蔬菜中的硝酸盐含量增加，蔬菜在腐烂时也极易形成亚硝酸盐，而新鲜蔬菜若存放在潮湿和温度过高的地方也容易产生亚硝酸盐，腌菜时放盐过少、腌制时间过短都有可能产生亚硝酸盐。亚硝酸盐食用过多会引起急性食物中毒，产生肠原性青紫症；长期少量摄入也会对人体产生慢性毒性作用，特别是亚硝酸盐在人体内与胺结合，产生亚硝胺时，有致癌作用。

（六）生物碱

鲜黄花菜中含有秋水仙碱。秋水仙碱本是无毒的，但经肠道吸收后在体内氧化成二秋水仙碱，具有很大的毒性作用。秋水仙碱可溶解于水，因而通过焯水、蒸煮等过程会减少其在蔬菜中的含量，降低对人体的毒性。

三、菌、藻类的营养价值

（一）菌类的营养价值

食用菌是指供人类食用的真菌，种类很多，包括野生和人工栽培两大类。全世界已知的食用菌约 2000 种。其中有 100 多种被驯化，用于人工栽培的 60 多种。常见的有蘑菇、香菇、草菇、银耳、黑木耳、竹荪、金针菇、平菇、猴头菇、牛肝菌等品种。

食用菌味道鲜美，营养丰富。食用菌中蛋白质含量丰富，新鲜蘑菇中含蛋白质 3%～4%，干菇类达 40% 以上，大大超过鱼、肉、蛋中的蛋白质含量，而且蛋白质的氨基酸组成比较均衡，必需氨基酸含量占蛋白质总量的 60% 以上。食用菌的脂肪含量很低，约 1%，是理想的高蛋白低脂肪食品。食用菌还含有丰富的维生素 C、B 族维生素（尤其是维生素 B_1、维生素 B_2）以及丰富的钙、镁、铜、铁、锌、硒等多种矿物质元素。

食用菌不仅风味独特，而且很多种类还具有特殊的保健作用。大多数食用菌有降血脂的作用，如木耳含有卵磷脂、脑磷脂和鞘磷脂等，对心血管和神经系统有益。食用菌的糖类以多糖为主，如香菇多糖、银耳多糖等，能够提高机体的免疫能力，抑制肿瘤的生长，加强机体对肿瘤细胞的排斥作用，对人体健康有重要意义。因此，食用菌被誉为世界现代保健食品之一。

（二）藻类的营养价值

海藻是在海洋里生长的蔬菜，目前已有 70 多种，如海带、紫菜、裙带菜、发菜等可供食用。海藻含有蛋白质、糖类、褐藻酸、甘露醇、胆碱、纤维素和钙、磷、钾、钠、镁、碘、锰、锌、钴、硒、铜、硅等无机盐和多种维生素。实践证明，沿海地区居民常吃富含碘的海藻食物，不仅很少患甲状腺疾病，其他如心血管疾病、肿瘤和肝病等的发病率也很低。海藻还有抗放射性污染的作用。海带在日本备受重视，日本医学专家认为海带有重要的食疗作用，如抗癌、降血压、预防动脉硬化和便秘、防止血液凝固和甲状腺肿、维持钾钠平衡以及减肥等作用。海藻食物货源充足，不受季节影响，价格也很便宜，加之食法多样，深受人们欢迎，在膳食中应当有计划地选择食用。

第五节　水产类和肉类的营养价值

水产类和肉类食物含有大量的优质蛋白质、丰富的脂肪、无机盐和维生素，具有很高的营养价值，易于消化吸收，热能较高，且味道鲜美，在人们的膳食结构中占有重要的地位。

一、水产类的化学组成与营养价值

水产类食品主要是各种鱼类，还包括虾、蟹、贝类等水产品。

（一）蛋白质

鱼类蛋白质含量为 15%～20%，利用率可达 85%～90%，其蛋氨酸、苏氨酸和赖氨酸含量较丰富，是优质蛋白质的良好来源。鱼类的肌肉组织纤维细短，间质较少，水分含量高，故组织柔软细嫩，比畜、禽肉更易消化。鱼汤中含氮浸出物较多，味道鲜美，能刺激胃液分泌，促进食欲。

（二）脂肪

鱼类脂肪的含量一般为 $3\%\sim5\%$，鱼脂肪多由不饱和脂肪酸组成。海鱼中不饱和脂肪酸比例高达 $70\%\sim80\%$，熔点低，消化吸收率达 95% 左右。鱼油中的不饱和脂肪酸对防治动脉硬化和冠心病有较明显的效果。鱼类胆固醇含量一般为 $60\sim114mg$，鱼籽、虾籽和蟹黄中胆固醇含量高达 $354\sim940mg$。

（三）无机盐

鱼类一般无机盐含量为 $1.1\sim2.6g$，稍高于畜禽肉。鱼、虾类的钙含量丰富，如虾皮含钙达 $1000mg/100g$ 左右。海产品中还含有丰富的碘。

（四）维生素

鱼油和鱼肝油是维生素 A 和维生素 D 的重要来源，也是维生素 E 的一般来源。鱼类中维生素 B_1、维生素 B_2、烟酸等的含量也较高，而维生素 C 的含量则很低。一些生鱼中含有硫胺素酶，会使鱼中的维生素 B_1 被破坏，可通过加热来破坏硫胺素酶的活性。

（五）水

鱼类中含有较多的水分，约 $70\%\sim80\%$，水的含量往往同脂肪的含量互为增减，两者之和约为 80%。以结合水为主，游离水较少，但蛋白质的分解可导致结合水量的降低。

二、肉类的化学组成与营养价值

肉类是指来源于热血动物且适合人类食用的所有部分的总称。肉类包括畜肉和禽肉，畜肉是指猪、牛、羊、兔、马等牲畜的肌肉、内脏及其制品，禽肉是指鸡、鸭、鹅、鸽、鹌鹑等的肌肉、内脏及其制品。肉类主要是提供优质蛋白质、脂肪、矿物质和维生素，其营养成分的分布与动物的种类、品种、年龄、性别、部位、肥瘦程度及饲养情况等有很大关系。肉类的种类虽然很多，但其组织结构特性基本相同，一般是由肌肉组织、脂肪组织和结缔组织构成。

（一）蛋白质

肉类中的蛋白质含量约为 $10\%\sim20\%$，主要是肌浆蛋白（$20\%\sim30\%$）、肌原纤维蛋白（$40\%\sim60\%$）和间质蛋白（$10\%\sim20\%$）。肉类蛋白质含有人体所需的各种必需氨基酸，其氨基酸模式与人体比较接近，其中苯丙氨酸、蛋氨酸较人体需要量低。肉类蛋白质的生物价一般都在 80% 以上，且易消化吸收，所以营养价值很高。间质蛋白又称结缔组织，主要由胶原蛋白和弹性蛋白构成，有连接和保护机体组织的作用，结缔组织为不完全蛋白质，其色氨酸、酪氨酸、蛋氨酸含量很少，营养价值低且不易消化。

肉类的蛋白质主要存在于动物的肌肉组织和结缔组织中，约占动物总重量的 $10\%\sim20\%$。在畜肉中，猪肉的蛋白质含量平均在 13.2% 左右，牛肉为 20%，羊肉约 17%；在禽肉中，鸡肉的蛋白质含量较高，约为 20%，鸭肉为 16%，鹅肉约 18%。一般来说，心、肝、肾等内脏器官的蛋白质含量较高。

肉类中含有可溶于水的含氮浸出物，包括肌凝蛋白原、肌肽、肌酸、肌苷、嘌呤、尿素和氨基酸等非蛋白含氮浸出物，经烹调后，一些浸出物溶出，使肉汤具有鲜味。成年动物中的含氮浸出物要比幼年动物高。禽肉的质地较畜肉细嫩且含氮浸出物多，所以禽肉炖汤的味道要比畜肉更鲜美。

（二）脂肪

肉类的脂肪含量约为 10%～30%，大多蓄积于皮下、肠系膜、心、肾周围以及肌肉间，其含量因动物的种类、肥瘦程度及部位不同而有很大的变化，如肥猪肉中脂肪含量高达 90%，猪五花肉中脂肪含量为 35.3%，猪里脊肉含脂肪 7.9%。不同的畜禽肉中脂肪含量不同，脂肪酸的种类也不同，畜肉中脂肪含量较多，以饱和脂肪酸为主，熔点高，不易被机体消化吸收；禽肉中的脂肪含量要较畜肉少，熔点低，含有 20% 左右的亚油酸等不饱和脂肪酸，易于消化吸收，所以禽肉的营养价值要高于畜肉。另外，在动物的脑、内脏和脂肪中含有较多的胆固醇，应注意避免过多摄入而影响健康。

（三）碳水化合物

肉中的碳水化合物主要是以动物淀粉（即糖原）的形式作为储备能源存在于肌肉和肝脏中，含量极少，约占动物体重的 5%。动物宰杀后在保存过程中，糖原在酶的作用下酵解形成乳酸，糖原含量迅速下降，乳酸相应增多，pH 值降低，使肉的酸性增强，有利于肉的嫩化。

（四）矿物质

肉中的矿物质含量约为 0.8%～1.2%，瘦肉中的含量高于肥肉，内脏高于瘦肉。铁和磷的含量较多，并含有一定量的铜。磷的含量约为 150mg/100g，铁的含量约为 5mg/100g。铁主要以血红素形式存在，消化吸收率很高，以猪肝最为丰富。钙的含量虽然不高，约为 7.9mg/100g，但吸收利用率很高。

（五）维生素

肉中含有多种维生素，主要以 B 族维生素和维生素 A 为主，内脏中含量比肌肉中多，尤以肝脏中含量最为丰富，特别富含维生素 A 和维生素 B_2。在禽肉中还含有较多的维生素 E。

第六节　乳及乳制品的营养价值

一、牛乳的化学组成与营养价值

牛乳中各种营养成分一般情况下比较稳定，但也会受季节、牛的品种、饲料、产乳期等因素的影响而发生变化。

（一）蛋白质

牛乳中的蛋白质含量比较稳定，平均为 3%，主要有酪蛋白、乳白蛋白和乳球蛋白。其中，酪蛋白的含量最多，占蛋白质总量的 81% 左右。酪蛋白为结合蛋白，与钙、磷等结合而形成酪蛋白胶粒存在于乳中，使乳具有不透明性。酪蛋白在皱胃酶的作用下生成副酪蛋白，加入过量的钙可形成不溶性的副酪蛋白盐的凝胶块，可利用此性质来生产乳酪。乳中的乳白蛋白为热敏性蛋白，受热时发生凝固而对酪蛋白有保护作用。乳球蛋白与机体的免疫有关，一般在初乳中的含量高于正常乳中的含量。

牛乳蛋白质为优质蛋白质，生物价为 85，容易被人体消化吸收。牛乳中还含有谷类食品的限制性氨基酸，可作为谷类食品的互补食品。

（二）脂肪

牛乳含脂肪约 2.8%～4.0%，以微细的脂肪球状态分散于牛乳中，每毫升牛乳中约有脂肪球 20 亿至 40 亿个，平均直径为 3μm。牛乳脂肪的熔点要低于体温，因此极易消化，消化吸收率一般可达 95% 左右。牛乳脂肪中脂肪酸的种类要远比其他动植物的脂肪酸多，组成复杂，一些短链脂肪酸如丁酸、己酸、辛酸等含量较高，约占 9%，是牛乳风味良好及易消化的原因。牛乳中油酸占 30%，亚油酸和亚麻酸分别占 5.3% 和 2.1%，硬脂酸和软脂酸约占 40%，此外还含有少量的卵磷脂、脑磷脂和胆固醇等。

（三）碳水化合物

牛乳中的碳水化合物主要为乳糖，其余为少量的葡萄糖、果糖和半乳糖。乳糖是哺乳动物乳汁中所特有的糖，在牛乳中含量约为 4.6%。乳糖具有调节胃酸、促进钙的吸收、促进胃肠蠕动和消化腺分泌的作用，也为婴儿肠道内双歧杆菌的生长所必需。

在肠道中乳糖可以为乳糖酶作用，分解为葡萄糖和半乳糖供人体吸收利用。婴儿出生后，消化道内含有较多的乳糖酶，但随着年龄的增长，乳类食品食用量的减少，乳糖酶的活性和含量也逐渐下降。当人食用乳及乳制品时，由于体内乳糖酶的含量和活性过低，使乳中的乳糖不能被分解成葡萄糖和半乳糖为人体吸收，而被肠道细菌分解，转化为乳酸，并伴有胀气、腹泻等症状，称之为乳糖不耐症。另外，乳糖的甜度很低，仅为蔗糖的 1/6，而且牛乳中乳糖含量要比人乳中少。在生产乳制品时可事先添加乳糖酶使乳糖分解，这样既可增加牛乳制品的甜度，又可防止乳糖不耐症的发生。此外，还可通过在一定时期内坚持食用乳制品以促进机体产生乳糖酶的方法，来克服乳糖不耐症。

（四）矿物质

牛乳中含有丰富的矿物质，是动物性食品中唯一的碱性食品。牛乳中的钙 20% 以酪蛋白酸钙复合物的形式存在，其他矿物质也主要是以与蛋白质结合的形式存在的。牛乳中的钙、磷不仅含量高而且比例适宜，并有维生素 D、乳糖等促进吸收因子，吸收利用效率高，特别有利于骨骼的形成。因此，牛乳是膳食中钙的最佳来源。如果不常食用乳类，平日膳食中的钙很难达到推荐的摄入量。此外，牛乳中的钾、钠、镁等元素含量也较多。

牛乳中的矿物质虽然丰富，但是铁、铜等元素的含量较少，因此必须从其他食物中获取足够的铁。婴儿在 4 个月后需要补充铁，以补充乳中铁的不足。

（五）维生素

牛乳中含有人体所需的各种维生素，但其含量却因季节、饲养条件及加工方式的不同而变化较大。在放牧期牛乳中维生素 A、胡萝卜素、维生素 C 的含量明显高于冬春季的棚内饲养，而且由于日照时间长，维生素 D 的含量也相应增加。另外，牛乳也是 B 族维生素的良好来源，特别是维生素 B_2，但瓶装牛乳在光照下较长时间存放可使牛乳中的维生素 B_2 被分解破坏。维生素 A、维生素 D 等脂溶性维生素存在于牛乳的脂肪部分中，因此，脱脂乳中的脂溶性维生素含量会有显著的下降，需要进行营养强化。在鲜乳中仅含少量的维生素 C，但经消毒处理后所剩无几。

二、乳制品的营养价值

（一）炼乳

炼乳为浓缩乳的一种，分为淡炼乳和甜炼乳。淡炼乳是新鲜牛乳在低温真空条件下浓缩，除去约 2/3 的水分，再经加热灭菌而成，为无糖炼乳。由于进行均质操作，使脂肪球被击破与蛋白质结合，而且食用后在胃酸和凝乳酶的作用下可形成柔软的凝块，所以淡炼乳比牛乳更易消化，按适当的比例稀释后，营养价值基本与鲜乳相同，适于婴儿食用。另外，因蛋白质在加工时发生了改变，也适于对鲜乳过敏的人食用。但工艺过程中的高温灭菌，可导致赖氨酸有一定损失，维生素遭受部分破坏，可用维生素进行强化。

甜炼乳是在鲜乳中加入约 16% 的蔗糖后按上述工艺制成。利用蔗糖渗透压的作用以抑制微生物的生长繁殖，使成品保质期较长，甜炼乳中蔗糖浓度可达 45% 左右。由于糖分高，使用前需加大量水冲淡，造成其他营养素浓度下降，不宜供婴儿食用。

（二）乳粉

乳粉是由鲜乳经脱水、喷雾干燥而制成。成品溶解性能好，营养成分保存较好，蛋白质的消化性有所改善，但对热敏感的营养素如维生素 C、维生素 B_1 等会有损失。根据食用目的不同，可分为全脂乳粉、脱脂乳粉、调制乳粉。由于加工方法不同，其营养成分也有一定的差异。

脱脂乳粉与全脂乳粉的区别在于：脱脂乳粉是将鲜乳中的脂肪经离心脱去成而成的产品，因而脱脂乳粉中脂溶性维生素损失较大，但适于供腹泻婴儿及需要少油膳食的患者食用。

调制乳粉又称母乳化乳粉，是以牛乳为基础，参照母乳的营养组成模式和特点，在营养素组成上加以调制和改善，更适合于婴幼儿的生理特点和需要。调制乳粉主要是减少了乳粉中酪蛋白、甘油三酯、钙、磷和钠的含量，添加了乳清蛋白、亚油酸和乳糖，并强化了维生素 A、维生素 D、维生素 B_1、维生素 B_2、维生素 C、叶酸以及铁、铜、锌、锰等微量元素。

（三）酸乳

酸乳是在消毒鲜乳中接种乳酸菌并使其在控制条件下生长繁殖而制成。经乳酸菌发酵后，乳糖转化为乳酸，乳糖量的减少，使乳糖酶活性低的成人易于食用，可防止乳糖不耐症的发生，而且乳酸的存在也增加了人体对钙、磷、铁的吸收率；乳酸菌中的乳酸杆菌和双歧杆菌为肠道益生菌，在肠道中可抑制肠道腐败菌的生长繁殖，防止腐败胺类产生，对维护人体的健康有重要作用；在乳酸杆菌的作用下，使酪蛋白发生一定程度的降解，部分乳脂发生分解，更易消化吸收和利用；在发酵过程中，乳酸杆菌还产生少量维生素 B_1、维生素 B_2、维生素 B_{12}、烟酸和叶酸等 B 族维生素，而且酸度的增加也有利于维生素的保护。乳酸的形成、蛋白质凝固和脂肪不同程度的水解而形成了酸乳独特的风味。酸乳适合于消化功能不良的婴幼儿、老年人及乳糖不耐症的患者食用。

（四）干酪

干酪也称乳酪，为一种营养价值很高的发酵乳制品，是在原料乳中加入适量的乳酸菌发酵剂或凝乳酶，使蛋白质发生凝固，并加盐、压榨排除乳清之后的产品，为高蛋白、高脂肪、高矿物质的食品。在干酪生产过程中，除了维生素 D 和维生素 C 被破坏和流失外，其他维生素大部分被保留。由于发酵作用，乳糖含量降低，蛋白质被分解成肽和氨基酸等，消化吸收率增加，干酪蛋白质的消化率可高达 98％。

（五）黄油

黄油由牛乳中的乳脂肪分离制成，其中脂肪含量在 80％以上。牛乳中的脂溶性营养成分基本上保留在黄油中，因此其中含有丰富的维生素 A、维生素 D 等，也含有少量矿物质，但是水溶性营养成分含量较低。黄油中以饱和脂肪酸为主，并含有一定量的胆固醇。

第七节　蛋和蛋制品的营养价值

日常食用的蛋类主要有鸡蛋、鸭蛋、鹅蛋、鹌鹑蛋等，其结构和营养价值基本相似，食用最普通、销量最大的是鸡蛋。蛋类具有很高的营养价值和特殊的物理性质，被广泛应用于食品加工和烹调上。

一、蛋的化学组成与营养价值

各种蛋类在营养成分上大致相同。蛋内含有丰富的营养成分，主要提供优质蛋白质、脂肪、矿物质和维生素。蛋壳不能食用，蛋的可食部分为蛋清和蛋黄，它们在营养成分上有显著的不同，蛋黄内营养成分的种类和含量比蛋清要多，相对而言，蛋黄的营养价值比蛋清要高。

（一）蛋白质

蛋类含蛋白质一般在 10％ 以上，为完全蛋白，含有人体所需的各种氨基酸，而且氨基酸的模式与人体组织蛋白的模式基本相似，几乎能被人体全部吸收利用，是天然食品中最理想的优质蛋白质。在评价食物蛋白质营养价值时，常以鸡蛋蛋白质作为参考蛋白。蛋清中主要是卵白蛋白质、黏蛋白、卵胶蛋白以及少量的卵球蛋白，蛋白质含量为 11％～13％，水分含量为 85％～89％。蛋黄中主要是卵黄球蛋白、卵黄磷蛋白，水分含量仅为 50％，其余大部分为蛋白质，蛋白质含量要高于蛋清。

（二）脂肪

蛋类脂肪中有大量的中性脂肪、磷脂和胆固醇，绝大部分集中在蛋黄中，蛋清几乎不含脂肪。蛋黄的脂肪主要由不饱和脂肪酸所构成，常温下呈乳融状，易于消化吸收，对人体的脑及神经组织的发育有重大作用。蛋黄中含有胆固醇，每个鸡蛋含胆固醇约 200mg，是胆固醇含量较高的食品。

（三）矿物质

蛋中的矿物质主要存在于蛋黄部分，蛋清部分含量较低。蛋黄中含矿物质 1.0％～1.5％，蛋清中只有约 0.6％。蛋中的矿物质主要有磷、钙、铁等，其中磷最为丰富。

蛋中所含铁的量较高，但以非血红素铁形式存在，且由于卵黄高磷蛋白的存在对铁的吸收具有干扰作用，吸收率比较低。蛋中的矿物质含量受饲料因素影响较大，可通过调整饲料的成分来改善蛋中矿物质的组成，目前市场上已有富硒蛋、富碘蛋、高锌蛋、高钙蛋等特种蛋出现。

（四）维生素

蛋中的维生素含量十分丰富，且品种较为完全，包括所有的 B 族维生素、维生素 A、维生素 D、维生素 E、维生素 K 以及微量的维生素 C，其中大部分的维生素 A、维生素 D、维生素 E、维生素 B_1 都集中于蛋黄中。维生素 D 的含量受环境因素的影响较大，如季节、饲料组成及光照等因素都能影响到维生素 D 的含量。

在生鸡蛋的蛋清中，含有抗生物素蛋白和抗胰蛋白酶。抗生物素蛋白能与生物素在肠道内结合，影响生物素的吸收；抗胰蛋白酶能抑制蛋白酶的活力，造成蛋白质吸收障碍。通过烹调加热可破坏这两种物质，而且加热不仅可以去除有害物质，还可使蛋白质结构变得疏松，易于消化。所以，蛋类需加工成熟后方可食用。但加热过度会使蛋白质过分凝固，甚至形成硬块，反而会影响消化吸收。

蛋的营养价值虽然较高，但食用也应有度，不宜过量。大量摄食蛋类不但会给消化系统增加负担，而且过多摄入的蛋白质可在肠道内异常分解，产生大量有毒的氨，一旦氨溶于血液中，就会对人体造成危害。至于留在肠道中未消化的蛋白质，会腐败产生酚、吲哚等物质，对人体的危害也很大，这些就是造成"蛋白质中毒"的原因。一般每人每日吃 2～3 个蛋就足够了。

二、蛋制品的营养价值

蛋类制成的蛋制品有皮蛋、咸蛋、冰蛋和蛋粉等。

（一）皮蛋

皮蛋又称松花蛋，是用混合的烧碱、泥土和糠壳敷在蛋壳表面经过一定时间而制成。制作中加碱可使蛋白凝固，使蛋清呈暗褐色的透明体，蛋黄呈褐绿色。皮蛋制作过程中使蛋中的 B 族维生素受到破坏，皮蛋的其他营养成分与鲜蛋接近。

（二）咸蛋

咸蛋是将蛋浸泡在饱和盐水中或用混合食盐黏土裹在蛋壳表面，腌制 1 个月左右而制成。其营养成分与鲜蛋相似，易于消化吸收，味道鲜美，具有独特风味。

（三）冰蛋和蛋粉

鲜蛋经搅打均匀后在低温下冻结即成冰蛋。若将均匀的蛋液经真空喷雾、急速脱水干燥后即为蛋粉。冰蛋和蛋粉能保持蛋中的绝大部分营养成分，蛋粉中的维生素 A 会略有破坏。冰蛋和蛋粉只宜用于食品工业生产中使用，不适于直接食用。

第五章　不同人群的营养

第一节　孕妇与乳母营养

妇女在妊娠哺乳期，由于胎儿生长发育和分泌乳汁的需要，营养素需要量都较平常增高。母体营养状况的好坏直接影响胎儿的正常发育和健康，也影响到其分娩后分泌乳汁的质量和数量以及婴儿的健康成长。若孕妇和乳母营养供给不足，而还要满足胎儿发育和分泌乳汁的需要，势必加剧孕妇和乳母营养不足的程度，甚至发生营养缺乏症。孕妇营养不良还会引起流产、早产以及胎儿大脑发育不全或畸形。

一、孕妇营养

（一）孕期的生理特点

妊娠是胚胎和胎儿在母体内发育生长的过程。妊娠期约 40 周。在妊娠期，为适应胎儿生长发育，母体各系统必须进行一系列的适应性生理变化。

1. 代谢改变

孕期的代谢活动在大量雌激素、黄体酮及绒毛膜促乳腺生长素（胎盘催乳素）等激素的影响下，使母体的合成代谢增加、基础代谢率升高。对碳水化合物、脂肪和蛋白质的利用也有所改变，能源物质通过胎盘储存（如糖）并转运至胎儿。孕后期（7～9 个月）蛋白质分解产物排出较少，以利于合成组织所需的氮储留。

2. 消化系统功能改变

消化液分泌减少，胃肠蠕动减慢，常出现胃肠胀气及便秘。对某些营养素如铁、钙、叶酸、维生素 B_{12} 吸收能力增强，机理尚不清楚，孕早期（1～3 个月）常有恶心、呕吐等妊娠反应。

3. 肾功能改变

肾脏负担加重。孕妇和胎儿的代谢产物均要由孕妇经肾脏排出，因此孕妇肾小球滤过功能代偿性增强，在孕早期增加约 50%。由于有效血浆流量及肾小球滤过率的增加，使尿中葡萄糖、氨基酸和水溶性维生素的代谢终产物排出量增加。但是如滤过负荷的增强超过肾曲小管的重吸收能力，就会出现妊娠糖尿。尿中钙的排出量比孕前减少。

4. 水代谢与血容量变化

妊娠过程中母体含水量约增加 7L，血容量增加 40%，但红细胞却只增加了 20%～30%，血红蛋白浓度亦下降，常出现生理性贫血。

5. 体重增长

健康妇女孕期一般增加体重 10.0～12.5kg。体重增长包括两大部分：一是妊娠的产物，包括胎儿、胎盘和羊水；另一部分是母体组织的增长，包括血液和细胞外液的增加、子宫和乳腺的发育、母体为泌乳而储备的脂肪和其他营养物质。一般孕早期增重较少，而孕中期（4～6 个月）和孕后期则每周稳定地增加约 350～400g。

（二）孕期的营养需要

1. 能量

　　孕妇的能量需要除日常基础代谢、食物特殊动力作用以及日常生活和劳动等方面消耗外，还由于以下三方面情况而额外增加能量的消耗：①胎儿新生组织的形成及增长；②维持胎儿代谢的能量需要；③妊娠过程基础代谢增高。但在妊娠三个阶段能量需求是不一样的，一般在孕早期（1~3个月），由于生成新组织及胎儿生长速度较慢（1g/d左右），基础代谢与正常人相似，所需能量基本不变或略有增高；在孕中期（4~6个月）、孕后期（7~9个月），由于母体基础代谢比孕前增加10%~20%，母体新组织形成及胎儿生长速度较快（10g/d左右），而且脂肪、蛋白质蓄积过程也加速，孕妇基础代谢明显增加，因此，所需能量也要相应增加。

　　膳食营养素参考摄入量（DRI）中建议：孕妇自孕中期，即怀孕4个月开始每日增加能量0.84MJ（200kcal）。

　　2. 蛋白质

　　孕期对蛋白质的需要量增加，以满足母体、胎盘和胎儿生长的需要。母体在妊娠过程中约增加蛋白质910g，其中足月胎儿体内含蛋白质为400~500g，占胎儿自身体重的15%，为孕妇整个妊娠期蛋白质储留量的45%左右。

　　由于孕妇蛋白质缺乏，不仅对胎儿的生长发育有影响，还会使母体发生妊娠毒血症，以及出现贫血和营养性水肿等。因此，孕妇应摄入多种食物，使氨基酸摄入达到平衡，同时应增加优质蛋白质的摄入量。但是，也应注意到蛋白质摄入过多的危害，蛋白质摄入过多除了造成浪费外，还增加孕妇肝、肾负担，反而不利于母体健康和胎儿发育。

　　DRI中建议蛋白质RNI：孕早期每天增加5g，孕中期每天增加15g，孕后期每天增加20g，并应保证有1/3以上的优质蛋白质。

　　3. 脂类

　　在妊娠过程中，脂类的变化是非常大的，全过程平均增加脂肪2~4kg，供母体某些部位的储备及胎儿组织的形成（胎儿体内的脂肪约占其体重的5%~15%）。脂质对胎儿脑及神经系统的形成和发育至关重要，因脂质占大脑及神经组织干重的50%~60%，如果缺乏脂类将会推迟脑细胞的分裂与增殖，同时会影响脂溶性维生素的吸收。但是，由于孕期的血脂比非孕期增高，因此，脂肪的摄入也不宜过多。一般认为，孕妇脂肪摄入控制在占全日总能量的20%~30%是比较合适的，其中还必须有一定比例的植物油。

　　4. 矿物质

　　由于孕期的生理变化、血浆容量和肾小球滤过率的增加，使得血浆中矿物质的含量随妊娠的进行逐步降低。孕期膳食中可能缺乏的主要是钙、铁、锌、碘。

　　（1）钙　是妊娠期间孕妇需要补充的最重要的营养素之一。我国孕妇缺钙的现象比较普遍，常在怀孕5个月左右开始发生小腿抽筋，可能与血钙降低有关。孕妇钙摄入不足时，可加速母体骨骼中钙盐的溶出。DRI中提出钙的AI为：孕中期每日1000mg，孕后期1200mg。因此，孕妇膳食中应增加含钙丰富的食物，膳食中摄入不足时可补充一些钙制剂。

　　（2）铁　妊娠期除母体自身铁的生理消耗0.8~1.0mg以及生成红细胞所需外，胎儿、胎盘的生长发育均需要铁。缺铁性贫血是个普遍存在的营养问题，在妇女中较多见。据调查，我国妇女贫血患病率平均为30%，孕末期更高。由于孕早期的妊娠反应影响进食，孕20周起血容量迅速增加，如果膳食中铁摄入不足，就容易引起缺铁性贫血。因此，在此期间通过食物或铁剂补铁更为重要。DRI中提出铁的AI为：孕早期15mg/d，孕中期25mg/d，孕后期35mg/d。

　　（3）锌　锌是人体很重要的一种微量元素，它与DNA聚合酶、RNA聚合酶及蛋白质的生物合成关系密切，缺锌会引起生长发育停滞和代谢障碍。动物实验表明：缺锌可引起胎鼠多种畸形，脑体积小，脑细胞数目少。据报道，在埃及、伊朗等缺锌地区，先天性功能不足型侏儒症和中枢神经畸形明显增加。DRI 中提出锌的 RNI 为：孕早期 11.5mg/d，孕中期和孕后期 16.5mg/d。可耐受最高摄入量（UL）为 35mg。锌的最好来源是动物肉类。

（4）碘　碘是合成甲状腺激素所必需的元素，可促进蛋白质的合成并促进胎儿的生长发育，对大脑的正常发育非常重要。孕妇甲状腺功能旺盛，对碘的需要高于非孕妇女，应增加膳食中碘的摄入量。孕妇碘缺乏可致胎儿甲状腺功能低下，从而引起以严重智力发育迟缓和生长发育迟缓为主要表现的呆小症。DRI 中提出碘的 RNI 为：妊娠各个时期 200μg/d。

5. 碳水化合物

碳水化合物中的葡萄糖是胎儿代谢所必需的，而且需要量较大。如果碳水化合物供给不足，母体不得不以氧化脂肪和蛋白质来供能。在饥饿状况下孕妇容易出现酮症，特别是孕期体重增加较少的孕妇更容易患此症。因此，为避免酮症发生，即使在妊娠反应严重的情况下，孕妇每天至少也要摄入 150～200g 碳水化合物。一般孕中期之后碳水化合物的摄入量以占总能量的 55%～60% 为宜，由于孕妇容易便秘，故应保证有一定量的膳食纤维。

6. 脂溶性维生素

摄入足够的维生素 A 对于胎儿的骨骼发育是必需的。但过量的维生素 A 对于胎儿来说是有害的，甚至能引起胎儿的畸形。尤其是在孕早期。DRI 中提出维生素 A 的 RNI 为：孕早期 800μg RE/d，孕中期和孕晚期 900μg RE/d，可耐受最高摄入量 2400μg RE/d，比普通成年人略低。

孕期维生素 D 的缺乏往往会影响到胎儿的骨骼发育，也能导致新生儿的低钙血症以及牙齿发育的缺陷。在北方日照较少的地区，由皮肤合成维生素 D 减少，如果膳食中维生素 D 的供给不能满足需要，则可能出现缺乏症。对孕妇来说，过量摄入维生素 D 也会引起中毒。DRI 中提出维生素 D 的 RNI 为：孕早期 5μg/d，孕中期和孕后期 10μg/d。

7. 水溶性维生素

由于维生素 B_1 和维生素 B_2 主要与能量代谢有关，孕妇热能的需要量增加，则维生素 B_1 和维生素 B_2 的需要量也增加。维生素 B_1 还与食欲、肠蠕动和乳汁分泌有关，维生素 B_1 缺乏时，孕妇易发生便秘、呕吐、肌肉无力、分娩困难。维生素 B_1 和维生素 B_2 由于参与体内碳水化合物代谢，且不能在体内长期储存，因此足够的摄入量十分重要。DRI 中提出：维生素 B_1 的 RNI 为整个孕期 1.5mg/d；维生素 B_2 的 RNI 为整个孕期 1.7mg/d；烟酸的 RNI 为整个孕期 15mg/d；维生素 B_6 对核酸代谢及蛋白质合成有重要作用，RNI 为整个孕期 1.9mg/d。当维生素 B_{12} 缺乏时，同型半胱氨酸转变成蛋氨酸障碍而在血中蓄积，形成同型半胱氨酸血症，还可导致四氢叶酸形成障碍而诱发巨幼红细胞贫血，同时可引起神经损害，其 AI 为 2.6μg/d。

为满足快速生长的胎儿的 DNA 合成的需要，胎盘、母体组织和红细胞增加等也需要叶酸，孕妇对叶酸的需要量大大增加。孕早期叶酸缺乏已被证实是导致胎儿神经管畸形的主要原因。孕期叶酸缺乏可引起胎盘早剥或新生儿低出生体重。在受孕前和孕早期补充叶酸 400μg/d 则可有效预防大多数神经管畸形的发生及复发。叶酸的 RNI 为整个孕期 600μg/d。

胎儿生长需要大量的维生素 C，维生素 C 对母体和胎儿都十分重要。孕期母血维生素 C 下降 50% 左右，为保证胎儿的需要，会消耗母体中的含量。

中国营养学会提出维生素 C 的推荐摄入量（RNI）为：孕早期 100mg/d，孕中期和孕后期 130mg/d。孕妇应保证蔬菜和水果的供应。

（三）孕妇的合理膳食

1. 孕早期膳食

孕早期能量及营养素的 RNI 与孕前基本相同或略高，但由于常发生早孕反应（恶心、呕吐、厌食、厌油、偏食），所以配食要以减少呕吐为原则，即易消化、少油腻、味清淡、少吃多餐，烹调使用碘盐。轻度呕吐者，稍加休息后再设法进食；呕吐严重者多吃些蔬菜、水果等呈碱性食物，以防止酸中毒，同时应给予充足的 B 族维生素和维生素 C，以减轻妊娠反应；妊娠反应严重到完全不能进食者，应请医生处理。

2. 孕中期膳食

孕妇的妊娠反应已消失，食欲明显好转。胎儿发育迅速，孕妇的子宫、胎盘和乳房迅速发育，因此在孕中期孕妇的能量和各种营养素的需要量骤增。与前 3 个月相比，食物的量应有一定增加，增加豆类、豆制品和动物性食品的比例，同样要注意多吃水果、新鲜绿叶菜、果仁等，烹调使用碘盐。从营养学角度看，孕妇没有特别不能吃的食物，只是对那些有刺激作用、对身体有可能带来不良影响的食物要加以限制，即：限制咸、辣食品；少吃刺激性强的食品，如咖啡、浓茶等；不可任意服用营养制剂。

3. 孕晚期膳食

可在孕中期膳食基础上作适当调整。最好以增加副食来满足孕妇对营养素的需要，适当减少进食量，除要注意多吃水果、新鲜绿叶菜、果仁外，还应该多喝牛奶，经常选用海产品、动物内脏等，烹调使用碘盐。

4. 分娩期膳食

分娩是指成熟胎儿及其附属物从母体娩出体外的过程，这个过程因人而异，长短不一，从几个小时到几十个小时不等。原则上，第一产程（从子宫有规律收缩到宫口完全开放）可选用细软或流质食物，一般以淀粉类为主，如挂面、饼干、藕粉、面包等；第二产程（从宫口开放到胎儿娩出），因时间短，如有必要可给予果汁、蛋汤等流质食品，第二产程过长者可从静脉输入葡萄糖，以保证母体对能量的需要。

二、乳母营养

（一）乳母的营养需要

1. 能量

乳母虽然有脂肪的储备，但由于产后基础代谢增高（折合能量约增加 250～300kcal）、分泌乳汁及哺育婴儿等能量消耗，因此，乳母能量的 RNI 应相应增加。100mL 人乳约含能量 70kcal，产乳效率为 80%，即乳母约摄入 90kcal 能量才能分泌 100mL 乳汁。假定每日平均产乳量为 850mL，那么乳母需耗能约 800kcal。乳母分泌乳汁量大致为，产后 2 周至 3 个月期间为 400～500mL/d；4～7 个月为 500～1000mL/d。

中国营养学会于 2000 年制定的中国居民膳食营养素参考摄入量中建议，乳母能量的 RNI 为在孕前基础上增加 500kcal/d。

2. 蛋白质

乳母蛋白质供给不足会引起乳汁分泌量减少、质量下降，消耗乳母机体组织的蛋白质。母乳喂养的新生儿和 6 个月内婴儿的营养基本从母乳中摄取。母乳蛋白质含量为 1.2%，膳食蛋白转化为乳汁蛋白的效率为 70%。即假定每日泌乳量为 850mL，乳母需消耗蛋白质 1.3g。

考虑到膳食蛋白质利用率的不同、个体差异以及 30% 的安全系数，DRI 中建议乳母蛋白质 RNI 比孕前增加 20g/d，且应多吃含优质蛋白质的食品，如蛋、乳、瘦肉、肝、鱼类等。

3. 脂类

乳的脂肪含量在一天之内和每次哺乳期间均有变化，当每次哺乳临近结束时，乳中脂肪含量较高，有利于控制婴儿的食欲。乳母膳食中脂肪的构成可影响乳汁中脂肪成分，如人乳中各种脂肪酸的比例随乳母膳食脂肪酸摄入状况不同而改变。DRI 中推荐乳母膳食脂肪的摄入量以其能量占总热能的 20%～30% 为宜。

4. 无机盐

人乳中钙含量稳定，一般为 34mg/100mL。当膳食摄入钙不足时不会影响乳汁的分泌量及乳汁中的钙含量，但可消耗母体的钙储存，母体骨骼中的钙将被动用。钙的 AI 为：1200mg/d。

铁不能通过乳腺输送到乳汁，人乳中铁含量极少。铁的 AI 为：25mg/d。

锌的推荐摄入量为 21.5mg/d，比非孕妇女增加 10mg/d。

5. 维生素

授乳期对各种维生素的需要量都增加，脂溶性维生素不易通过乳腺，故乳汁中脂溶性维生素受膳食中脂溶性维生素的影响较小。值得注意的是，乳汁中维生素 D 很少，故婴儿应注意补充维生素 D 或多晒太阳。DRI 中建议乳母维生素 A 的 RNI 为 1200μg 视黄醇当量/d，维生素 D 的 RNI 为 10μg/d。

水溶性维生素大多数能自由通过乳腺，但有一定的饱和度。乳母维生素 C、维生素 B$_1$、叶酸的需要量都明显增加。其 RNI 分别为：130mg/d、1.8mg/d 和 500μg/d。

6. 水分

泌乳需要大量的水分，水分不足，会影响乳汁分泌量。除饮水外，在每天的食物中，应增加肉汤、骨头汤和粥等含水较多的食物，以供给充足水分。

（二）乳母的合理膳食

乳母的合理膳食主要从以下几个方面进行调整：

1. 食物要多样化，保证各种营养素的供给

食物多样化才能保证各种营养素的供给。特别是营养价值比较高的鱼、肉、蛋、乳、豆类等，每天都要保证一定的量。避免每天只吃一种或两种食物。有些地区，妇女产后只吃红糖、鸡蛋、小米；或只喝鸡汤，这不但不利于产妇营养素的供给，对乳汁分泌的质和量都会产生不利影响。

要特别注意蔬菜、水果的选择。蔬菜、水果一方面可供给产妇水溶性维生素和部分无机盐，同时还可以使产妇获得膳食纤维，以防止产后便秘。产妇在产后 1～2 个月内，卧床的时间比较多，运动时间减少，易发生便秘；如果膳食中缺乏膳食纤维，则会加重便秘的发生。

乳类及其制品可以供给乳母丰富的钙，这对于乳母来说十分重要。虽然许多食物中钙含量并不低，但消化吸收率不高，而牛奶是天然食物中钙含量丰富、易被人体消化吸收的首选食物。

2. 选用合理的烹饪加工方法

乳母分泌乳汁，每天水的需要量增加，采用炖、煨、煲等烹调方法，每天供给乳母各种汤类，不但可以增加水分的摄入，也有利于乳母营养素的消化吸收；最好选用生长期比较长的动物性原料和水产类，如老母鸡、牛肉、猪排、鲫鱼、黑鱼等。这些动物性原料含有丰富的蛋白质，在用小火炖、煨、煲的过程中，蛋白质可发生变性、分解，某些氨基酸、多肽和含氮物质溶解在汤液中，使汤液醇浓、鲜美。但这并不代表整个菜的营养素都在汤里，只喝汤、不吃肉的饮食方法并不科学。乳母的食物尽量不采用油煎、炸、烤等烹调方法。

3. 少量多餐

在膳食计划上，乳母可以根据需要，少量多餐，并注意调整自己的膳食与生活习惯，不宜饮酒、吸烟、吃刺激性的食物，以免对婴儿产生不良影响。对于乳汁分泌不佳的乳母，要找出原因，进行调整；有些食物如花生、猪蹄、鲫鱼、鲶鱼等在民间被认为具有增加乳汁分泌的作用，可以作适当的选择。

第二节 婴幼儿营养

出生 1～12 个月为婴儿阶段，1～3 岁为幼儿期。婴幼儿时期是人的一生中生长发育最重要的时期之一。人在该期生长发育迅速，对营养的需要较成年人高，其营养状况对人体的身体素质具有非常重要的影响。

（一）婴幼儿的生理特点

营养与膳食对婴幼儿的生长发育极为重要。婴儿期是人的一生中生长发育最快的时期，在生后第一年中身长增加 20～25cm，约为出生时的 40%～50%；体重增加 6～7kg，约为出生时的 2 倍，是出生后生长最快的一年。第二年内身长约增加 10cm，体重约增加 2～3kg。2 岁以后，生长速度急剧下降，并保持相对稳定，平均每年身高增加 4～5cm，体重增加 1.5～2kg。大脑发育也极为迅速，出生 5 个月以后脑重由初生时的 350g 增至 600g 左右，到 1 周岁时，达 900～1000g；2 岁时，就已基本完成了脑细胞分化。因此，婴幼儿期需要足够的营养来满足迅速生长发育的需要，年龄越小，对热能和各种营养素的要求越高。

婴幼儿时期，体格生长和脑发育虽然旺盛，但消化器官未发育成熟，口腔黏膜和胃肠壁黏膜柔嫩，血管丰富，易损伤；出生后的 6～8 个月开始出牙，最晚 2～2.5 岁时出齐，此阶段咀嚼能力较差，胃容量小。体内各种消化酶的活性较低，消化功能比成人弱，故膳食供给必须结合消化功能特点，合理喂养，可避免营养不良及消化功能紊乱。

（二）婴幼儿的营养需要

1. 能量

婴幼儿对能量的需要除维持基础代谢、食物特殊动力作用和体力活动外，生长所需能量为小儿所特有的，所需能量与生长速度成正比，每增加 1g 新的体组织，约需能量 20～29kJ（4.4～5.7kcal）。1 岁以内增长最快，此项所需能量约占总能量的 25%～30%；1 岁以后，约占总能量的 15%～16%。

DRI 中提出：0～1 岁（不分性别）0.4MJ（95kcal）/（kg 体重·d）；1～2 岁男孩为 4.60MJ（1100kcal）/d，女孩为 4.4MJ（1050kcal）/d；2～3 岁男孩为 5.02MJ（1200kcal）/d，女孩为 4.81MJ（1150kcal）/d。若非母乳喂养，应在此基础上增加 20%。

2. 蛋白质

小儿处于生长发育的旺盛时期，需要正氮平衡以保证正常生长发育。婴幼儿年龄愈小，生长愈快，对蛋白质的需要量愈多，一般以占摄入总量的 15% 为宜。

特别是半岁前的婴儿，正是大脑继续发育的关键时期，神经脑细胞数还在继续增加，而脑细胞增加与机体其他组织的增长一样，需要足够的蛋白质。如果蛋白质缺乏，必然使脑细胞数目减少，即使以后补足蛋白质，也只能矫正脑细胞的大小，不能使脑细胞的数目增加，造成终身缺陷。

蛋白质在人体内只有被消化成氨基酸才能被机体吸收、利用，因此必须考虑供给的蛋白质中必需氨基酸含量及相互间比值是否适合婴幼儿需要。婴幼儿的必需氨基酸需要量较成人高，婴幼儿蛋白质需要量按每日每千克体重计算：母乳喂养为 1.6～2.2g，人工喂养（牛乳）为 3～4g（因牛乳蛋白质价值较母乳差）。大豆蛋白质所含氨基酸也很丰富，可用于婴幼儿喂养，还可补充鸡蛋、鱼类等动物蛋白，应注意氨基酸的互补作用。

DRI 中提出蛋白质的 RNI 为：婴儿 1.5～3.0g/(kg 体重・d)；1～2 岁幼儿为 35g/d，2～3 岁幼儿为 40g/d。

3. 脂肪

婴幼儿处于生长旺盛时期，按单位体重需要的热能比成人高。脂肪不仅能供给丰富的热能，也是脂溶性维生素（维生素 A、维生素 D、维生素 E、维生素 K）及必需脂肪酸的主要来源。婴幼儿脂肪占总摄入热能的 25%～30%，必需脂肪酸对婴幼儿生长发育、髓鞘形成和脑发育有极重要的作用，其每日摄入量占总热量适宜比例：6 月龄以内 45%～50%；6 月龄至 2 岁为 35%～40%；2 岁以上为 30%～35%。

4. 碳水化合物

碳水化合物是促进婴幼儿生长发育所必需的营养素，如葡萄糖、果糖、蔗糖、乳糖等均为发育所必需。碳水化合物能防止脂肪氧化，保护蛋白质，乳糖又可助钙吸收。给 4～6 月龄婴幼儿添加适量淀粉，可以刺激唾液淀粉酶的分泌。碳水化合物供给的能量一般应占总能量的 50%。

婴幼儿的食物中含碳水化合物不足，会出现血糖降低，同时也会有其他营养素缺乏的表现，使体内蛋白质消耗增加，发生营养不良。若碳水化合物供给过多时，则引起婴儿增长快，貌似肥胖，肌肉松弛，抵抗力差，易受感染，发病较多。此外，会引起肠内发酵作用，产生较多的低脂肪酸，刺激肠蠕动增加，导致腹泻。

婴儿在出生头几个月能消化蔗糖、果糖、葡萄糖，但缺乏淀粉酶，对淀粉不易消化，故出生后 4～6 个月内不应给予米、面等含淀粉多的食物。随着年龄增长，消化功能逐渐完善，可逐渐增加淀粉类食物，如粥、面条等。

5. 矿物质

（1）钙　初生婴儿体内的钙约占体重的 0.8%，到成人时，则为 1.5%～2.0%。可见，在婴幼儿成长过程中，需要存留的钙量很多，必须从膳食中供给。如摄入不足，或长期缺乏时，会发生佝偻病、手足搐搦症等。

含钙丰富的食物很多，但谷类食物含有植酸，某些蔬菜含有草酸，不利于钙吸收。故选用食物时，尽量避免选用含有这种酸类的食物。人乳与牛乳比较，前者含钙量低，而吸收率却较高。一般认为，钙、磷比值为 1:2 最好。

（2）铁　铁缺乏会引起缺铁性贫血，该病在婴幼儿及学龄前儿童中发病率较高，2002 年我国 2 岁以内婴幼儿贫血患病率为 2.2%。因此，铁在婴幼儿营养中占有十分重要的地位。乳类仅含微量的铁，新生儿体内含铁约 300mg，主要是在胚胎期储存的，当出生 6 个月时，若有足量的母乳喂养，则婴儿不会因缺铁而贫血。然而人工喂养的婴儿，即以牛乳喂养者，必须及时添加辅食，最好在 4～6 月龄时，添加含铁的食物，如肝泥、肉泥等，其中肝泥中铁的吸收率可达 22%。

（3）锌　目前婴儿锌缺乏多为边缘性的，主要表现为生长发育迟缓、食欲不佳、异食癖等，主要原因是膳食中锌摄入不足或利用不良。为预防婴幼儿锌缺乏，在婴幼儿膳食中可增加含锌较高的各种动物性食品，如猪肉、猪肝、鱼、海产品等。

婴幼儿各元素参考摄入量见表 5-1。

表 5-1 婴幼儿期常量元素和微量元素参考摄入量 (AI)

年龄/岁	钙/(mg/d)	磷/(mg/d)	钾/(mg/d)	钠/(mg/d)	镁/(mg/d)	铁/(mg/d)
0~0.5	300	100	500	200	30	0.3
0.5~1	400	300	700	500	70	10
1~3	600	450	1000	650	100	12

年龄/岁	碘/(μg/d)	锌/(mg/d)	硒/(μg/d)	铜/(μg/d)	氟/(mg/d)	铬/(μg/d)
0~0.5	50(RNI)	1.5	15(RNI)	0.4	0.1	10
0.5~1	50(RNI)	8.0(RNI)	20(RNI)	0.6	0.4	15
1~3	50(RNI)	9.0(RNI)	20	0.8	0.6	20

6. 维生素

与婴幼儿生长有关的主要维生素有维生素 A、维生素 D、B 族维生素和维生素 C。

(1) 维生素 A 对婴幼儿的主要作用是促进生长发育，维护上皮组织，间接增强抵抗力。如果膳食中经常缺乏维生素 A，则小儿体重增长慢，易患干眼病等。但也不能摄入过量，过多会引起中毒。小儿时期最常用来补充维生素 A 和维生素 D 的是鱼肝油，有些家长常将其误解为是营养品，认为多吃无妨，因此往往出现过量食用而中毒。

(2) 维生素 D 是脂溶性的维生素，对生长期的婴幼儿极为重要。它的主要功能是促进钙吸收利用，促进骨化形成。缺乏时会发生佝偻病、手足搐搦症。但也不能过量食用，否则也会中毒，表现为呕吐、便秘、血钙过高，甚至发生肾及其他脏器钙盐沉着，引起肾功能严重损害。因此，补充维生素 D 要注意用量。

(3) B 族维生素 维生素 B$_1$、维生素 B$_2$ 参与能量和物质代谢，长期缺乏，影响生长发育，应注意食物选择。如果缺乏维生素 B$_1$ 时会引起婴儿型脚气病，症状比成人重，严重时会造成死亡。引起缺乏的主要原因与哺乳期母亲的膳食质量有直接关系。维生素 B$_2$ 则因我国膳食习惯，动物性食物食用少，也容易缺乏，应引起注意。

(4) 维生素 C 主要存在于新鲜水果和蔬菜中，婴幼儿主食是乳类，母乳中维生素 C 的含量，每 100mL 中含约 4.3mg，用母乳喂养婴儿不易缺乏。牛乳中含量低，经煮沸饮用，含量则更少，所以人工喂养儿需补充含维生素 C 的辅食，如绿叶蔬菜的菜汁、番茄汁等。

婴幼儿期维生素参考摄入量见表 5-2。

表 5-2 婴幼儿期维生素参考摄入量

年龄/岁	维生素 A AI/(μg RE/d)	维生素 D RNI/(μg/d)	维生素 E AI/(mg α-TE/d)	维生素 B$_1$ RNI/(mg/d)	维生素 B$_2$ RNI/(mg/d)
0~0.5	10	10	3	0.2(AI)	0.4(AI)
0.5~1	400	10	3	0.3(AI)	0.5(AI)
1~3	400	10	4	0.6	0.6

年龄/岁	维生素 B$_6$ AI/(mg/d)	维生素 B$_{12}$ AI/(μg/d)	维生素 C RNI/(mg/d)	叶酸 RNI/(μg DFE/d)	烟酸 RNI/(mg NE/d)
0~0.5	0.1	0.4	40	65(AI)	2(AI)
0.5~1	0.3	0.5	50	80(AI)	3(AI)
1~3	0.5	0.9	60	150	6

注：DFE 为膳食叶酸当量。DFE (μg) =膳食叶酸 (μg) +1.7×叶酸补充剂 (μg)。

(三) 婴儿的合理膳食

通常婴儿的喂养可分为母乳喂养、人工喂养和混合喂养三种方式。

1. 母乳喂养

健康母亲的乳汁是适合于婴儿营养需要的食物，倘若新生儿在胎儿期有足够的营养素储存，出生后又能得到充足的阳光照射，那么在其出生后头 4 个月，可靠母乳供给全部营养素，而不会出现营养不良。同时母乳由母亲直接供给，不易污染。母乳喂养的优点如下：

（1）母乳中营养素齐全，能满足婴儿生长发育的需要

① 含优质蛋白质　虽蛋白质总量低于牛乳，但其中的白蛋白比例高，酪蛋白比例低，在胃内形成较稀软的凝乳，易于消化吸收。另外，母乳中含有较多的牛磺酸，利于婴儿生长发育需要。

② 含丰富的必需脂肪酸　母乳中所含脂肪高于牛乳，且含有脂酶而易于婴儿消化吸收。母乳含有大量的亚油酸及 α-亚麻酸，可防止婴儿湿疹的发生。母乳中还含有花生四烯酸和 DHA，可满足婴儿脑部及视网膜发育的需要。

③ 含丰富的乳糖　乳糖有利于"益生菌"的生长，从而有利于婴儿肠道的健康。

④ 无机盐　母乳中钙含量低于牛乳，但利于婴儿吸收并能满足其需要。母乳及牛乳铁含量均较低，但母乳中铁可有 75％ 的吸收。母乳中钠、钾、磷、氯均低于牛乳，但足够婴儿的需要。

⑤ 维生素　乳母膳食营养充足时，婴儿头 6 个月内所需的维生素（如维生素 B_1、维生素 B_2 等）基本上可从母乳中得到满足。维生素 D 在母乳中含量较少，但若能经常晒太阳，亦很少发生维生素 D 缺乏。

（2）母乳中含有丰富的免疫物质，可增加母乳喂养儿的抗感染能力　母乳喂养具有抗感染的作用，人工喂养及混合喂养的婴儿因肠道和呼吸道感染而死亡的危险性数倍于母乳喂养的婴儿。母乳中已检出许多免疫活性成分，它们在婴儿胃肠道内相对稳定而且能抵抗消化作用，因此能在婴儿自身的免疫系统尚未成熟期间发挥抗感染作用。母乳中的免疫物质包括免疫球蛋白、吞噬细胞、乳铁蛋白、溶菌酶、乳过氧化氢酶、补体因子 C_3 及双歧杆菌因子等。

（3）不易发生过敏　由于牛乳所含蛋白质与人体蛋白质有一定的差异，当其通过婴儿形态和功能尚不完善的肠黏膜而被吸收后，可作为一种过敏源而引起过敏反应，表现为肠道持续少量出血或婴儿湿疹，尤其是用未经充分加热的牛乳喂养的婴儿。而母乳喂养则很少出现过敏反应。

（4）哺乳行为可增进母子间情感的交流，促进婴儿智力发育　哺乳是一个有益于母子双方身心健康的活动。哺乳有利于婴儿智力及正常情感的发育和形成，同时有利于母亲子宫的收缩和恢复。

2. 人工喂养与混合喂养

由于各种原因不能用母乳喂养婴儿，而完全采用牛乳、羊乳、马乳等动物乳及其制品，或非乳类代乳制品喂养婴儿时，称人工喂养。由于母乳不足或母亲因工作或其他原因不能按时给婴儿哺乳时，采用牛乳或其他代乳品作为补充或部分替代，称混合喂养。

人工喂养时应尽量采用配方乳粉、牛乳、羊乳等乳制品，乳类的营养价值高于豆类、谷类等代乳品。

（1）婴儿配方乳粉　婴儿配方乳粉依据母乳的营养素含量及其组成模式进行调整生产。增加了脱盐乳清粉；添加与母乳同型的活性顺式亚油酸，增加适量 α-亚麻酸；按 4：6 比例添加 α-乳糖与 β-乳糖；脱去牛乳中部分 Ca、P、Na 盐；强化维生素 D、维生素 A 及适量其他维生素；强化牛磺酸、核酸；对牛乳过敏的婴儿，用大豆蛋白作为蛋白质来源。但婴儿配方乳粉缺乏母乳特有的免疫因子及其他活性物质，故仍不能完全取代母乳。

婴儿配方乳使用时可按产品说明书进行调制和喂哺。对母乳不足者可作为部分替代物每

日喂1～2次，最好在每次哺乳后加喂一定量。6月龄前可选用蛋白质含量12%～18%、6月龄后可选用大于18%的配方乳粉。对不能用母乳喂养者可用配方乳粉替代。6月龄前选用蛋白质含量12%～18%，6月龄后选用大于18%的配方乳粉。

（2）牛乳　牛乳的蛋白质和矿物质含量比母乳高2～3倍，而乳糖含量仅为母乳的60%，因此使用牛乳喂养时需要将其稀释，并加入一定量的糖，使其成分接近母乳，以帮助蛋白质的消化，并减轻肾脏的负担。一般新生儿鲜牛乳与水的比例为2∶1，2周后改为3∶1，再逐渐增至4∶1，1～2个月后可采用不稀释的全乳。

无鲜牛乳时，也可用全脂乳粉加水冲调后喂养婴儿，但不宜长期用脱脂乳粉、脱脂牛乳及炼乳喂养正常婴儿。因脱脂牛乳脂肪含量在1%以下，能量不足；甜炼乳含蔗糖40%左右，稀释后糖含量仍很高而蛋白质含量相对过低，易引起蛋白质营养不良。

（四）幼儿的合理膳食

幼儿期是小儿健康易发生问题的时期，1～3岁的幼儿牙齿尚没有长全，咀嚼力差，肠胃消化力弱，这时如饮食和营养措施不当，会影响消化吸收，致使营养素摄入不足，阻碍生长发育。因此，幼儿期要保证营养素的供给充足，同时还要注意儿童的生理、心理发育特点，培养他们良好的饮食习惯。

1. 平衡膳食

营养素来自食物，所选用的食物应含足量的营养素，而且各种营养素之间应保持合适的比例，如蛋白质、脂肪、碳水化合物三大营养素之间要有一定比例。每日膳食中应包括谷类、乳类、肉类、鱼类、蔬菜、水果类食物，并在同一类中的各种食物中轮流选用，做到膳食多样化，避免重复，这样既增加食欲，又可达到营养素之间取长补短的作用。

2. 易于消化

幼儿的咀嚼和消化功能低于成人，在选择中要避免选用过粗、过硬以及小儿无法消化的食物，如油炸花生米、黄豆等食物。应多选用质地细软、容易消化的饭菜，随着年龄增长可逐渐增加食物种类。

3. 适当增加餐次，合理烹调

根据幼儿活泼好动的特点，适当增加餐次，一日三餐两点为宜。食物要切碎、煮烂，用煮、蒸、炖等烹调方法。

4. 注意饮食卫生

为儿童制备膳食，必须新鲜可口，不用变质食品，餐具干净，常消毒。

5. 饮食习惯的培养

幼儿饮食习惯的好坏，关系着他们的营养状况。饮食习惯好，良好的营养食品才能被更好地吸收利用，所以培养幼儿养成良好饮食习惯，是保证营养的一个重要前提。因此，在幼儿期要养成不偏食、不挑食、少吃零食的习惯；培养儿童细嚼慢咽，定点、定量的习惯。吃饭时要保持精神愉快。

第三节　儿童与青少年营养

一、儿童的营养

儿童期一般分为两个阶段，3～6岁为学龄前儿童，6～12岁为学龄儿童。该期生长发育不如婴幼儿期旺盛，但仍处于快速发育的阶段，活动能力加强，智力发育迅速，是逐渐形成个性和培养良好习惯、品德的重要时期。

（一）儿童的生理特点

学龄前儿童生长发育较平稳，每年体重增加约2kg，身高增长约5～7cm，四肢增长较躯干迅速，咀嚼能力逐渐增强，消化吸收能力已接近成年人。学龄儿童生长发育速度逐渐减慢，至小学高年级时进入第二个生长发育加速期，女性生长发育加速时期比男性早两年。此时期各内脏器官和肌肉系统发育较快，神经系统不断完善，智力发育迅速，处于学习阶段，活动量加大，各种营养素的需要量相对亦高。

（二）儿童的营养需要

1. 能量

儿童时期生长发育旺盛，基础代谢率高，活泼好动，因此对能量的需要相对高于成人。DRI中建议能量RNI：学龄前儿童男孩为5.64～6.70MJ/d，女孩为5.43～6.27MJ/d；学龄儿童男孩为7.10～10.04MJ/d，女孩为6.70～9.20MJ/d。

2. 蛋白质

儿童正在生长发育时期，各内脏器官和肌肉系统发育较快，需要供给足够的蛋白质。DRI中建议蛋白质RNI：学龄前儿童为45～55g/d，学龄儿童为60～75g/d。

3. 矿物质

钙、磷、铁、锌、碘以及其他微量元素对正在发育中的儿童都很重要，应格外重视。钙是组成骨骼、牙齿的重要材料，为满足儿童骨骼发育的需要，每日需在体内储留75～150mg钙。钙也为维持神经、肌肉正常活动所必需，故儿童每日钙的供给量为800～1000mg。随着儿童肌肉组织的发育和造血功能的完善，儿童对铁的需要相对高于成人。据国内外营养调查，儿童缺铁性贫血相当普遍，故必须注意铁的供给。DRI中推荐儿童每日铁供给量12～18mg。锌供给量学龄前儿童为9～12mg，学龄儿童为12～18mg。儿童对碘的需要量虽很少，但碘对儿童体格发育和智力发育有着重要作用，每日碘供给量为90μg。

4. 维生素

维生素对维护儿童健康，促进生长，提高机体对疾病的抵抗力，防止营养缺乏病都是不可缺少的。DRI中建议维生素A的RNI：学龄前儿童为500～600μg RE/d，学龄儿童为600～700μg RE/d。

（三）儿童的合理膳食

1. 增加餐次

儿童肝脏中储存的糖原不多，体内糖类相对少，又由于儿童活泼好动，所以容易饥饿，应适当增加餐次。可在一日三餐之外，增加一次点心。当前，小学生由于家长为双职工，对孩子早餐重视不够，大多数存在早餐热量不足的问题，而上午学习又紧张，常在第二节课后发生饥饿感，影响学习。因此鼓励中小学在上午第二节课后进行课间加餐，以补充热量和其他营养素。最近报道，对小学生课间餐中补充赖氨酸强化食品后，体重、身高、胸围平均增加值优于对照组儿童，血红蛋白、红细胞数也明显增高。

2. 保证合理膳食，供给充足的营养素和热能

当前儿童膳食在热量方面普遍存在供应不足。三餐分配不合理，尤其早餐过少，蛋白质供应量不足，钙质供给不够。维生素C、维生素B_1、维生素B_2不足。缺铁性贫血发生普遍。因此，在食品供给方面，要增加瘦肉、蛋类、鱼类的供给，保证早餐数量和质量。

3. 儿童的膳食应根据季节和当地供应情况，因地因时制订食谱

在调配上应注意多样化，尤其是感官性状，既要色、香、味方面引起食欲，主副食又要合理搭配，注意营养平衡。

4. 要从小培养良好的饮食卫生习惯

饭前洗手，不喝生水，不吃不洁瓜菜。细嚼慢咽可使食物嚼细后易被消化道吸收，并可锻炼牙齿，促使牙齿和颌骨正常发育。饥饱要适度，不能暴饮暴食。

对儿童的营养供应只要能维持其生长发育即可，不必过多。过多摄入营养素将影响未来健康，譬如导致冠心病，此病好发于中老年，但却起病于少年和儿童。有研究表明，在儿童即可有动脉粥样硬化的病理改变，所以预防冠心病必须从儿童时代就开始，到了中年再去预防已为时过晚。故要注意调整儿童的饮食，每日的脂肪量不应超过摄入总热量的 1/4，而其中植物性脂肪应占 1/2 以上，少吃肥肉和猪油，适当限制碳水化合物，控制饭量，少吃甜食，多吃豆类制品、牛乳以及新鲜蔬菜和水果。

二、青少年的营养

青少年期一般指 12～18 岁这一阶段。女孩 8～11 岁、男孩 10～14 岁开始进入青春期，其身高、体重等生长发育速度突然加快，约持续 1.5～2 年，是人体生长发育的第二个高峰。该期是由儿童过渡到成年人的关键时期，全面营养尤为重要。

（一）青少年的生理特点

在发育过程中，人体 50% 的体重、15% 的身高在青少年期获得，体内脂肪开始积累，骨骼增长加速，上下肢比躯干长得快，肩宽和骨盆宽开始增大，从少年体态开始转变为青年、成年人体态。随着第二性征和性器官发育成熟，生长速度逐渐减慢。在青春期中，心理和智力发展也达高峰，性意识和情感生活日益丰富，独立思考和独立工作的能力加强，社会交往增多。青春期开始的时间、生长发育的速度和持续时间受遗传和环境因素（尤其是营养状况）的影响，个体差异较大。在青春期中，性别的区分很突出，男性肌肉细胞和骨骼系统的发育均较女性显著，肌力增大，活动量较大，持续时间较长。脂肪组织的积累则以女性为多，女性平均增加 23%，男性仅为 19%。

（二）青少年的营养需要

1. 能量

青少年对能量的需要高于成人，每日供给量超过从事轻体力劳动的成年人，RNI 为 9.2～12.0MJ（2200～2900kcal）/d。这种能量摄入的增加是与生长发育速度和活动量相适应的。

2. 蛋白质

蛋白质在青少年营养中占有重要地位，其供给量高于成年人，蛋白质 RNI 为 75～85g/d，如膳食中蛋白质不足，将影响肌肉增长、学习能力、机体抗病能力，尤其是女性受其影响更加明显，因为女性生长发育过程较男性更早、更快，内分泌变化大。青少年蛋白质供能量应占总热量的 12%～15%。

3. 矿物质

钙是骨骼和牙齿的主要成分，青少年骨骼生长发育非常迅速，因此青少年需钙量明显超过成年人。如果此时期钙供给不足或钙、磷比例不适当，仍可发生佝偻病和骨质疏松症。DRI 中推荐 13 岁以上青少年每日钙 AI 为 1000mg/d。

青少年生长发育快，肌肉组织细胞数量直线增加，血容量增大，女性还有月经失血等因素，使青少年对铁的需要量增加。13～17 岁男性铁 AI 为 16～20mg/d，女性为 18～25mg/d。

锌参与 DNA、蛋白质的合成，有助于机体细胞分裂，促进生长发育和性腺器官的成熟。因此，对于生长发育和性器官发育最旺盛的青少年，锌的摄入量显得格外重要，每日应保证锌的供给。锌 RNI 为男性 19.0μg/d，女性 15.0～15.5μg/d。

青少年甲状腺机能增强，需要更多的碘合成甲状腺激素，以调节体内代谢并促进生长发育。青少年碘 RNI 为 $120\sim150\mu g/d$。

4. 维生素

维生素 A、维生素 D、B 族维生素和维生素 C 对青少年生长发育均有重要作用。维生素 A 和维生素 C 的供给量与成人相同，分别是 $800\mu g$ RE/d 和 100mg/d。维生素 D 的 RNI 为 $5\mu g/d$。维生素 B_1、维生素 B_2 和烟酸，男性的每日供给量分别是 $1.4\sim1.5mg$ NE、$1.4\sim1.5mg$ NE 和 $14\sim15mg$ NE，女性分别是 $1.2\sim1.3mg$ NE、$1.2\sim1.3mg$ NE 和 $12\sim13mg$ NE。

（三）青少年的合理膳食

1. 保证平衡膳食需要，食物多样化

多吃谷物类，供给充足的能量，尽可能选择杂粮和豆类，保证 B 族维生素的摄入。有足够量的鱼、禽、肉、蛋、乳、豆类和新鲜蔬菜、水果的摄入，每日乳类不低于 300mL，肉类 $200\sim250g$，蔬菜和水果为 500g 左右。少吃肥肉、糖果和油炸食品，不能盲目减肥。同时应增强体力活动。

2. 培养良好饮食习惯

进食要定时定量，不挑食，不偏食，吃零食要适度，不应影响进食和平衡膳食。摄入盐量要适当，盐量过多可致组织水肿，增加动脉血管张力，导致血压升高。大量调查证明，食盐摄入过多是导致高血压的危险因素之一，每日应控制食盐摄入量在 10g 以下为宜。吃饭要细嚼慢咽，保证充分的进食时间。

3. 合理膳食制度

所谓膳食制度，就是规定进食的次数和时间，以及各餐热量分配。在合理膳食制度下，由于定时定量进食，胃肠负担均衡，并且进食时间成为条件刺激，使大脑皮层形成动力定型，每次进餐适当，食物中枢的兴奋提高，容易引起良好食欲，保证食物正常消化、吸收。一般以一日三餐制度较为合理，各餐间隔 $4\sim6h$，有必要增加课间餐，这样符合食物从胃内排空的时间。

各餐热量分配主要由活动情况和食量决定。一般早餐热量占 30%、午餐热量占 40%、晚餐热量占 30%。每次进餐时间 $20\sim30min$，餐后休息 $0.5\sim1h$ 再开始学习和体力活动，体力活动后至少休息 $10\sim20min$ 再进餐，晚餐应安排在睡前至少 $1.5\sim2h$。含蛋白质、脂肪丰富的食物应安排在早餐、午餐；晚餐则配以蔬菜和其他各类食物。学生在考试期间，应加强营养，多供给优质蛋白质和脂肪，特别是卵磷脂和维生素 A、维生素 B_1、维生素 B_2、维生素 C，以满足复习和考试期间学生高级神经系统紧张活动下的特殊消耗。

第四节 特殊环境人群营养

特殊环境人群指处于特殊生活、工作环境和从事特殊职业的各种人群，包括处于高温、低温、缺氧环境、有毒物质、噪声、放射作业环境下生活或工作的人群，以及运动员、脑力劳动者等从事特殊职业的人群。但事实上，同一个人群可能处于几种特殊环境，比如高原生活者既可能处于低温环境又可能处于缺氧环境；同一种环境（比如高温）既可能在生活中出现，也可能在工作中出现。

由于这些人群长期处于物理或化学因素的刺激下，或高强度的体力或脑力应激状态中，他们体内的代谢会发生对机体不利的变化，如果不注意其营养和提高机体的抵抗力，他们适应这些不利环境的能力就会降低，而且容易发生疾病。

一、高温环境下人群营养

高温环境通常由自然热源（如太阳光）和人工热源（如锻造场、锅炉房等）引起，前者一般是指在热带或酷暑35℃以上的生活环境，后者为32℃以上的工作环境，相对湿度大于80%、环境温度大于30℃的环境亦可视为高温环境。

高温环境下可引起人体代谢和生理状况发生一系列变化，如机体代谢增加，体内蓄热，体温升高，中枢神经系统兴奋性降低等。由于炎热大量出汗而随之丢失大量水分、氨基酸、含氮物质、维生素和矿物质等营养物质，加上食欲下降和消化功能降低又限制了营养素的摄取，如果长期在热环境下作业得不到及时的营养补充，势必会影响机体的营养状况，降低耐热能力，使工作效率低下。

（一）高温环境人群的生理特点

1. 高温环境下机体营养素的丢失增多

（1）水和无机盐的丢失　在高温环境下人体的排汗量随环境的温度、劳动强度和个体差异而有所不同。一般为 1.5L/h，最高达 4.2L/h。由于汗液中 99% 以上是水分，约 0.3% 为无机盐，因此大量出汗引起水和无机盐的丢失，严重的可导致体内水与电解质的紊乱。汗液中矿物质主要为钠盐，占汗液无机盐总量的 54%～68%（一般通过排汗损失氯化钠可达 15～25g/d），其次是钾盐，占 19%～44%，还有钙、镁、铁、锌、铜、硒等。

（2）水溶性维生素的丢失　高温环境下大量出汗可造成水溶性维生素的大量丢失。最容易流失的是维生素 C，其次是维生素 B_1。有文献报道，每升汗液中维生素 C 含量可达 10mg，维生素 B_1 0.14mg，若每日出汗 5L，则从汗液流失的维生素 C 及维生素 B_1 分别为 50mg 和 0.7mg，而流失的维生素 B_2 也不少，甚至比随尿排出的还多。此外，其他 B 族维生素也有不同程度的流失。

（3）氮的排出量增加　在高温条件下人体大量出汗造成可溶性含氮物的丢失，汗液中可溶性氮含量为 0.2～0.7g/L，其中主要是氨基酸，此外还有肌酸酐、肌酸、尿素、氨等含氮物。由于失水和体温升高引起体内蛋白质的分解代谢增强，使尿氮排出量增加，因而在高温环境下机体易出现负氮平衡。

2. 高温对消化系统的影响

由于在高温条件下机体水分丢失可使唾液、胃液等消化液的分泌减少；由于氯化钠的丢失，影响了胃液中盐酸的生成，从而使胃液的酸度降低，使得食物的消化吸收及胃的排空受影响。此外，由于高温的刺激通过中枢神经系统调节使摄水中枢兴奋，从而对摄食中枢产生抑制性影响。因此，在高温条件下机体的消化功能减退且食欲下降。

3. 能量代谢的改变

高温条件下机体的热能消耗增加。主要是由于在高温条件下机体通过大量出汗、心率加快等进行体温调节，此过程可引起热能消耗增加。同时，持续在高温环境下工作和生活，体温上升引起机体基础代谢率增高，耗氧量加大，热能消耗也增加。

（二）高温环境下的营养需要

1. 水和无机盐

高温条件下机体丢失大量水分和无机盐，如不及时补充，不仅影响活动能力，也可造成体内热蓄积，发生中暑，危及健康。

水分的补充以能补偿出汗丢失的水量、保持机体内水的平衡为原则。根据高温作业者口渴程度、劳动强度及具体生活环境建议补水量范围为：中等劳动强度、中等气象条件时日补水量需 3～5L。补水方法宜少量多次。

无机盐的补充以食盐为主，出汗量少于 3L/d 者，补食盐量约 15g/d，出汗量大于 5L/d 者，则需补充 20～25g/d。所补食盐主要以菜汤、咸菜或盐汽水等分配于三餐之中；含盐饮料中氯化钠浓度以 0.1％为宜。随汗液流失的其他无机盐可通过食用富含无机盐的蔬菜、水果、豆类及饮料来补充。

2. 水溶性维生素

根据高温环境下机体水溶性维生素的代谢特点，建议维生素 C 的摄入量为 150～200mg/d，维生素 B_1 为 2.5～3mg/d，维生素 B_2 为 2.5～3.5mg/d。日常膳食调配过程中，注意选择含这些维生素较多的食物，必要时可口服维生素制剂。

3. 蛋白质及热能

高温环境下机体易出现负氮平衡，因此蛋白质的摄入量需适当增加，但不宜过多，以免加重肾脏负担。由于汗液中丢失一定数量的必需氨基酸，尤其是赖氨酸损失较多，因此补充蛋白质时优质蛋白质比例不应低于 50％。热能的供给以原供给量为基础，环境温度在 30～40℃之间，每上升 1℃，热能供给应增加 0.5％。

（三）高温环境下人群的合理膳食

高温环境下人群的能量及营养素的供给要适当增加，但高温环境下人群的消化功能及食欲下降，由此形成的矛盾需通过精心安排合理的膳食来加以解决。

（1）合理搭配，精心烹制谷类、豆类及动物性食物鱼、禽、蛋、肉，以补充优质蛋白质及 B 族维生素。

（2）补充含矿物质尤其是钾盐和维生素丰富的蔬菜、水果和豆类，其中水果中的有机酸可刺激食欲并有利于食物在胃内消化。

（3）以汤作为补充水及无机盐的重要方式。由于含盐饮料通常不受欢迎，故水和盐的补充以汤的形式较好，菜汤、肉汤、鱼汤可交替选择，在餐前饮少量的汤还可增加食欲。对大量出汗人群，宜在两餐进膳之间补充一定量的含盐饮料。

二、低温环境下人群营养

低温环境多指环境温度在 10℃以下的环境，常见于寒带及海拔较高地区的冬季及冷库作业等。低温环境下机体的生理及代谢的改变导致其对营养的需要有特殊要求。

（一）低温下宏量营养素的需要

低温环境下生活或作业人群能量需要增加，包括如下因素：寒冷刺激使甲状腺激素分泌增加，机体散热增加，以维持体温的恒定，这需消耗更多的能量，故寒冷常使基础代谢率增高 10％～15％；低温下机体肌肉不自主地寒战，以产生热量，这也使能量需要增加；笨重的防寒服增加身体的负担，使活动耗能更多，这也是能量消耗增加的原因。因此，在低温环境下，人群能量供给较常温下应增加 10％～15％，低温环境下机体营养素代谢发生明显改变的是，机体脂肪利用增加，较高脂肪供给可增加人体对低温的耐受，脂肪供能比应提高至 35％～40％。碳水化合物也能增强机体短期内对寒冷的耐受能力，作为能量的主要来源，供能百分比应不低于 50％。蛋白质供能为 13％～15％，其中含蛋氨酸较多的动物蛋白质应占总蛋白质的 45％，因为蛋氨酸是甲基的供体，甲基对提高耐寒能力极为重要。

（二）低温下微量营养素的需要

北极地区及我国东北地区营养调查表明，低温环境下人体对维生素的需要量增加，与温带地区比较，增加量为 30％～35％。随低温下能量消耗的增加，与能量代谢有关的维生素 B_1、维生素 B_2 及烟酸需要量增加，烟酸、维生素 B_6 及泛酸对机体暴寒也有一定的保护作用。专家建议，维生素 B_1 供给量 $2\sim3mg/d$，维生素 B_2 $2.5\sim3.5mg/d$，烟酸 $15\sim25mg/d$。给低温生活人群补充维生素 C，可提高机体对低温的耐受能力。此外，寒冷地区因条件的限制，蔬菜及水果供给通常不足，维生素 C 应额外补充，日补充量为 $70\sim120mg$。

有关脂溶性维生素对机体暴露在寒冷中的作用研究发现，在寒冷环境中，体内维生素 A 含量水平降低。维生素 A 也有利于增强机体对寒冷的耐受，日供给量应为 $1500\mu g$。寒冷地区户外活动减少，日照短而使体内维生素 D 合成不足，每日应补充 $10\mu g$ 维生素 D。

寒带地区居民极易缺乏钙和钠，低温环境下摄入较多的食盐，可使机体产热功能增强。寒带地区居民营养调查亦表明，其食盐摄入量高达 $26\sim30g/d$，相当于温带地区居民的 2 倍。对寒带地区居民高食盐的摄入量是否引起高血压尚有不同意见。寒带地区居民钠盐的供给可稍高于温带居民。寒带地区居民钙缺乏的主要原因是由于膳食钙供给不足，故应尽可能增加寒冷地区居民富钙食物，如乳或乳制品的供给。

（三）低温环境下人群的合理膳食

1. 供给充足的能量

低温环境下对能量的需求应比同一人群常温下增加 $10\%\sim15\%$。蛋白质、脂肪、碳水化合物的供能比分别为总能量的 $13\%\sim15\%$、$35\%\sim40\%$、$45\%\sim50\%$。其中脂肪供能比显著高于其他地区。

2. 保证蛋白质的供给

在膳食安排时，特别注意鱼类、禽类、肉类、蛋类、豆类及其制品的供应。同时还可适当选择含高蛋白、高脂肪的坚果类（核桃仁、花生仁等）食品。

3. 补充维生素

提供富含维生素 C、胡萝卜素和无机盐钙、钾等的新鲜蔬菜和水果，适当补充维生素 C、维生素 B_1、维生素 B_2、维生素 A 和烟酸等。对低温环境工作人群，推荐摄入量比常温环境同工种增加 $30\%\sim50\%$。

4. 控制食盐

食盐的推荐摄入量每日每人大约 $15\sim20g/d$，高于非低温地区。

三、高原环境下人群营养

一般将海拔 3000m 以上的地区称为高原。因在这一高度，由于大气氧分压的降低，人体血氧饱和度急剧下降，常出现低氧症状。

（一）高原环境人群的生理特点

1. 脑组织

脑是机体缺氧的最敏感组织，具有氧消耗量大、代谢率高、氧和 ATP 储存少、低氧耐受性差的特点。急性低氧使有氧代谢降低，能量产生减少，钠泵功能紊乱，钠和水进入脑细胞，引起脑水肿。

2. 呼吸系统

高原低氧刺激呼吸加深加快，肺活量、肺通气量和肺泡内氧分压增高；低氧可使肺血管收缩，是形成肺动脉高压和肺源性心脏病的诱因。

3. 心血管系统

高原低氧引起心肌收缩力下降，易导致心肌功能衰竭和猝死，毛细血管损伤，形成局部血栓。长期缺氧可刺激红细胞、血红蛋白和血浆浓度增加。由于大气中氧分压低，使组织细胞不能进行正常的生化代谢。

4. 消化系统

高原低氧时，消化液分泌减少，胃蠕动减弱，胃排空时间延长。同时，还会出现食欲下降、摄食量减少等。

5. 内分泌系统

出现儿茶酚胺和糖皮质激素分泌增加等改变。

（二）对能量和营养素代谢的影响

1. 产能营养素

低氧时，能量需要增加；蛋白质合成减少，分解代谢增强，氮排出增加；脂肪分解加强，血中甘油三酯增高；糖异生作用减弱，糖原合成减少。

2. 矿物质与维生素

急性低氧时，细胞外液转移入细胞内，出现细胞水肿，引起细胞内外电解质平衡紊乱，表现为血中钾、钠和氯增加，尿排出减少；血钙含量增加，可能与日照有关。急性低氧时，尿维生素 B_1、维生素 B_2 和维生素 C 排出增加。

（三）高原环境下人群的合理膳食

1. 满足能量需要

在平原环境工作人员推荐摄入量基础上增加 10％，以增加碳水化合物摄入为主，占总能量的 65％～75％。碳水化合物膳食能使人的动脉含氧量增加，能在低氧分压条件下增加换气作用，因此，在高原地区保证充足的碳水化合物摄入对维持体力视力、提高心肌功能有意义。建议产能营养素蛋白质、脂肪和碳水化合物适宜比例是 1：1.1：5；同时，应注意优质蛋白质的摄入。

2. 供给充足维生素与矿物质

推荐摄入量为：维生素 A 1000μg RE/d；维生素 B_1 2.0～2.6mg/d；维生素 B_2 1.8～2.4mg/d；维生素 C 100～150mg/d；锌 20mg/d；铁的适宜摄入量为 25mg/d。

3. 合理补水

合理补水可促进食欲，防止代谢紊乱。但初入高原者补充水分要慎重，要注意预防脑水肿和肺水肿。

第六章 营养失调

人体所需的各种营养素由食物供给，食品是保证营养的物质基础。任何一种天然食物都不可能包括所有的营养素。进入体内的营养素还涉及消化、吸收、利用等种种因素，在代谢过程中各营养素又必须比例适宜才能协同作用，相互制约，发挥最大的营养效能。人体健康在很大程度上取决于合理营养。营养不当，无论是缺乏或过剩都属营养失调，并引起疾病。

第一节 营养缺乏

营养缺乏的原因是多方面的，膳食营养素的供给和组织需要之间的不平衡是造成营养缺乏的原因，可能是一种或多种因素造成膳食营养素供给不足或机体对营养素利用能力降低的结果。许多营养缺乏病是由于膳食中长时间缺乏人体所需要的营养物质，从而对人的身体和（或）智力造成多种不可逆的损害。比较重要的营养缺乏有以下几类：

一、蛋白质-能量营养不良

蛋白质-能量营养不良是目前发展中国家较严重的营养问题，主要见于儿童。因他们对蛋白质与能量的需要量相对较高。

世界卫生组织曾将营养不良儿童分为两类：第一类为严重营养不良；第二类为中等程度营养不良。严重营养不良可分为消瘦型和恶性营养不良。经典学说认为，消瘦型营养不良是由于营养素供给平衡但供给量不足的食物所引起，是食物中长期缺乏热能、蛋白质及其他营养素的结果。恶性营养不良是以蛋白质缺乏为主引起的、比消瘦型更严重的营养不良，它可以认为是蛋白质不足但含有比蛋白质相对多的热能食物所引起。

消瘦型营养不良的主要特征是皮下脂肪消失、肌肉萎缩、生长迟缓、明显消瘦。恶性营养不良的主要特征是肝肿大、水肿、肌肉萎缩等。蛋白质-能量营养不良可使机体免疫系统遭受损害。营养不良的儿童特别容易感染疾病，应予注意。

为防治蛋白质-能量营养不良，最主要的是因地制宜地供给高蛋白、高能量的食品，以乳粉、牛乳或乳制品为最好，配方合理的豆制代乳粉等效果也较好。但应注意食物中蛋白质、能量应逐渐增加，以防消化功能紊乱。存在乳糖不耐症的蛋白质-能量营养不良儿童，以牛乳或乳制品补充蛋白质时，可能引起腹泻和营养情况恶化，可使用含乳糖量低或不含乳糖的发酵乳制品或其他代用品。

二、维生素缺乏病

食物中某种维生素长期不足或缺乏，即可引起代谢紊乱及出现病理状态，形成维生素缺乏症。早期轻度缺乏，尚无明显临床症状时，称维生素不足。

维生素缺乏的原因除食物中含量不足外，更多是由于维生素在体内吸收有障碍、破坏分解增强和生理需要量增加引起。

（一）佝偻病

食物中缺乏维生素D或人体缺乏日光照射容易引起佝偻病与骨质软化症，前者多见于婴儿，后者多见于孕产妇。此外，缺钙也是引起佝偻病的原因。

为预防佝偻病，除可多食用含维生素 D 丰富的食物如动物肝脏、鱼肝油、禽蛋等外，尚可适当食用维生素 D 强化的食品。乳类含维生素 D 不多，故以乳类为主食的 6 个月以下婴儿，尤应注意维生素 D 的补充。同时尽量鼓励儿童多做户外活动，以便有充分的紫外线照射。与此同时，还应增加含钙食品的摄食。

（二）坏血病

该病是人和某些动物的食物中缺乏维生素 C 导致的。维生素 C 缺乏影响胶原的正常形成，导致牙龈、黏膜出血，重者有皮下、肌肉和关节出血并形成血肿。婴幼儿往往由于人工喂养而又未注意维生素 C 的供给可造成缺乏，出血症状常比成人严重。

维生素 C 主要来自新鲜蔬菜和水果。我国北方冬季缺乏新鲜蔬菜，特别是冬末春初，除了增加新鲜果蔬的摄取及注意防止维生素 C 氧化破坏外，食用维生素 C 强化食品（例如强化果汁、强化固体饮料等）也是增加维生素 C 摄入量、预防发生坏血病的方法。

（三）脚气病

该病是由于维生素 B_1 缺乏引起。碾磨谷类，特别是碾磨精度很高时，可使其中的维生素 B_1 损失 80％以上。煮粥、煮豆或蒸馒头，若加入过量的碱，也可造成维生素 B_1 的大量损失。长期食用精白米和精白面及其制品，又缺乏其他杂粮和多种副食品的补充时，可造成维生素 B_1 缺乏，引起脚气病。乳母患脚气病时，其分泌的乳汁中也缺乏维生素 B_1，可引起婴儿脚气病，严重时婴儿甚至可因维生素 B_1 缺乏造成死亡。

通常应多食粗粮、粗粮制品和其他含维生素 B_1 丰富的食品，如豆类及豆制品、肉与肉制品、蛋与蛋制品等。谷类的糊粉层与胚芽中含有丰富的 B 族维生素，是维生素 B_1 的良好来源。如何保持食品良好的感官性状，又能最大限度地保留其营养成分，是营养和食品加工上不断研究的问题。除在工艺上改进加工方法，减少维生素 B_1 的损失，还可用营养强化的方法予以解决。

（四）癞皮病

该病是由于膳食中缺乏烟酸所致，多流行于以玉米为主食的地区。其原因是玉米中的烟酸为结合型，不能被人体吸收利用，必须水解为游离型才能为人体利用。而且玉米中色氨酸含量也很少（色氨酸在体内可转变为烟酸）。

为预防癞皮病，应合理调配膳食。豆类、大米和小麦及其制品含有丰富的烟酸和色氨酸，而且所含的烟酸绝大部分为游离型，可直接为人体吸收利用，故可增加其食用比例。此外，也可在玉米粉中加入 0.6％碳酸氢钠，使结合型烟酸水解为游离型烟酸，为人体利用。

三、营养性贫血

营养性贫血可分为营养性小红细胞性（缺铁性）贫血及营养性巨幼红细胞性（维生素 B_{12}、叶酸缺乏）贫血。

（一）缺铁性贫血

缺铁性贫血是由于各种不同原因引起体内储存铁缺乏，影响细胞血红素合成而发生的贫血。缺铁性贫血是目前世界上比较普遍的问题，尤多见于婴幼儿及生育年龄妇女。缺铁的原因主要有：

1. 人体对铁的需要量增加而摄入铁量相对不足

婴幼儿生长速度很快，正常婴儿出生 5 个月体重增加 1 倍，1 岁时增加 2 倍。婴儿在 4～6 个月后，体内储存的铁已消耗渐尽，如仅以含铁少的乳类喂养，可导致缺铁性贫血。育龄妇女由于妊娠、哺乳，需铁量增加，加之妊娠期消化功能紊乱，铁的摄入和吸收不佳，易致贫血。

2. 铁吸收障碍

动物性食品中的血红素铁可直接以铁卟啉的形式吸收，吸收率较高，非血红素铁的吸收取决于铁在胃肠道的溶解度等，多种因素可阻碍铁的吸收。

3. 慢性失血

长期因各种疾病引起的慢性失血，体内总铁量显著减少，终致贫血。

人体贫血时面色苍白，口唇黏膜和眼结膜苍白，重者可出现食欲不振、心率加快、心脏扩大等。婴幼儿严重贫血时可出现肝、脾和淋巴结肿大等。

为预防缺铁性贫血，婴儿应及时添加富含铁质的辅助食品，孕妇与乳母应补充足量的铁；多吃富含维生素C的食品，以帮助铁的吸收；用铁制炊具代替铝制炊具。由于植物性食品中铁的吸收率一般较低，动物性食品中铁的吸收率较高，所以应多食用动物性食品如动物肝脏、肉与肉制品、鱼和鱼制品等。此外，也可食用铁强化食品，如铁强化面粉、食盐、固体饮料等。

（二）营养性巨幼红细胞性贫血

营养性巨幼红细胞性贫血是由于各种因素影响维生素 B_{12} 及叶酸的摄入与吸收所造成。维生素 B_{12} 和叶酸都在核酸代谢中起辅酶作用，若缺乏则导致代谢障碍，从而影响原始红细胞的成熟。常发生于未加或少加辅助食品、单纯以母乳或淀粉喂养的 6 个月以上婴儿，或反复感染及消化功能紊乱的小儿。

预防巨幼红细胞性贫血主要应保证在食物中有一定量的叶酸与维生素 B_{12}。因食物中与蛋白质结合的维生素 B_{12} 只有在胃液的作用下才能游离出来，其吸收需要胃黏膜细胞分泌的一种糖蛋白（即内因子）的协助，所以对胃酸缺乏者应考虑注射维生素 B_{12}。

四、甲状腺肿

单纯性甲状腺肿是以缺碘为主的代偿性甲状腺肿大，但一般不伴有甲状腺功能失常。根据发病原因可分为地方性与散发性两种。地方性甲状腺肿（简称地甲病）流行于世界许多地区，估计全世界约有 3 亿人患本病。散发性甲状腺肿无地区限制，多发生于青春期、妊娠期、哺乳期及绝经期的女性。甲状腺肿可由碘的绝对或相对缺乏以及其他一些原因引起。

1. 缺碘

机体所需要的碘可以从饮水、食物及食盐中获得，这些物质中的含碘量主要决定于各地区的生物地质化学状况。一般情况下，远离海洋的内陆山区或不易被海风吹到的地区，其土壤和空气中含碘较少，因而水和食物中的含碘量也不高，因此可能成为地方性甲状腺肿高发区。

2. 致甲状腺肿物质

许多食物含致甲状腺肿物质。芸薹属蔬菜如油菜、白菜等，其中含硫代葡萄糖配糖体，在葡萄糖硫苷酶的作用下水解释放出硫氰酸盐和异硫氰酸盐，因而具有致甲状腺肿作用。萝卜等含硫脲类物质，亦可在酶的作用下水解为甲状腺肿素而具有致甲状腺肿的作用，但这类物质的作用多可因热加工而破坏。

3. 碘相对不足

青春期、妊娠期、哺乳期及绝经期的女性，以及其他应激情况下甲状腺素的需要量增加，摄入的碘如果相对不足，可诱发或加重甲状腺肿。

4. 其他因素

很多事实证明，在缺碘程度相同的条件下，卫生条件不好、水质不良和营养不平衡都会增加地方性甲状腺肿的发病率，特别是营养不平衡影响最为显著。此外，还有些地区是由于高碘而引起地方性甲状腺肿。这些地区居民的发病是由于食用了高碘的海产品等引起，只要限制高碘食物就可预防地方性甲状腺肿。

甲状腺肿主要表现为甲状腺肿大，如果胎儿或出生后前几个月碘的供给极度缺乏，可因甲状腺激素的分泌不足而影响智力和体格发育，出现生长迟缓，成侏儒体型，智力发育明显迟滞，性发育受阻。

预防缺碘性甲状腺肿，可经常吃含碘高的海带、紫菜等海产品。不能经常吃到海产品的内陆山区，以采用食盐加碘最为有效。

第二节 营养与肥胖

肥胖症是指体内能量摄入超过能量消耗，导致脂肪堆积过多，体重增加，达到危害健康程度的慢性代谢性疾病。目前多以理想体重和体重指数为依据。体重超过理想体重的 20% 或体重指数（BMI）大于 28 可定为肥胖症。

随着社会经济发展、生活水平提高，体力劳动少的人群中，肥胖正逐渐成为日常保健的现实问题。摄入热能多于消耗，多余热能以脂肪形式存于体内。肥胖增加机体脏器的负担，同时又加速衰老进程；心血管疾病、糖尿病、肝胆疾病、骨关节炎及痛风症等发病率均明显增高，应激反应能力下降，抗感染能力降低。尽管我国肥胖问题远不如西方国家突出，但随着生活水平逐渐提高，肥胖增多趋势非常明显。

一、肥胖的病因

肥胖的病因复杂，但无论是遗传还是内分泌因素，都是通过营养代谢使人肥胖。

（一）饮食因素

肥胖的基本原因是从饮食中摄入的热能超过身体消耗的热能。人体所摄入的食物不论蛋白质、脂肪还是碳水化合物，只要所含的总热能过多，体内消耗不完，多余的能量必然转化为脂肪储存起来，使体脂增加。此外，人们的饮食习惯和膳食组成对体脂消长也有影响。那些晚餐安排得十分丰富而又过食的人，要比一般人易于发胖。

（二）体力活动

体力活动是决定能量消耗多少的最重要的因素。人们在青少年时期由于体力活动量大，基础代谢率高，肥胖现象较少出现；可是一到中年以后，由于其活动量和基础代谢率的下降，尤其是那些生活条件较好、同时又不注意积极进行力所能及的体力活动的人，过多的能量就会转变为体脂储存起来，从而导致肥胖。

（三）遗传因素

肥胖在某些家族中特别容易出现，有 60%～80% 的严重肥胖者有家族发病史。据统计资料发现，父母双方肥胖者，其子女有 80% 可能肥胖；父母一方肥胖者，其子女有 50% 可能肥胖。

（四）内分泌代谢紊乱

内分泌腺分泌的激素参与调节机体的生理机能和物质代谢，例如甲状腺、肾上腺、性腺、垂体等分泌的激素直接或间接地调节物质代谢。如果内分泌腺机能失调，或滥用激素药物，将引起脂肪代谢异常而使脂肪堆积，出现肥胖。

二、肥胖的危害

（一）对循环系统的影响

肥胖者血液中甘油三酯和胆固醇水平升高，血液的黏滞系数增大，动脉硬化与冠心病发生的危险性增高；肥胖者周围动脉阻力增加，血压升高，易患高血压病。

（二）对呼吸系统的影响

胸壁、纵隔等脂肪增多，使胸腔的顺应性下降，引起呼吸运动障碍，表现为头晕、气短、少动嗜睡，稍一活动即感疲乏无力，称为呼吸窘迫综合征。

（三）对消化系统的影响

肥胖者易出现便秘、腹胀等症状。肥胖者的胆固醇合成增加，从而导致胆汁中的胆固醇增加，患胆石症的危险性增高。

（四）手术风险性增高

肥胖者在进行手术时发生麻醉意外和术后感染的风险性增高。

（五）肥胖与糖尿病

腹部脂肪增多和体重增加可加重糖尿病的危险性。随着体重的下降，葡萄糖耐量改善，胰岛素分泌减少，胰岛素抵抗性减轻。

三、肥胖的预防

遗传性肥胖不易治疗，内分泌紊乱所引起的肥胖应先治愈内分泌疾病，才能根本消除肥胖症。对于热能摄入超过热能消耗所致的单纯性肥胖的防治，主要是通过膳食调整和增加体力活动以达到减肥的目的。

（一）膳食调整

1. 控制总热量的摄入

膳食供能量必须低于机体实际耗能量，并辅以适当的体力活动，以增加其能量消耗，促进脂肪分解。按照我国人民膳食结构特点，最简便易行的方法是禁甜食和适当减少主食。应该强调的是，减轻体重必须缓慢而有计划地进行，切忌操之过急。以每周减轻体重不超过1kg为宜，逐步达到标准体重，并经常重视维持能量平衡，防止再度肥胖。

2. 控制脂肪的摄入量

每日除烹调用油外，应尽量减少进食油腻食品，少食动物油，多进食植物油。每日脂肪摄入量应占总热量的25％以下。

3. 保证蛋白质的摄入量

减肥期间要保证蛋白质的摄入量，每日供给1g/kg体重。优质蛋白质要占总蛋白质的1/3～1/2。若以植物蛋白质为主，则应按每日1.2～1.5g/kg体重供给。

4. 提高膳食纤维素

控制热能期间要多进食低热能和体积大的蔬菜、水果。这些食物由于含纤维素多，可增加饱腹感，减少脂肪和胆固醇的吸收，同时又可提供丰富的维生素和无机盐，以弥补营养成分的不全面。

5. 饮食要清淡

要控制食盐摄入，以防止水分潴留。

总之，膳食调整要从合理营养的角度出发，节食减肥的关键是限制糖和脂肪的摄取。减肥食谱应为高蛋白、低脂肪和低糖的饮食。同时要保证各种营养素齐全，避免产生各种营养素缺乏症。每日三餐的膳食应合理安排，早吃好，午吃饱，晚吃少。睡前不吃东西，平日不吃零食。不能盲目、无节制地节食，也不需控制机体的摄水量。此外，肥胖症的预防不仅是中老年人的事，更重要的是，从幼儿时期就要注意培养良好的饮食习惯，保证摄取合理的营养。

（二）运动减肥

运动减肥是通过增加体内能耗而达到减重的目的。应根据肥胖程度和个体的体质，选择较适宜的运动项目和运动量。运动减肥应选择有氧运动的耐力性项目，如长跑、长距离步行、游泳或自行车等。

近年来的研究认为：增加体力活动和适当限制饮食相结合是减肥的最好处方。因为，通过增加活动来控制能量平衡，减少的是脂肪；而仅靠减少饮食量则会减少瘦体重（LBA）。此外，运动不仅增加机体能量消耗，还可增强心血管和呼吸系统的功能，加强肌肉代谢能力，对促进人体健康有利。

第三节　营养与心血管疾病

心血管疾病主要包括动脉粥样硬化、冠心病、高血压等，是危害人类健康的严重疾病，也是造成人类死亡的主要原因之一。心血管疾病与营养有密切关系，通常经过膳食调整，合理营养，可预防这类疾病的发生与发展。

一、营养与动脉粥样硬化、冠心病

动脉粥样硬化的发病是多因素的，除了年龄、性别、遗传因素以外，更主要地还是与环境因素特别是与营养因素有关。营养通过影响血浆脂类和动脉壁成分，直接作用于动脉粥样硬化发生和发展的不同环节，也可通过影响高血压病、糖尿病以及其他内分泌代谢失常而间接导致动脉粥样硬化及其并发症的发生。

冠心病是冠状动脉粥样硬化性心脏病的简称。冠心病病人通常血脂较高，其病因主要是脂质代谢紊乱而导致的动脉粥样硬化。当冠状动脉内膜脂质沉着，粥样斑块形成，可使冠状动脉管腔变小、狭窄，心脏供血不足，造成心肌缺血、坏死，引起心绞痛、心肌梗死。或由于冠状动脉硬化，使心肌的供血长期受到阻碍，引起心肌萎缩、变性、纤维组织增生，出现心肌硬化或纤维化。

（一）膳食营养因素与动脉粥样硬化、冠心病

1. 脂肪

脂肪总摄入量，尤其是饱和脂肪酸与动脉粥样硬化发病率和死亡率呈显著正相关，膳食脂肪可促进胆固醇的吸收，使血胆固醇升高，饱和脂肪酸对血胆固醇的升高影响明显，而多不饱和脂肪酸及单不饱和脂肪酸有降低血胆固醇的作用。n-3 不饱和脂肪酸的作用近年来受到广泛关注，富含 n-3 系列不饱和脂肪酸（主要为 EPA、DHA）的鱼油可抑制血浆肾素活性，有降血胆固醇、血甘油三酯的含量和抗血小板凝集、降低血压等作用。饱和脂肪酸（SFA）如月桂酸、肉豆蔻酸和棕榈酸具有较强的升高血胆固醇的作用；单不饱和脂肪酸（MUFA）如橄榄油和茶油能降低血胆固醇的浓度；多不饱和脂肪酸（PUFA）n-3 和 n-6 系列不饱和脂肪酸均有降低血胆固醇的作用。

2. 胆固醇

体内的胆固醇直接来源于膳食的约占 30%～40%，其余主要在肝脏内合成。人群调查发现，膳食胆固醇摄入量与动脉粥样硬化发病率呈正相关。

3. 能量与碳水化合物

膳食中总能量摄入大于机体对能量的消耗则引起单纯性肥胖，同时可使血甘油三酯升高

引起高甘油三酯血症；碳水化合物对血脂的影响主要与种类有关，果糖的作用大于葡萄糖；膳食纤维有降低血胆固醇的作用，尤其是果胶作用明显。

4. 蛋白质和氨基酸

适当的蛋白质摄入不影响血脂，但在动物实验中发现，高蛋白膳食可促进动脉粥样硬化的形成。牛磺酸具有保护心脑血管功能的作用。

5. 维生素

维生素 C 可使血液胆固醇水平降低；促进胶原蛋白的合成而减缓动脉粥样硬化对机体的损伤；同时维生素 C 也是一种重要的抗氧化剂，可防止不饱和脂肪酸的脂质过氧化反应，减少氧化型低密度脂蛋白的形成。维生素 E 同样具有抗氧化的作用，可使机体对缺氧耐受力增高，增强心肌代谢及应激能力。烟酸有防止动脉硬化的作用，在药用剂量下有降低血清胆固醇和甘油三酯等作用。维生素 B_6 与构成动脉管壁的基质成分酸性黏多糖的合成以及脂蛋白酯酶的活性有关，缺乏时可引起脂质代谢紊乱和动脉粥样硬化。

6. 矿物质

镁、钙与血管的收缩和舒张有关，钙有利尿作用，有降压效果，镁能使外周血管扩张。锌/铜比值高时，冠心病发病率高。铜缺乏可影响弹性蛋白和胶原蛋白的关联而引起心血管损伤，也可使血胆固醇含量升高。过多的锌则降低血中高密度脂蛋白含量。食盐过量可使血压升高，导致心血管病发生。过量铁可引起心肌损伤、心律失常和心衰等，应用铁螯合剂可促进心肌细胞功能形成，从而促进脂质的氧化修饰和心肌损伤。碘可减少胆固醇在动脉壁的沉着，硒对心肌有保护作用，钒有利于脂质代谢。可见，膳食中种类齐全、比例适当的常量和微量元素有利于减少心血管疾病。

（二）冠心病的饮食预防

1. 控制热能

膳食总热量不宜过高，以维持正常体重为佳。超过正常标准体重者，应减少每日进食的总热量。

2. 控制脂肪及胆固醇

脂肪应控制在总热量的 25% 以下，且以植物脂肪为主，如玉米油、花生油、豆油、麻油、茶油等，这些脂肪含不饱和脂肪酸较多，能促进血浆胆固醇转化为胆酸，防止动脉粥样硬化的形成。应避免经常食用过多的动物性脂肪和含饱和脂肪酸的植物油，如肥肉、猪油、奶油、椰子油、可可油等。

高血胆固醇是形成动脉粥样硬化的一个重要因素。应避免经常食用高胆固醇食物，如鱿鱼、牡蛎、蟹黄、蛋黄、动物内脏等。

3. 调整膳食中蛋白质的构成

适当降低动物蛋白的摄入，提高植物蛋白的摄入，对冠心病患者是有益的。植物蛋白应占总蛋白摄入量的 50% 以上，大豆蛋白及其制品是较理想的蛋白质来源。

4. 供给充足的维生素和矿物质

对冠心病患者保证充分的维生素供给是十分必要的，如维生素 C、烟酸、维生素 E 等。同时，增加钙、钾、镁、锌、碘、铜、铁等矿物质，有降低血胆固醇和改善心肌功能的作用。上述维生素和矿物质在谷类、豆类、蔬菜、水果、虾蟹、海藻类植物（如海带、紫菜）、坚果、瘦肉、牛乳、禽蛋等食品中都有。

5. 保证膳食纤维素供给，减少精制糖摄入

膳食纤维素可促进粪便的排泄，这样既可减少膳食中脂肪和胆固醇的吸收，又可促进胆

酸的排泄。提高膳食中的纤维素还可增加饱腹感，避免饮食过量而产生高血糖和高血脂。应限制蔗糖、果糖等的摄入。

二、营养与高血压

高血压是指动脉血压持续升高到一定水平而导致对健康产生不利影响或引发疾病的一种状态。按病因不同，可分为原发性高血压和继发性高血压。高血压患者中约90%为原发性高血压，约10%为继发性高血压。继发性高血压是指继发于某一种疾病或某一种原因之后发生的血压升高。原发性高血压，其发病机制学说很多，但真正的病因目前尚未完全阐明，与遗传、年龄、营养和环境有关。在营养因素中，高热能、高盐等都可能导致高血压。

（一）膳食营养因素与高血压

1. 食盐

食盐摄入过多，导致体内钠储留，而钠主要存在于细胞外，使胞外渗透压增高，水分向胞外移动，细胞外液包括血液总量增多。血容量的增多造成心输出量增大，血压增高。

2. 钾

钾对血压的影响主要是钾可增加尿中钠的排出，使血容量降低，血压下降。在低钠摄入时，高钾对血压的影响并不大。

3. 钙

高钙膳食有利于降低血压，可能和钙摄入高时的利尿作用有关，此时钠的排出增多；此外，高钙时血中降钙素的分泌增加，降钙素可扩张血管，有利于血压的降低。

4. 脂肪与碳水化合物

脂肪与碳水化合物摄入过多，导致机体能量过剩，使身体变胖，血脂增高，血液的黏滞系数增大，外周血管的阻力增大，血压上升。

5. 维生素C

维生素C可改善血管的弹性，降低外周阻力，有一定的降压作用。并可延缓因高血压造成的血管硬化的发生，预防血管破裂出血的发生。

6. 膳食纤维

膳食纤维具有降低血清甘油三酯和胆固醇的作用，有一定的降压作用，还可延缓高血压引起的心血管合并症的发生。

（二）高血压的饮食预防

1. 限制总热能的摄入

限制能量摄入的目的是控制体重在标准范围内，体重每降低12.5kg，收缩压可降低10mmHg（1333Pa），舒张压降低7mmHg（999Pa）。对于体重超标准者，热能要比正常体重者减少20%～30%，使每周体重减轻1kg为宜。在饮食中还要注意三餐热能的合理分配，特别应注意晚餐中能量不宜过高。

2. 限制脂类

限制脂肪的摄入量，增加不饱和脂肪酸的比例，可降低血清甘油三酯与胆固醇水平，降低血液的黏滞系数；防止动脉粥样硬化，防止血管狭窄，降低血液阻力，防止血压升高。其中的必需脂肪酸还有利于血管活性物质的合成，对降低血压、防止血管破裂有一定作用。

3. 限钠补钾

钠摄入过多，导致血容量的增加，造成心输出量增大，血压升高。钾则通过增加尿中钠的排出，使血容量降低，血压下降。

食盐的摄入量越低越有利于预防高血压，但为照顾口味，可控制在 $3\sim6g/d$。大多数蔬菜、水果中都含有丰富的钾，尤以龙须菜、豆苗、莴笋等含量较高，增加蔬菜、水果的摄入，可提高钾的摄入水平，增加钠的排出量，有利于预防高血压的发生。

4. 增加钙的摄入量

高钙时血中降钙素的分泌增加，降钙素可扩张血管，有利于血压的降低，因此增加钙的摄入量也有利于预防高血压的发生。

5. 限制精制糖的摄入

精制糖可升高血脂，导致血压升高，且易出现合并症，因此应限制摄入。可在总碳水化合物摄入量不变的情况下，适当增加淀粉类食物的比例。

6. 补充足量维生素 C

大剂量维生素 C 可使胆固醇氧化为胆酸排出体外，改善心脏功能和血液循环，有助于高血压病的防治。

7. 限制刺激性食物，提倡戒烟、禁酒、适量饮茶

长期大量吸烟，可引起小动脉的持续收缩，小动脉壁增厚而逐渐硬化，产生高血压、动脉粥样硬化，并增加并发症的严重程度。吸烟的高血压者发生脑血管意外的危险性比不吸烟者高 4 倍。大量饮酒也可引起血压升高，应严格控制。茶叶中除含有多种维生素和微量元素外，还含有茶碱和黄嘌呤等物质，有利尿和降压作用，可适当饮用，通常以饮清淡的绿茶为宜。

第四节　营养与癌症

癌症是严重危害人类健康和生命的常见病之一。有学者估计，女性肿瘤死亡的 60%、男性肿瘤死亡的 30%～40% 与营养有关。食物是人体联系外环境最直接、最经常、最大量的物质，也是机体内环境及代谢的物质基础。因此，研究膳食营养与癌症的关系在探讨癌症的病因、找出癌症防治措施方面占有极其重要的地位。

一、膳食营养因素与癌症

（一）能量与宏量营养素

1. 能量

流行病学资料显示，超重、肥胖者患乳腺癌、结肠癌、胰腺癌、子宫内膜癌和前列腺癌的机会高于体重正常者。动物实验发现，限制 20% 进食的大鼠比自由进食的大鼠自发性肿瘤的发病率低，发生肿瘤的潜伏期延长。因此，应限制能量的摄入量。

2. 蛋白质

蛋白质摄入过低或过高均会促进肿瘤的生长。流行病学资料显示，食管癌、胃癌患者发病前蛋白质摄入量比正常对照组低。日本的研究报告指出，常饮牛奶者较不饮用者胃癌发病率低。有调查资料显示，常食用大豆制品者胃癌的相对危险度低于不常食用者。但是，过多摄入动物性蛋白质，使得一些癌症的危险性升高，如结肠癌、乳腺癌和胰腺癌等。

3. 脂肪

流行病学资料表明，脂肪的摄入量与结肠癌、直肠癌、乳腺癌、肺癌、前列腺癌的危险性呈正相关。膳食脂肪的种类与癌症的发生也有关系，SFA 和动物油脂的摄入与肺癌、乳腺癌、结肠癌、直肠癌、子宫内膜癌、前列腺癌危险性增加有关。

4. 碳水化合物

高淀粉摄入人群胃癌和食管癌发病率较高，而这些个体的高淀粉摄入多伴随有低蛋白质的摄入。膳食纤维在防癌方面可起很重要的作用，通过其吸附肠道内有害物、增加肠内容物容量，使得肠道内致癌物稀释，降低结肠癌、直肠癌的发病危险。食用菌类食物及海洋生物中的多糖有防癌作用，如蘑菇多糖、灵芝多糖、云芝多糖等有提高人体免疫力的作用，海参多糖有抑制肿瘤细胞生长的作用。

（二）维生素

1. 类胡萝卜素及视黄醇类

β-胡萝卜素是食物中含量最多的类胡萝卜素，可在体内转变成维生素 A。类胡萝卜素是植物合成的色素，在自然界广泛存在。除 β-胡萝卜素是主要的维生素前体外，玉米黄素和 α-胡萝卜素也具有维生素 A 活性。视黄醇类物质是指视黄醇（即维生素 A）、视黄酸、视黄醇酯以及视黄酸的同类物等。一些流行病学调查结果均指出维生素 A 或类胡萝卜素的摄入量和肿瘤发生呈负相关，包括胃癌、食管癌、肺癌、宫颈癌、膀胱癌、喉癌、结肠癌等。

大剂量天然维生素 A 有毒性作用，且在体内主要分布于肝脏，限制了其实际应用。现人工合成的视黄醇类已有近百种，其中全反式视黄酸于体内分布均匀，毒性小。

2. 维生素 C

流行病学资料显示，维生素 C 摄入量与多种癌症的死亡率呈负相关，高维生素 C 摄入量可降低胃癌、食管癌、肺癌、宫颈癌、胰腺癌等的危险。动物实验发现，维生素 C 可抑制分别由二乙基亚硝胺和二甲基肼诱导的大鼠肝癌和肠癌的发生。

3. 维生素 E

维生素 E 可阻断亚硝胺合成，并降低一些化学物质的致癌作用。维生素 E 是内脂质膜中最重要的抗氧化物质。通过清除氧自由基和终止自由基链反应而保护细胞膜的多不饱和脂肪酸，使之免受氧化损伤。另一种可能机制是维生素 E 可使类胡萝卜素保持还原状态，从而加强这些物质的抗氧化能力。维生素 E 含量高的膳食可能降低肺癌及宫颈癌的发生率，对胃癌、结肠癌、直肠癌及乳腺癌的作用结论尚不一致。

4. B 族维生素

维生素 B_2 缺乏可增强化学致癌物的致癌作用。实验证明，不论用何种方法造成动物缺乏维生素 B_2，用偶氮染料诱发肝肿瘤时，肝肿瘤生长速度加快，肿瘤发生率高。叶酸和维生素 B_{12} 以及胆碱、蛋氨酸都是抗脂肪肝物质或甲基供体，参与 DNA 的甲基化，而 DNA 的甲基化异常是癌症的特性。有资料证明，这类物质摄入不足或缺乏与癌症的危险性有关。叶酸和蛋氨酸含量高的膳食可能降低结肠癌、直肠癌的危险性。

（三）矿物质

1. 钙

流行病学资料报道，高钙高维生素 D 膳食与肠癌发病率呈负相关。

2. 锌

锌缺乏和过量都与癌症发生有关。锌不足导致机体免疫功能减退；过多会影响硒的吸收。

3. 硒

流行病学资料显示，土壤和植物中的硒含量、人群中硒的摄入量、血清硒水平与人类各种癌症（肺癌、食管癌、胃癌、肝癌、肠癌、乳腺癌等）的死亡率呈负相关。动物实验发现，硒有抑制诱癌作用。细胞培养显示，亚硒酸钠有抑制食管癌、胃癌、肝癌细胞生长的作用。硒是谷胱甘肽过氧化物酶的重要组成成分，能清除氧自由基，增强免疫力。

4. 铁

流行病学资料显示，高铁膳食可能增加肠癌和肝癌的危险性。

5. 碘

膳食和饮水中含碘量低，可引起单纯性甲状腺肿，甲状腺肿又可引起甲状腺肿瘤。甲状腺肿流行区，甲状腺癌发病率较高。低碘饮食还可诱发与激素有关的乳腺癌、子宫内膜癌和卵巢癌的发生。

二、食物中的致癌与抗癌因素

食物中既存在致癌因素，也存在抗癌因素，两者均可影响癌症的发生。

（一）致癌因素

食物中致癌因素研究比较多的有黄曲霉毒素、N-亚硝基化合物、多环芳烃类化合物和杂环胺类化合物、黄樟素、异黄樟素及二氢黄樟素、苏铁素等。食品中残留的某些农药、重金属、激素、抗生素、二噁英、氯丙醇、丙烯酰胺，食品容器包装材料中残留的某些小分子物质等具有一定的致癌作用。

（二）抗癌因素

除了前边营养素部分提到的维生素、矿物质、不饱和脂肪酸、膳食纤维等因素外，存在于植物性食物中的一些生物活性成分（如植物化学物）也具有抗突变、抗癌等作用，主要包括：

① 多酚类化学物　存在于植物中，如绿茶中的茶多酚、葡萄中的鞣酸以及咖啡酸、富马酸、酚酸、儿茶酚等。

② 吲哚类化合物　存在于十字花科蔬菜中，如大白菜中含有的吲哚-3-甲醇、吲哚-3-醛等。

③ 巯基化合物　存在于水果、蔬菜中，如异硫氰酸盐、丙烯基硫化物、二巯基丁醇等。

④ 香辛料及植物色素类　如肉桂醛、胡椒碱、茴香醛、伞形花内酯和一些植物色素（如姜黄素）等。

⑤ 萜类化合物　存在于多种柑橘属植物、十字花科蔬菜，如白菜、甘蓝、卷心菜等。萜类物质主要包括单萜烯、D-二萜烯。柑橘属植物中还含有薄荷醇和桉油醇等。

⑥ 卟啉类化合物　具有卟啉环，如血红素、胆红素、叶绿素等。

⑦ 蛋白酶抑制剂　一种多肽或蛋白质，如大豆中提取的 Edipro A 和从动物组织提取的拟肽酶类等。

⑧ 黄酮类化合物　如黄酮、异黄酮、黄酮烷、双黄酮等及其苷类，是一大类多环化合物。在食物中存在较多的有芦丁、桑黄素、黄烷酮、芹皮黄素、山茶酚等。

⑨ 皂苷　植物中比较复杂的苷类化合物，如人参皂苷，绞股蓝皂苷、柴胡皂苷和大豆皂苷等。

⑩ 番茄红素　主要存在于番茄、西瓜、樱桃中。对前列腺、肺与胃的肿瘤防治效果显著，对防治胰腺、结肠、乳腺、子宫的癌症也有一定效果。

三、癌症的饮食预防

预防癌症的发生，饮食的卫生比饮食的营养更重要。食物中存在的某些物质具有一定的致癌性，应避免或减少这类物质的摄入。通过动物实验和人群流行病学调查，提示合理的营养对于癌症的发生具有一定的预防作用。

（一）食物要多样

合理的食物搭配可保证机体的均衡营养，保持机体内环境的稳定，提高机体的抗癌能力。食物多样化可保证饮食中含有多种营养素，而且能避免食物单一所造成的某种营养素过量，保证营养素的全面均衡。而且，不同食物存在的致癌物质不同，量也不同，食物多样化能避免单一食物摄入过多时其所含的致癌物质摄入过多，从而使致癌物控制在每日允许摄入量（ADI）内。

（二）减少脂肪的摄入量

饮食中脂肪含量高时，能增加肺癌、直肠癌、前列腺癌及乳腺癌的发生率，因此应避免脂肪的过量摄入。

（三）适当增加膳食纤维特别是可溶性膳食纤维的摄入量

膳食纤维有促进肠蠕动、刺激排便的作用，可降低肠道有害物质和肠道的接触时间。可溶性膳食纤维可促进双歧杆菌的生长，产生局部免疫，保护肠道，降低直肠癌的发生率。但粗纤维可造成消化道的机械损伤，对损伤的修复过程中，频繁的细胞分裂有可能发生染色体的复制、分配错误，产生上消化道肿瘤，因此不宜摄入过多。

（四）增加蔬菜和水果的摄入量

研究发现，每日食用新鲜水果和蔬菜可降低大多数癌症的危险性。这类食物的保护作用有几种可能的机制：膳食纤维可能是保护机体对抗结肠癌的原因；水果和蔬菜中含有的抗氧化物质可防止对 DNA 的内源性氧化损伤；抗坏血酸还有抑制亚硝胺的合成作用；蔬菜特别是十字花科蔬菜（如菜花、圆白菜等）含有多种抗癌成分（如吲哚类化合物），可通过诱导肝脏的解毒酶活性而抑制化学物质的致癌作用。

（五）增加锌、硒等矿物质和抗氧化维生素的摄入量

适当增加锌、硒等矿物质的摄入可降低肿瘤发生的风险；抗氧化维生素，如维生素 A、维生素 C、维生素 E 等可防止自由基对机体的损伤和致癌；还可防止生物膜的脂质过氧化，维持上皮细胞健康，防止发生上皮损伤和癌前病变。

（六）限制饮酒

在机体的某些部位，酒精可与一些致癌因素起协同作用，因此，饮酒是几种癌症发生的危险因素，尤其是那些直接接触酒精的组织（如口腔和咽喉）。其他一些部位（如结肠、直肠、乳腺和肝脏）发生癌症的风险也因饮酒而增加。

（七）提高饮食卫生质量，减少食品中致癌物质的摄入

食品的某些化学污染物具有致癌性，应减少这些污染物的含量和摄入量；食品的微生物污染可使食品产生如亚硝胺等致癌物，应防止食品的微生物污染；油炸、烧烤、烟熏等高温烹调可产生某些致癌物质，如杂环胺、多环芳烃等，应尽量避免或减少这类烹调加工方式，减少致癌物质的摄入。

第七章 强化食品与保健食品

第一节 强化食品

一、强化食品概述

（一）食品营养强化的概念

食品要被人们所接受就应具有良好的色、香、味、形态和质地等感官性状，但更重要的是要有一定的营养价值。人类的营养需要是多方面的，但是传统的食品并不是营养俱全的。为了弥补天然食品的营养缺陷及补充食品在加工、贮藏中营养素的损失，适应不同人群的生理需要和职业需要，世界上许多国家对有关食品进行了营养强化。根据营养需要向食品中添加一种或多种营养素，或者某些天然食品，提高食品营养价值的过程，称为食品营养强化，或简称食品强化。这种经过强化处理的食品称为强化食品。

我国《食品安全国家标准　食品营养强化剂使用标准》（GB 14880—2012）规定，"营养强化剂是指为了增加食品的营养成分（价值）而加入到食品中的天然或人工合成的营养素和其他营养成分。营养素是指食物中具有特定生理作用，能维持机体生长、发育、活动、繁殖以及正常代谢所需的物质，包括蛋白质、脂肪、碳水化合物、矿物质、维生素等。其他营养成分是指除营养素以外的具有营养和（或）生理功能的其他食物成分"。此外，GB 14880—2012还引入了"特殊膳食用食品"这一概念，"特殊膳食用食品是为满足特殊的身体或生理状况和（或）满足疾病、紊乱等状态下的特殊膳食需求，专门加工或配方的食品。这类食品的营养素和（或）其他营养成分的含量与可类比的普通食品有显著不同"。我国目前明确规定可进行强化的营养素有 31 种（共 97 种化合物），其中氨基酸及含氮化合物 2 种，维生素 17 种，微量元素 10 种以及脂肪酸 2 种。

（二）食品营养强化的分类

食品营养强化根据目的的不同，大体可分如下 4 类：

（1）营养素的强化　即向食品中添加原来含量不足的营养素，如向谷类食品中添加赖氨酸。

（2）营养素的恢复　即补充食品加工中损失的营养素，如向出粉率低的面粉中添加维生素等。

（3）营养素的标准化　使一种食品尽可能满足食用者全面的营养需要而加入各种营养素。如人乳化配方奶粉、宇航食品等的生产，就是使营养素达到某一标准。

（4）维生素化　即向原来不含某种维生素的食品中添加该种维生素，如对极地探险或在职业性毒害威胁下特别强调食品中要富含某种维生素（如维生素 C）时应用。

以上 4 种情况，如不特别指明时均可统称为食品营养强化。此外，营养素的增补，即指以一定剂量向食品中添加营养素；功能因子强化，即向食品中添加原来不含的某种或某些功能因子，使强化后的食品成为具有一定生理调节功能的保健食品，如向谷类食品中添加膳食纤维。

（三）食品营养强化的作用与意义

1. 弥补天然食物的营养缺陷

几乎没有一种天然食品能满足人体全部的营养需要。例如，新鲜水果含有丰富的维生素C，但是其蛋白质和能源物质欠缺；乳、肉、蛋等食物中虽然含有丰富优质的蛋白质，但是其维生素含量却不能满足人类的需要。因此，有针对性地进行食品强化，补充所缺乏营养素，将大大提高食品营养价值，促进人体健康。

2. 补充食品在加工、贮存等过程中营养素的损失

在食品加工、贮藏等过程中，有部分营养素会损失，有时甚至会造成某种或某些营养素的大量损失。例如碾米过程中会有多种维生素的损失，而且加工精度越高，这种损失越大。为了补充食品在加工、贮存等过程中营养素的损失，满足人体的营养需要，在食品中进行适当的营养强化是十分必要的。

3. 适应不同人群生理及职业的需要

不同年龄、性别、工作性质及不同生理、病理状况的人，所需营养的情况有所不同，对食品进行不同的营养强化可分别满足他们的营养需要。

婴儿大多数以母乳喂养，但对于情况特殊无法喂养母乳的婴儿来说，则需要有一种代替母乳的食品，这就要求对普通乳粉进行某些营养素的强化和调整。此外随着孩子的长大，不论是以人乳或牛乳喂养都不能完全满足他们生长、发育的需要，就有必要对其食品进行营养强化。不同职业的人群对营养素的需要也是不同的。例如，对于接触铅的人员，由于铅可由消化道和呼吸道进入体内引起慢性或急性铅中毒，如果给以大量维生素C强化食品，可显著减少铅中毒的情况。

4. 简化膳食处理，方便摄食

天然的单一食物仅含人体所需的部分营养素，要获得全面营养就需同时进食多种食物，将不同的食物进行搭配，可制成方便食品或快餐食品。此外，对于某些特殊人群，例如对行军作战的军事人员，他们在战斗进行时不可能自己"埋锅做饭"，而且由于军事活动体力消耗大、营养要求高，这样，既要进食简便，又要营养全面。因而各国的军粮采用强化食品的比例很高。

5. 减少营养缺乏症的发生

食品强化对预防和降低营养缺乏病有很重要的意义。在酱油中强化EDTA亚铁改善了我国居民普遍存在的铁缺乏症。在地方性甲状腺肿地区食用碘量为 $20\sim50mg/kg$ 的强化碘盐已成为法令。我国在地方性甲状腺肿地区供应的食盐中强化碘，有效地改善了整个地区人口的碘营养水平，使甲状腺肿发病率从 35% 以上降低到 5% 以下。此外，还有维生素 B_1 防地区脚气病、维生素C防坏血病等，这些都充分说明食品强化是大规模改善群体身体素质的有效的营养干预措施。

二、食品营养强化的基本原则

营养强化食品的功能和优点是多方面的，但其强化过程必须从营养、卫生及经济效益等方面全面考虑，并需适合各国的具体情况。进行食品营养强化时应遵循的基本原则归纳起来有以下几个方面：

（一）有明确的针对性

进行食品营养强化前必须对本国（本地区）的食物种类及人们的营养状况做全面细致的调查研究，从中分析缺少哪种营养成分，然后根据本国（本地区）人民摄食的食物种类和数量选择需要进行强化的食品（载体）以及强化剂的种类和数量。例如，我国南方多以大米为

主食，而且由于生活水平的提高，人们多喜食精米，致使有的地区脚气病流行。这除了提倡食用标准米以防止脚气病外，在有条件的地方也可考虑对精米进行适当的维生素 B_1 强化。

对于地区性营养缺乏症和职业病等患者的食品强化更应仔细调查，针对所需的营养素选择好适当的载体进行强化。

（二）符合营养学原理

人体所需的各种营养素在数量上有一定的比例关系。因此，所强化的营养素除了考虑其生物利用率之外，还应注意保持各营养素之间的平衡。食品营养强化的主要目的是改善天然食物存在的营养素不平衡关系，亦即通过加入其所缺少的营养素，使之达到平衡，适应人体需要。强化的剂量应适当，如果不当，不但无益，甚至反而会造成某些新的不平衡，产生某些不良影响。这些平衡关系大致有：必需氨基酸之间的平衡，生热营养素之间的平衡，维生素 B_1、维生素 B_2、烟酸与能量之间的平衡，以及钙、磷平衡等。

（三）符合国家的卫生标准

食品营养强化剂的卫生和质量应符合国家标准，也应严格进行卫生管理，切忌滥用。特别是对于那些人工合成的化合物更应通过一定的卫生评价方可使用。

人们在食品中经常使用的营养强化剂有 10 余种。各国多根据本国人民摄食情况以及每日膳食中营养素供给量标准确定强化剂量。由于营养素为人体所必需，往往易于注意到其不足或缺乏的危害，而忽视过多时对机体产生的不良作用。如水溶性维生素因易溶于水，且有一定的肾阈，过多的量可随尿排出，难以在组织中大量积累；但是，脂溶性维生素则不同，它们可在体内积累，若用量过大则可使机体发生中毒性反应。生理剂量为健康人所需剂量或者用于预防缺乏症的剂量；药理剂量则是用于治疗缺乏症的剂量，一般约为生理剂量的 10 倍，中毒剂量则是可引起不良反应或中毒症状的剂量，它通常为生理剂量的 100 倍。但是，引起儿童血钙过高时维生素 D 的剂量仅比生理剂量高约 3 倍。因此，对强化剂使用剂量的制定应参照营养素参考摄入量和最高摄入量。

（四）易被机体吸收利用

食品强化用的营养素应尽量选取那些易于吸收、利用的强化剂。例如可作为钙强化用的强化剂很多，有氯化钙、碳酸钙、硫酸钙、磷酸钙、磷酸二氢钙、柠檬酸钙、葡萄糖酸钙和乳酸钙等，其中人体对乳酸钙的吸收最好。在强化时，尽量避免使用那些难溶也难吸收的物质，如植酸钙、草酸钙等。钙强化剂的颗粒大小与机体的吸收、利用性能密切相关。胶体碳酸钙颗粒小（粒径 $0.03 \sim 0.05 \mu m$），可与水组成均匀的乳浊液，其吸收利用比轻质碳酸钙（粒径 $5 \mu m$）和重质碳酸钙（粒径 $30 \sim 50 \mu m$）好。另外，在强化某些矿物质和维生素的同时，注意相互间的协同或拮抗作用，以提高营养素的利用率。

（五）尽量减少营养强化剂的损失

许多食品营养强化剂遇光、热和氧等会引起分解、转化而遭到破坏。因此，在食品的加工及贮藏等过程中会发生部分损失。为减少这类损失，可通过改善强化工艺条件和贮藏方法，也可以通过添加强化剂的稳定剂或提高强化剂的稳定性来实现。同时，考虑到营养强化食品在加工、贮藏等过程中的损失，进行营养强化食品生产时需适当提高营养强化剂的使用剂量。

（六）保持食品原有的色、香、味等感官性状

食品大多有其美好的色、香、味等感官性状，而食品营养强化剂也多具有本身特有的色、香、味。在强化食品时不应损害食品的原有感官性状而致使消费者不能接受。例如，用蛋氨酸强化食品时很容易产生异味，各国实际应用甚少。当用大豆粉强化食品时易产生豆腥

味，故多采用大豆浓缩蛋白或分离蛋白。此外，维生素 B_2 和 β-胡萝卜素呈黄色，铁剂呈黑色，维生素 C 味酸，维生素 B_1 即使有少量破坏也可产生异味，至于鱼肝油则更有一股令人难以耐受的腥臭味。上述这些物质如果强化不当，则可引起人们的不悦感受。

然而，如果根据不同强化剂的特点，选择好强化对象（载体食品）与之配合，则不但无不良影响，而且还可提高食品的感官质量和商品价值。例如，人们可用 β-胡萝卜素对奶油、人造奶油、干酪、冰淇淋、糖果、饮料等进行着色。这既有营养强化作用，又可改善食品色泽，提高感官质量。铁盐呈黑色，用于酱或酱油的强化时，因这些食品本身就有一定的颜色和味道，在一定的强化剂量范围内，可以完全不致使人们产生不快的感觉。至于用维生素 C 强化果汁饮料则无不良影响，而将其用于肉制品的生产，还可起到发色助剂，即帮助肉制品发色的作用。

（七）经济合理、有利推广

食品营养强化的目的主要是提高人民的营养和健康水平。通常，对食品进行营养强化时会增加一定的生产成本，为了尽量降低营养强化食品的价格，在确定营养强化剂种类和强化工艺时，应该考虑低成本和技术简便，否则不易推广，起不到应有的作用。

三、常用的食品营养强化剂

食品营养强化剂主要包括维生素、矿物质、必需氨基酸三类。此外，也包括用于营养强化的天然食品及其制品，如大豆蛋白、骨粉、鱼粉、麦麸等。

（一）维生素类强化剂

（1）维生素 A　普遍存在于鱼肝油中，含量为 600IU/g，浓缩鱼肝油可达 5000IU/g 以上，由于具有腥味，很少直接作为强化剂。

（2）维生素 D　利用酱油渣、酒糟等为原料提取的麦角甾醇，是目前使用较多的维生素 D 强化剂。常用于液体奶、乳制品及人造奶油的强化，用量分别为 400～5000IU/kg。

（3）维生素 C　不稳定，常利用比较稳定的、具有与维生素 C 同样生理功能的维生素 C 磷酸酯镁（钙）衍生物进行强化。常用于果汁饮料、果泥、固体饮料的强化，用量为 500～5000mg/kg。

（4）维生素 B_1　常用硫胺素盐酸盐和硫胺素硝酸盐。

（5）维生素 B_2　我国重点应用的强化剂，常用于精制米面、奶油、花生酱等，用量为 4～5mg/kg。

（二）矿物质强化剂

（1）钙强化剂　钙强化剂可分为有机钙和无机钙两类：乳类、豆类、动物骨骼中的钙为有机钙；碳酸钙、磷酸钙为无机钙。

（2）铁强化剂　常用的铁强化剂有硫酸亚铁、柠檬酸亚铁、葡萄糖酸亚铁、乳酸亚铁、血粉、蛋黄等。

（3）锌强化剂　目前常用的锌强化剂有醋酸锌、乳酸锌、硫酸锌、氯化锌，主要用于谷粉、奶粉、食盐、固体饮料的强化，用量为 20～1000mg/kg。

（4）碘强化剂　目前我国常用碘化钾、碘化钠作为碘强化剂，而国外常用稳定性更好的碘酸钾。主要用于食盐的强化，用量为 20～50mg/kg。

（三）氨基酸类强化剂

目前常用的氨基酸强化剂有：α-赖氨酸、谷氨酸、L-色氨酸、L-天冬氨酸、L-缬氨酸、α-异亮氨酸等。以 α-赖氨酸强化最为常见，主要用于加工面包、饼干、面条的面粉强化，用量为 1～2g/kg。

（四）蛋白质类强化剂

在以谷类为主食的国家中，谷类食物蛋白质的数量和质量均不能满足人体需求，需要进行蛋白质强化。以天然蛋白质或稍加工后的蛋白质作为强化剂添加到食品中，效果明显比添加氨基酸好。目前各国均首选大豆蛋白、棉籽蛋白作为蛋白质强化剂，其次为酵母、乳清、脱脂奶粉、鱼粉等等。

四、食品营养强化的方法

食品强化的方法有多种，综合起来有以下几类：

（一）在加工过程中添加

在食品加工过程中添加营养强化剂是强化食品采用的最普遍的方法。此法适用于罐装食品，如罐头、罐装婴儿食品、罐装果汁和果汁粉等，也适用于人造奶油、各类糖果糕点等。强化剂加入后，经过若干道加工工序，可使强化剂与食品的其他成分充分混合均匀，并使由于强化剂的加入对食品色、香、味等感官性能造成的影响尽可能地小。当然，在罐头食品加工过程中往往应用巴氏杀菌、抽真空等处理，这就不可避免地使食品受热、光、金属等的影响而导致强化剂及其他有效成分的损失，如面包焙烤时，赖氨酸可损失 9%～24%。因此，在采取这种强化方法时，应注意工艺条件和强化条件的控制，在最适宜的时间和工序添加强化剂，以尽可能减少食品的有效成分的损失。

（二）在原料或必需食物中添加

此法适用于由国家法令强制规定添加的强化食品，对具有公共卫生意义的物质亦适用。例如，有些地方为了预防甲状腺肿大，在食盐中添加碘；有些国家为了防止脚气病，规定粮食中添加维生素 B_1；在面粉、大米中添加维生素 A、维生素 D 及铁质、钙质等。

这种强化方法简单，易操作，但存在的问题是：添加后，由于面粉、大米、食盐等在供给居民食用以前必然要经过贮藏和运输，在贮运这段时间内易造成强化成分损失。因此，在贮运过程中，其保存条件及包装状况将对营养强化剂的损失有很大影响。目前，各国对此都有较深入的研究。

（三）在成品中混入

在食品加工过程结束后、包装前将强化剂混入到食品中。这种强化方法一般只适用于含水分很低的固态食品，如调制乳粉、母乳化乳粉和军粮中的压缩食品。

（四）物理化学方法

利用物理或化学手段使食物中原有的前体成分转化为营养成分，从而提高食物营养价值的方法，如存在于牛乳和酵母中的麦角甾醇经紫外线照射可转化为维生素 D_2，用酸水解法使不易消化的蛋白质转化为肽和氨基酸。

（五）生物强化法

利用生物技术提高食物某类营养成分的含量或改善其消化吸收性能的强化方法，这种强化方法既是强化食品的发展趋势，也能为食品工业提供廉价的强化剂。如利用基因工程技术提高谷物中的赖氨酸的含量。

五、强化食品的种类

强化食品的种类繁多，按食用对象可分为：普通食品，儿童食品，孕妇、乳母食品，老年人食品，以及其他各种特殊需要的食品等。按食用情况可分为：主食品和副食品等。按强化剂种类可分为：维生素强化食品、矿物质强化食品、蛋白质和氨基酸强化食品等。通常，应用较多的是作为强化主食的强化谷物食品和强化乳粉。

（一）强化谷物

谷物包括的种类很多，但人们主要食用的则是小麦和大米。谷物籽粒中营养素分布很不均匀，在碾磨过程中，维生素和矿物质大多进入麸皮和米糠中，特别是在精制时 B 族维生素和矿物质损失更多。而人们多喜爱食用精制米、面，这就容易造成某些营养素的摄食不足，特别是大米，经过淘洗、烹饪做成米饭以后，其水溶性维生素又进一步损失。因而对谷物类食品进行适当的营养强化是非常必要的。

1. 面粉的营养强化

面粉强化工艺简单，大致可分为以下几类：

（1）小麦粉强化小麦粉　小麦是由麦皮、麦胚、胚乳 3 大部分组成的。在碾磨、精制过程中，将麦皮和麦胚同胚乳分开的同时，把含有较高营养的麦胚和糊粉层舍去，造成面粉的营养含量降低。为补救这一营养损失，可利用加工时提取的胚芽制成胚芽粉和从糊粉层中提取蛋白粉添入面粉中，使面粉的营养价值提高。还可利用淀粉生产中的副产品如面筋粉掺入面粉中，可使面粉的蛋白质含量增加，提高其食品性能。

（2）用营养素和化学物质强化小麦粉　在小麦粉中添加适量的营养素、化学物质及矿物质，不仅能使面粉得以强化，满足不同营养的需求，而且可使面粉具有较高的经济价值和食用价值。如在小麦粉中加入各种维生素，使面粉的营养价值得到提高。加入某些化学物质和矿物质（如铁、钙等），可以满足人体不同发育时期的营养需要，以提高人体对各种疾病的抵抗能力。

（3）用异种粮粒的谷胚和胚乳强化小麦粉　由于各种粮粒生长的差异和自身因素的不同，其营养成分及含量也各不相同。如大豆中各种氨基酸的成分最全，含量较多，将大豆粉添入面粉内可使面粉的氨基酸含量增高，食用品质有所改善。在谷物的籽粒中，营养成分多集中在谷胚中，可将其谷胚提取精制，再掺入面粉内，使面粉具有较高的营养价值，可产生良好的食用效果。

2. 大米的营养强化

世界各国所生产的营养强化米种类很多，总的归纳起来可分为外加营养素强化米和内持营养素强化米两大类。

（1）外加营养素强化米　外加营养素强化米是将各种营养素由米粒吸收进去或涂覆于米粒外层。品种有硫胺素、核黄素、烟酸、铁、钙、维生素 D 强化米以及氨基酸、维生素、矿物盐强化米等。上述各种强化米一般均为浓缩营养强化米，即添加于米粒中的营养素均为人体正常生理功能需要量的几十倍甚至上百倍，因此食用这种浓缩强化米时均以 1：200 或 1：100 的比例掺入未经强化的白米中混食。

（2）内持营养素强化米　内持营养素强化米一般是设法保存米粒外层或胚芽所含的多种维生素、矿物质等营养成分，如蒸谷米、留胚米，均是靠保存大米自身某一部分的营养素达到营养强化之目的。

此外，还有人造营养米，这是用维生素等营养素与淀粉类制成与米粒相似的颗粒。人造营养强化米也以 1：200 或 1：300 的比例与普通米混合，使混合后的大米含有人体需要的足量的营养素。

大米营养强化的标准应参照每日膳食中营养素供给量标准加以制定。氨基酸强化标准应根据 FAO 和 WHO 的氨基酸构成比例模式，使强化后的大米中第一限制性氨基酸（赖氨酸）和第二限制性氨基酸（苏氨酸）达到或接近 FAO/WHO 模式规定的数值。我国则应充分考虑以谷物为主体，蔬菜进食较多的膳食结构特点；同时要考虑强化成本及保持大米传统色泽和口味等多种因素；此外，还要兼顾大米这种颗粒物料高浓度营养强化工艺十分困难等因素。

（二）强化乳粉

所谓强化乳粉，即以新鲜牛乳为主要原料，添加一定量的白砂糖（或不添加）、维生素、矿物质等，经杀菌、浓缩、干燥等工艺而制得的粉末状产品。国内外目前开发较多的是母乳化强化乳粉，这里主要对此加以介绍。

母乳化强化乳粉是指以牛乳为基础，对牛乳中所含的成分进行调整和强化，使其营养成分接近于人乳，用这种乳粉喂养婴幼儿，能基本上满足婴幼儿对各种营养素的需要量，不需要再补充其他营养素。

1. 蛋白质的调整

牛乳中酪蛋白的含量大大超过人乳。所以必须调低并使酪蛋白比例与人乳基本一致。一般用脱盐乳清粉、大豆分离蛋白调整。

2. 脂肪的调整

牛乳与人乳的脂肪含量较接近，但构成不同。牛乳不饱和脂肪酸的含量低而饱和脂肪酸高，且缺乏亚油酸。母乳亚油酸含量一般占脂肪总量的 12.8%，牛乳中亚油酸仅有 2.2%，需要予以强化。强化时可采用植物油脂替换牛乳脂肪的方法，以增加亚油酸的含量。亚油酸的量不宜过多，规定上限用量为：n-6 亚油酸不应超过总脂肪量的 2%，n-3 长链脂肪酸不得超过总脂肪量的 1%。

3. 碳水化合物的调整

牛乳中乳糖含量比人乳少得多，且主要是 α-型，而人乳中主要是 β-型。可通过加可溶性多糖类（如葡萄糖、麦芽糖、糊精或平衡乳糖等）来调整乳糖和蛋白质之间的比例，平衡 α-型乳糖和 β-型乳糖的比例，使其接近于人乳（$\alpha : \beta = 4 : 6$）。较高含量的乳糖能促进钙、锌和其他一些营养素的吸收。麦芽糊精则可用于保持有利的渗透压，并可改善配方食品的性能。一般婴儿乳粉含有 7% 的碳水化合物，其中 6% 是乳糖，1% 是麦芽糊精。

4. 无机盐的调整

牛乳中的无机盐量较人乳高 3 倍多。摄入过多的微量元素会增加婴儿肾脏的负担。可采用脱盐办法除掉一部分无机盐。但人乳中含铁比牛乳高，所以要根据婴儿需要补充一部分铁。添加微量元素时应慎重，因为微量元素之间的相互作用，微量元素与牛乳中的酶蛋白、豆类中的植酸之间的相互作用对食品的营养价值影响很大。

5. 维生素的调整

婴儿用乳粉应充分强化维生素，特别是维生素 A、维生素 C、维生素 D、维生素 K、烟酸、维生素 B_1、维生素 B_2、叶酸等。其中水溶性维生素过量摄入时不会引起中毒，所以没有规定的上限。脂溶性的维生素 A、维生素 D 长时间过量摄入时会引起中毒，因此必须按规定加入。

（三）强化副食品

在以面包为主食的国家，奶油及人造奶油的消费量很大，几乎人人每天都食用。实际上目前国外的人造奶油中，80% 以上都进行了强化，主要是添加维生素 A 和维生素 D。也有的以 β-胡萝卜素代替部分维生素 A。我国规定每千克人造奶油中的强化量为：维生素 A $1000 \sim 15000$IU，维生素 D $4000 \sim 5000$IU。其他乳制品也可用维生素 A、维生素 D 以及某些矿物质（如铁和锌等）进行强化。

果汁和水果罐头主要供给人们维生素 C，但是它易被破坏、损失。食品加工后成品中维生素 C 的含量大为下降。不少国家在果汁饮料和水果罐头中，甚至在某些蔬菜罐头如花椰菜罐头中添加维生素 C 予以强化，强化剂量不等。我国规定果汁饮料中维生素 C 的添加量为 $500 \sim 1000 mg/kg$，果泥用量加倍，固体饮料为 $3000 \sim 5000 mg/kg$，按冲服体积计算加入量。

在以大米为主食的国家，人民膳食中钙、磷比不适当，磷往往是钙含量的 10 倍左右，故需补充钙。我国规定可在谷类粉及固体饮料中强化钙，强化量前者为 $3g/kg$，后者为 $20g/kg$（以钙元素计）。

酱和酱油是我国人民也是亚洲人民广泛食用的调味品，有的国家规定可在酱中强化钙，如向其中添加约 1% 的碳酸钙。向酱中添加维生素 B_2 $15mg/kg$，不但具有营养强化作用，还可改善其外观质量。此外，还有向酱中添加维生素 B_1 及维生素 A 者。

国外的强化酱油中多以强化维生素 B_1 和维生素 B_2 为主，添加量约为 $17.5mg/kg$。此外，尚可向其中加入铁进行强化。据研究，向酱油中加入硫酸亚铁 $500mg/kg$，既不致影响酱油本身的感官质量，对其色泽、体态、香气和口感等均无不良影响，而且实际应用试验表明，儿童每人每日摄食上述铁强化酱油 $10mL$，连续 10 周，可有效地防治儿童缺铁性贫血，改善营养状况。

食盐是人们每日的必需品，也是一种主要的调味品，许多国家（特别是那些缺碘的地区）都在食盐中强化碘，通常应用碘化钾。强化剂量根据各国自己的情况而定，$10 \sim 100mg/kg$ 不等。我国规定在地方性甲状腺病区强化食盐的碘量为 $20 \sim 50mg/kg$（以碘计）。此外，我国规定尚可在食盐中强化铁和锌，强化量均为 $1000mg/kg$（以元素铁和锌计）。

在植物油中尚可强化维生素 A 和维生素 D。我国规定可在植物油中强化维生素 A，强化量为 $10000 \sim 15000 IU/kg$。

第二节　保健食品

一、保健食品概述

（一）保健食品的概念

保健食品又称为功能性食品（functional food），是以一种或多种可食性天然产物（植物、动物或微生物及其代谢产物）及其功能因子为主要原料，按照相关标准和规定的要求进行设计，经一系列食品工程技术手段和工艺处理加工而成，既具有一般食品的营养和感官特性，又对人体具有特定生理调节和保健功能的食品。

世界各国对保健食品的称谓不尽相同，但其基本含义是一致的。国内一些权威专家认为此类食品称"功能食品"（functional food）更确切，因此在强制性国家标准 GB 16740—1997 中称该类食品为"保健（功能）食品"。

（二）保健食品的分类

1. 根据消费对象的分类

（1）日常保健食品　日常保健食品是根据各种不同的健康消费群（如婴儿、学生和老年人等）的生理特点和营养需求而设计的，旨在改善生长发育、维持活力和精力，强调其成分能够充分显示身体防御功能和调节生理节律的工业化食品。

婴儿日常保健食品，应该完美地符合婴儿迅速生长对各种营养素和微量活性物质的要求，促进婴儿健康地生长。

学生日常保健食品，应该能够促进学生的智力发育，使大脑以旺盛的精力应付紧张的学习和考试。

老年人日常保健食品，应该满足"四足四低"的要求，即足够的蛋白质、足够的膳食纤维、足够的维生素和足够的矿物质元素，低糖、低脂肪、低胆固醇和低钠。

（2）特种保健食品　又称为特定保健用食品，着眼于某些特殊消费群（如糖尿病患者、肿瘤患者、心血管病患者和肥胖者等）的特殊身体状况，强调食品在预防疾病和促进康复方面的调节功能，以解决所面临的健康与医疗问题。

目前，全世界在这方面所热衷研究的课题，包括抗氧化食品、抗肿瘤食品、防痴呆食品、糖尿病患者专用食品、心血管病患者专用食品、老年护发和护肤食品等。

2. 根据科技含量的分类

（1）第一代产品　第一代产品仅根据食品中的各类营养素和其他有效成分的功能来推断该类产品的保健功能。这些功能没有经过现代科学手段予以验证。目前各发达国家仅将此类食品列入一般食品。自 20 世纪 80 年代末至 20 世纪 90 年代中期，我国的保健食品多数为第一代产品，包括各类强化食品。我国在《保健食品管理办法》实施后，已不允许这类产品以保健食品的形式在市场出现。

（2）第二代产品（初级产品）　第二代产品必须经过人体及动物试验，证明该产品具有某项保健功能。在《保健食品管理办法》实施前，该代产品在市场上为少数；《保健食品管理办法》实施后，这代产品在市场上占了绝大多数。

（3）第三代产品（高级产品）　第三代产品不仅需要经过人体及动物试验证明该产品具有某种生理功能，而且需要查清具有该项保健功能的功效成分，以及该成分的结构、含量、作用机理、在食品中的配伍性和稳定性等。这类产品在我国现有市场上还不多见，且功效成分多数是从国外引进，缺乏自己的系统研究。

二、保健食品的原料与辅料

（一）保健食品的原料

保健食品的原料是指与保健食品功能相关的初始物料。国家公布的可作为保健食品的原料有：

1. 普通食品的原料。

2. 卫生部批准公布的既是食品又是药品的物品，名单如下：丁香、八角茴香、刀豆、小茴香、小蓟、山药、山楂、马齿苋、乌梢蛇、乌梅、木瓜、火麻仁、代代花、玉竹、甘草、白芷、白果、白扁豆、白扁豆花、龙眼肉（桂圆）、决明子、百合、肉豆蔻、肉桂、余甘子、佛手、杏仁（甜、苦）、沙棘、牡蛎、芡实、花椒、赤小豆、阿胶、鸡内金、麦芽、昆布、枣（大枣、酸枣、黑枣）、罗汉果、郁李仁、金银花、青果、鱼腥草、姜（生姜、干姜）、枳子、枸杞子、栀子、砂仁、胖大海、茯苓、香橼、香薷、桃仁、桑叶、桑椹、橘红、桔梗、益智仁、荷叶、莱菔子、莲子、高良姜、淡竹叶、淡豆豉、菊花、菊苣、黄芥子、黄精、紫苏、紫苏籽、葛根、黑芝麻、黑胡椒、槐米、槐花、蒲公英、蜂蜜、榧子、酸枣仁、鲜白茅根、鲜芦根、蝮蛇、橘皮、薄荷、薏苡仁、薤白、覆盆子、藿香。

3. 卫生部批准公布的可用于保健食品的物品，名单如下：人参、人参叶、人参果、三七、土茯苓、大蓟、女贞子、山茱萸、川牛膝、川贝母、川芎、马鹿胎、马鹿茸、马鹿骨、丹参、五加皮、五味子、升麻、天门冬、天麻、太子参、巴戟天、木香、木贼、牛蒡子、牛蒡根、车前子、车前草、北沙参、平贝母、玄参、生地黄、生何首乌、白及、白术、白芍、白豆蔻、石决明、石斛（需提供可使用证明）、地骨皮、当归、竹茹、红花、红景天、西洋参、吴茱萸、怀牛膝、杜仲、杜仲叶、沙苑子、牡丹皮、芦荟、苍术、补骨脂、诃子、赤芍、远志、麦门冬、龟甲、佩兰、侧柏叶、制大黄、制何首乌、刺五加、刺玫果、泽兰、泽泻、玫瑰花、玫瑰茄、知母、罗布麻、苦丁茶、金荞麦、金樱子、青皮、厚朴、厚朴花、姜黄、枳壳、枳实、柏子仁、珍珠、绞股蓝、胡芦巴、茜草、荜茇、韭菜子、首乌藤、香附、骨碎补、党参、桑白皮、桑枝、浙贝母、益母草、积雪草、淫羊藿、菟丝子、野菊花、银杏叶、黄芪、湖北贝母、番泻叶、蛤蚧、越橘、槐实、蒲黄、蒺藜、蜂胶、酸角、墨旱莲、熟大黄、熟地黄、鳖甲。

4. 列入《食品添加剂使用卫生标准》和《营养强化剂卫生标准》中的食品添加剂和营养强化剂。

5. 不在上述范围内的品种也可作为保健食品的原料，但是需按照有关规定提供该原料相应的安全性毒理学评价实验报告及相关的使用安全资料。

6. 国家公布的不可作为或者限制作为保健食品的原料有：

（1）卫生部批准公布的保健食品禁用物品，名单如下：八角莲、八里麻、千金子、土青木香、山莨菪、川乌、广防己、马桑叶、马钱子、六角莲、天仙子、巴豆、水银、长春花、甘遂、生天南星、生半夏、生白附子、生狼毒、白降丹、石蒜、关木通、农吉痢、夹竹桃、朱砂、米壳（罂粟壳）、红升丹、红豆杉、红茴香、红粉、羊角拗、羊踯躅、丽江山慈姑、京大戟、昆明山海棠、河豚、闹羊花、青娘虫、鱼藤、洋地黄、洋金花、牵牛子、砒石（白砒、红砒、砒霜）、草乌、香加皮（杠柳皮）、骆驼蓬、鬼臼、莽草、铁棒槌、铃兰、雪上一枝蒿、黄花夹竹桃、斑蝥、硫黄、雄黄、雷公藤、颠茄、藜芦、蟾酥。

（2）限制以下野生动植物及其产品作为原料生产保健食品：①禁止使用国家一级和二级保护野生动植物及其产品作为原料生产保健食品；②禁止使用人工驯养繁殖或人工栽培的国家一级保护野生动植物及其产品作为原料生产保健食品；③使用人工驯养繁殖或人工栽培的国家二级保护野生动植物及其产品作为原料生产保健食品，应提交农业、林业部门的批准文件；④使用国家保护的有益或者有重要经济、科学研究价值的陆生野生动物及其产品生产保健食品，应提交农业、林业部门的允许开发利用证明；⑤在保健食品中常用的野生动植物主要为鹿、林蛙及蛇，马鹿为二级保护动物，林蛙和部分蛇为国家保护的有益或者有重要经济、科学研究价值的陆生野生动物；⑥从保护生态环境出发，不提倡使用麻雀、青蛙等作为保健食品原料。

（3）限制以甘草、苁蓉及其产品为原料生产保健食品，为防止草地退化，政府规定，采集甘草、苁蓉和雪莲需经政府有关部门批准，并限制使用。甘草要提供甘草供应方由省级经贸部门颁发的甘草经营许可证和与甘草供应方签订的甘草供应合同。苁蓉和雪莲未列入可用于保健食品的原料名单。不审批金属硫蛋白、熊胆粉和肌酸为原料生产的保健食品。

（二）保健食品的辅料

辅料是指生产保健食品时所用的赋形剂及其他附加物料。按照辅料在制剂中的作用分类有：pH调节剂、螯合剂、包合剂、包衣剂、保护剂、保湿剂、崩解剂、表面活性剂、沉淀剂、成膜材料、调香剂、冻干用赋形剂、发泡剂、芳香剂、防腐剂、赋形剂、干燥剂、固化剂、缓冲剂、缓控释材料、胶黏剂、矫味剂、抗氧化剂、抗氧增效剂、抗黏着剂、空气置换剂、冷凝剂、膏剂基材、凝胶材料、抛光剂、抛射剂、溶剂、柔软剂、乳化剂、软膏基质、软胶囊材料、甜味剂、润滑剂、润湿剂、填充剂、丸心、稳定剂、吸附剂、吸收剂、稀释剂、消泡剂、絮凝剂、乙醇改性剂、油墨、增稠剂、增溶剂、黏合剂、中药炮制辅料、助滤剂、助溶剂、助悬剂、着色剂等。

（三）保健食品的主要功能因子

保健食品的主要功能因子主要包括功能性低聚糖（水苏糖、棉籽糖、乳酮糖、低聚果糖、低聚木糖、低聚半乳糖、低聚乳果糖、低聚异麦芽糖等）、功能性多糖、膳食纤维、功能性油脂、ω-6 系列多不饱和脂肪酸（二十碳五烯酸、二十二碳六烯酸等）、磷脂类（大豆磷脂、脑磷脂、蛋黄磷脂等）、特殊氨基酸（牛磺酸、精氨酸、谷氨酰胺等）、黄酮类、花色苷、益生菌类以及一些维生素、矿物质等。

三、保健食品的功能与评价

（一）保健食品的功能分类

根据《保健食品检验与评价技术规范》规定，保健食品的功能种类包括：增强免疫力功能；辅助降脂功能；辅助降糖功能；抗氧化功能；辅助改善记忆力功能；缓解视疲劳功能；促进排铅功能；清咽功能；辅助降血压功能；改善睡眠功能；促进泌乳功能；缓解体力疲劳；提高缺氧耐受力功能；对辐射危害有辅助保护功能；减肥功能；改善生长发育功能；增加骨密度功能；改善营养性贫血功能；对化学肝损伤有辅助保护功能；祛痤疮功能；祛黄褐斑功能；改善皮肤水分功能；改善皮肤油分功能；调节肠道菌群功能；促进消化功能；通便功能；对胃黏膜损伤有辅助保护作用。

（二）保健食品评价

保健食品评价既包括安全性评价，又包括保健功能评价，保健食品在进行功能学评价之前，先要进行安全性毒理学评价。

1. 毒理学评价

毒理学评价是对保健食品进行功能学评价的前提。保健食品或其功效成分，首先必须保证食用安全性，原则上必须完成卫生部《食品安全性毒理学评价程序和方法》中规定的第一、第二阶段的毒理学试验，必要时需进行更深入的毒理学试验。但以普通食品原料和（或）药食两用物品（我国卫生部公布的既是食品又是药品的原料资源）为原料的保健食品，可以不进行毒理学试验。

毒理学评价共有四个阶段。凡属我国创新的物质，一般要求进行四个阶段的试验，特别是对其中化学结构提示有慢性毒性、遗传毒性、致癌性的，或产量大、使用范围广的，必须进行四个阶段的试验。凡属与已知物质（指经过安全性评价并允许使用）化学结构基本相同的衍生物或类似物，根据第一至第三阶段的毒性试验结果，判断是否需进行第四阶段的试验。凡属已知的化学物质且 WHO 已公布 ADI 的，同时又有资料表明，我国产品的质量和国外产品一致的，可先进行第一、第二阶段试验。若试验结果与国外产品的结果一致，一般不要求进行进一步的试验，否则应进行第三阶段的试验。

对于保健食品的功效成分，凡毒理学资料比较完整，且 WHO 已公布或不需规定 ADI 值的，要求进行急性毒性试验和一项致突变试验，首选 Ames 试验或小鼠骨髓微核试验。

凡有一个国际组织或国家批准使用，但 WHO 未公布 ADI 或资料不完整的，在进行第一、第二阶段试验后做初步评价，决定是否需进行进一步的试验。

对于高纯度的添加剂和由天然植物制取的单一成分，凡属新品种的需先进行第一、第二、第三阶段的试验。凡属国外已批准使用的，则进行第一、第二阶段试验。

对于食品新资源，原则上应进行第一、第二、第三阶段试验，以及必要的流行病学调查，必要时进行第四阶段试验。若根据有关文献和成分分析，未发现有或虽有但含量很少不至于对健康造成危害的物质，以及经较多人群长期食用而未发现有危害的天然动植物，可以先进行第一、第二阶段试验，初步评价后决定是否需进行进一步的试验。

2. 功能学评价

功能学评价是对保健食品的功能进行动物或（和）人体试验加以评价确认。保健食品所宣称的生理功效必须是明确而肯定的，且经得起科学方法的验证，并具有重现性。1996年由卫生部主持制定了《保健食品功能学评价程序和方法》，规定了12种保健功能的统一评价程序、检验方法及结果判定。2003年4月卫生部发布了《保健食品检验与评价技术规范》的新标准，将卫生部受理的保健功能扩展至27项。总的说来，这一新规范提高了保健食品功能评价的标准，不仅人体试食试验从原来的11项增至20项，而且动物试验的判定标准也有所提高。该标准对保健食品功能评价的基本要求如下：

（1）对受试样品的要求　　提供受试物样品原料组成和尽可能提供受试样品理化性质；受试样品必须是规格化定型产品，即符合既定配方、生产工艺及质量标准；提供受试样品安全性毒理评价资料及卫生学检验报告；提供功能成分或特征成分、营养成分名称、含量；如需要，提供违禁药物检测报告。

（2）对实验动物的要求　　常用大鼠、小鼠，品系不限，推荐使用近交系。小鼠每组10～15只，大鼠每组8～12只（单一性别）。动物应符合国家对实验动物的有关规定。

（3）对受试样品剂量及时间的要求　　各种动物实验至少应设3个剂量组，另设阴性对照组，必要时可设阳性对照组或空白对照组。剂量选择合理，即尽可能找出最低有效剂量。其中一个剂量应相当于人体推荐量的5倍（大鼠）或10倍（小鼠），且最高剂量不得超过人体推荐量30倍。受试样品实验建立在毒理学评价安全之后。给受试物一般30d，当给予时间达30d而实验结果仍为阴性时，则可终止实验。

第八章　社　区　营　养

社区营养也称公共营养，是以特定社会区域范围内的各种或某种人群为对象，从宏观上研究其合理营养与膳食的理论、方法以及相关制约因素。它是营养科学中带有鲜明社会实践特点的内容。目的在于利用一切有利条件，使特定社区内人群膳食营养合理化，提高其营养水平和健康水平。社区营养的特点是：

① 以有共同的政治、经济、文化及膳食习俗等划分人群范围，如以同一个居民点、乡镇、县区、省市甚至国家划分社区人群。

② 强调特定社区人群的综合性和整体性。

③ 主要研究解决的膳食营养问题具有宏观性、实践性和社会性，即包括人群膳食营养需要与供给、营养调查与评价、食物结构调整、膳食指导、营养监测等直接问题，也与食物经济、营养教育、饮食文化、营养保健政策与法规等间接因素有关。

第一节　膳食营养素参考摄入量

一、概述

正常人体需要的各种营养素都需从饮食中获得，因此，必须科学地安排每日膳食以提供数量及质量适宜的营养素。如果某种营养素长期供给不足或过多，就可能产生相应的营养不足或营养过多的危害。为此，营养学家根据有关营养素需要量的知识，提出了适用于各类人群的膳食营养素参考摄入量（dietary reference intake，DRI）

膳食营养素参考摄入量不是一成不变的，随着科学知识的积累及社会经济的发展，对已建议的营养素参考摄入量应及时进行修订，以符合新的认识水平，适应应用需求。不同的国家，在不同的时期，针对其各自的特点和需要，都曾使用了一些不同的概念或术语，推动了这一领域研究的发展。

（一）美国推荐膳食营养素供给量（RDA）

美国国家研究院（NRC）于 1941 年制定了美国第一个推荐膳食营养素供给量（recommended dietary allowance，RDA）它是在当时的科学知识基础上提出的，当时正值第二次世界大战期间，其主要目的是为了预防营养缺乏病。以后几十年中，在 NRC 食物与营养委员会（FNB）的组织领导下，根据新的科学知识和社会应用方面的需要，曾对 RDA 进行了多次修订，美国各版 RDA 成为不同时期美国人群营养素需要方面的权威性指导文件。

（二）中国 RDA 及 DRI

早在 1938 年，中华医学会公共卫生委员会特组织营养委员会制定了"中国人民最低营养需要量"，提出了成人每千克体重需要蛋白质 1.5g，并应注意钙、磷、铁、碘及维生素 A、B 族维生素、维生素 C、维生素 D 的适量摄入。1952 年，中央卫生研究院营养学系编著出版的《食物成分表》中附录的"营养素需要量表（每天膳食中营养素供给标准）"纳入了钙、铁和 5 种维生素的需要量。中国医学科学院营养系修改了 1952 年的建议，定名为"推荐的每日膳食中营养素供给量（RDA）"，附于 1955 年修订再版的《食物成分表》中。

我国自 1955 年开始采用"每日膳食中营养素供给量（RDA）"来表述建议的营养素摄

入水平，作为膳食的质量标准，它是设计和评价群体膳食的依据，并作为制订食物发展计划和指导食品加工的参考。在 1962 年、1976 年、1981 年、1988 年曾对营养素的推荐量进行过多次修订、丰富和完善，但在这一段时间内，RDA 的概念和应用都没有发生本质的变化。

随着科学研究和社会实践的发展，国际上自 20 世纪 90 年代初期就逐渐开展了关于 RDA 的性质和适用范围的讨论。英国及其他欧洲诸国先后使用了一些新的概念或术语。美国和加拿大的营养学界进一步发展了 RDA 的包容范围，增加了可耐受最高摄入量（UL），形成了比较系统的新概念，即膳食营养素参考摄入量（DRI）。中国营养学会研究了这一领域的新进展，为此，中国营养学会成立了"制订中国居民 DRI 专家委员会"及秘书组，并组成 5 个工作组，分别负责 5 个部分的撰写工作，即：①能量及宏量营养素工作组；②常量元素工作组；③微量元素工作组；④维生素工作组；⑤其他膳食成分工作组。制订中国居民膳食营养素参考摄入量，并于 2000 年正式公布。这对于促进我国营养与食品科学的发展，指导国民合理膳食和提高健康水平，将产生深远的影响。

由于 DRI 概念的发展，在营养学界沿用了数十年的 RDA 已经不能适应当前多方面的应用需要。为了便避免在使用时与原 RDA 混淆，决定不再使用 RDA 进行表述。

二、膳食营养素需要量与摄入量

（一）营养素摄入不足或摄入过多的危险性

人体每天都需要从膳食中获得一定量的各种必需营养成分。如果人体长期摄入某种营养素不足，就有发生该营养素缺乏症的危险；当通过膳食、补充剂或药物等途径长期大量摄入某种营养素时就可能产生一定的毒副作用。图 8-1 中以蛋白质为例说明了摄入水平与随机个体摄入不足或过多的概率。

如图 8-1 所示，当日常摄入量为 0 时，摄入不足的概率为 1.0。就是说如果一个人在一定时间内不摄入蛋

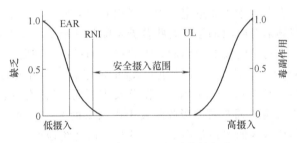

图 8-1　摄入不足和过多的危险

白质就一定会发生蛋白质缺乏病，如果一群人长期不摄入蛋白质，他们将全部发生蛋白质缺乏病。随着摄入量的增加，摄入不足的概率相应降低，发生缺乏的危险性逐渐减少。当摄入量达到 EAR 水平时，发生营养素缺乏的概率为 0.5，即有 50％的机会缺乏该营养素；摄入量达到 RNI 水平时，摄入不足的概率变得很小，也就是绝大多数的个体都没有发生缺乏症的危险。摄入量达到 UL 水平后，若再继续增加就可能开始出现毒副作用。

RNI 和 UL 之间是一个"安全摄入范围"，日常摄入量保持在这一范围内，发生缺乏和中毒的危险性都很小。摄入量超过安全摄入范围继续增加，则产生毒副作用的概率随之增加，理论上可以达到某一水平，机体出现毒副反应的概率等于 1.0。

当然，机体摄入的食物和营养素量每天都不尽相同，这里使用的"摄入量"是指在一段时间，譬如几天、几周甚至几个月期间内的平均摄入水平。机体有很强的调节作用，不一定每天都必须准确地摄入每日的需要量。

（二）营养素需要量的概念

1. 营养素需要量的定义

营养素需要量是机体为了维持"适宜的营养状况"，在一段时间内平均每天必须"获得的"该营养素的最低量。"适宜的营养状况"是指机体处于良好的健康状态，并且能够维持

这种状态。"获得的"营养素量可能是指摄入的营养素量，也可能是指机体吸收的营养素量。群体的需要量是通过个体的需要量研究得到的，在任何一个人群内个体需要量都是处于一种分布状态。

2. 不同水平的营养素需要量

机体如果由膳食中摄入某种营养素不足时，首先动用组织中储存的该营养素，维持其相关的生理功能。当组织中储存的营养素已经耗空而仍得不到外界的补充，机体就可能出现临床上可以察知的功能损害，如血液化学方面的改变。缺乏再进一步发展，就会出现明显的与该营养素有关的症状、体征，发生营养缺乏病。可见，维持"良好的健康状态"可以有不同的层次标准，机体维持"良好的健康状态"对营养素的需要量也可以有不同的水平。

预防明显的临床缺乏症的需要，满足某些与临床疾病现象有关或无关的代谢过程的需要，以及维持组织中有一定储存的需要，这是3个不同水平的需要。因此在讨论需要量时应当说明是指何种水平的需要。

3. 人群营养素需要量的分布

人群对某种营养素的需要量是通过测定人群内各个体的需要量而获得的。由于生物学方面的差异，即便是一组年龄、性别、体重和膳食构成都相似的个体，他们的需要量也都是不同的。所以，我们不可能提出一个适用于人群中所有个体的需要量，只能用人群内个体需要量的分布状态的概率曲线来表达摄入量不能满足随机个体需要的概率变化。

4. 需要摄入的量和需要吸收的量

在营养素需要量定义中已经提到"需要量"可能是指需要由膳食中摄入的量，也可能是指机体需要吸收的量。有些营养素吸收率很低，需要由膳食摄入的量远高于机体需要吸收的量，在讨论时就必须明确是需要摄入的量还是需要吸收的量。例如铁的吸收率只有膳食摄入量的5%～15%，一个体重65kg的成年男子，每天需要吸收铁0.91mg，而他需要摄入的铁则应为每天6.1～18.2mg（随膳食类型而异）。有些营养素的吸收率很高，如维生素A、维生素C等，通常可以吸收膳食中摄入量的80%～90%。所以在实际应用中就没有必要区分是需要摄入的量还是需要吸收的量，而笼统地称为"需要量"。

5. 能量推荐摄入量的特点

能量不同于蛋白质和其他营养素，人群的能量推荐摄入量等于该人群的能量平均需要量，而不是像其他营养素那样等于平均需要量加两倍标准差。假定个体的摄入量与需要量之间并无联系，当某一群体的平均能量摄入量达到其推荐摄入量时，随机个体摄入不足和摄入过多的概率各占50%；而当某一群体的平均蛋白质摄入量达到推荐摄入量时，随机个体摄入不足的概率仅为2%～3%。因为个体间需要量的差异相当大，推荐的摄入量只能建立在某种概率的基础上。能量推荐摄入量等于该人群的平均需要量；而蛋白质及其他营养素的推荐摄入量是能满足95%以下人群的需要，或97%～98%的个体需要的水平。

三、膳食营养素参考摄入量的内容

膳食营养素参考摄入量（DRI）是一组每日平均膳食营养素摄入量的参考值，它是在"推荐的每日膳食营养素供给量（RDA）"基础上发展起来的，但在表达方式和应用范围方面都已发生了根本变化。DRI包括四项内容：

（一）平均需要量（estimated average requirement，EAR）

EAR是群体中各个体需要量的平均值，是根据个体需要量的研究资料计算得到的。EAR是能够满足群体中50%的成员的需要，不能满足另外50%的成员的需要的水平。EAR是制定RNI的基础。

（二）推荐摄入量（recommended nutrient intake，RNI）

RNI 相当于传统使用的 RDA，是可以满足某一群体中绝大多数（97%～98%）个体需要量的摄入水平。长期摄入 RNI 水平，可以满足身体对该营养素的需要，保持健康和维持组织中有适当的储备。RNI 的主要用途是作为个体每日摄入该营养素的目标值。

RNI 是以 EAR 为基础制定的。如果已知 EAR 的标准差，则 RNI 定为 EAR 加两个标准差，即 RNI=EAR+2SD。如果关于需要量变异的资料不够充分，不能计算 SD 时，一般设 EAR 的变异系数为 10%，即 SD=0.1EAR，这样 RNI=EAR+0.2EAR=1.2EAR。

（三）适宜摄入量（adequate intake，AI）

当某种营养素的个体需要量的资料不足，没有办法计算出 EAR，因而不能求得 RNI 时，可设定适宜摄入量来代替 RNI。AI 不是通过研究营养素的个体需要量求出来的，而是通过对健康人群摄入量的观察或实验获得的。例如纯母乳喂养的足月产健康婴儿，从出生到 4～6 个月，他们的营养素全部来自母乳。母乳中供给的各种营养素量就是他们的 AI 值。AI 的主要用途是作为个体营养素摄入量的目标。

AI 与 RNI 相似之处是二者都用作个体摄入量的目标，能够满足目标人群中几乎所有个体的需要。AI 和 RNI 的区别在于 AI 的准确性远不如 RNI，有时可能明显高于 RNI。

（四）可耐受最高摄入量（tolerable upper intake level，UL）

可耐受最高摄入量（UL）是平均每日可以摄入该营养素的最高量。"可耐受"的含义是指这一摄入水平一般是可以耐受的，对人群中的几乎所有个体大概都不至于损害健康。当摄入量超过 UL 进一步增加时，损害健康的危险性随之增大。UL 是日常摄入量的高限，并不是一个建议的摄入水平。

鉴于我国近年来营养强化食品和膳食补充剂的日渐发展，有必要制定营养素的 UL 来指导安全消费。对许多营养素来说，当前还没有足够的资料来制定它们的 UL，所以没有 UL 值并不意味着过多摄入这些营养素没有潜在的危险。

应当特别强调的是：DRI 是应用于健康人的膳食营养标准，它不是一种应用于患有急性或慢性病的人的营养治疗标准，也不是为患有营养缺乏病的人设计的营养补充标准。

四、用膳食营养素参考摄入量评价膳食

膳食营养素参考摄入量的应用包括评价膳食和计划膳食两个方面。在评价膳食工作中，用它作为一个尺度，来衡量人们实际摄入的营养素量是否适宜；在计划膳食工作中，用它作为营养状况适宜的目标，建议如何合理地摄取食物来达到这个目标。

（一）应用 DRI 评价个体摄入量

膳食评价是营养状况评价的重要组成部分。虽然根据膳食这一项内容不足以确定一个人的营养状况，但把一个人的营养素摄入量与其相应的 DRI 进行比较还是合理的。为了获得可靠的结果，需要准确地收集膳食摄入资料，正确选择评价参考值，并且合理地解释所得的结果。评价一个人的营养状况的理想方法是把膳食评价结果和体格测量、生化检验及临床观察资料结合起来进行分析。

1. 用平均需要量（EAR）评价个体摄入量

对某个体的膳食进行评价是为了说明该个体的营养素摄入量是否能满足其需要量。但是，要直接比较一个人的摄入量和需要量是很困难的，我们不可能对观察的个体进行各种营养素的需要量研究，所以不知道这个特定个体的需要量；我们也几乎得不到个体真正的日常摄入量，因为该个体每天的摄入量都是不同的，而且对摄入量进行测定总会有误差。理论上，一个人摄入某营养素不足的概率可以用日常摄入量及该营养素的平均需要量和标准差进

行计算。实际上我们只能通过评估在一段时间内观察到的摄入量是高于还是低于相应人群的平均需要量进行判断。

在实际应用中，观测到的摄入量低于 EAR 时可以认为必须提高，因为摄入不足的概率高达 50%；通过很多天的观测，摄入量达到或超过 RNI 时，或虽系少数几天的观测但结果远高于 RNI 时，可以认为摄入量是充足的。摄入量在 EAR 和 RNI 之间者要确定摄入量是否适宜相当困难，为了安全起见，还是应当进行改善。

2. 用最高可耐受摄入量（UL）评价个体摄入量

用 UL 衡量个体摄入量是将观测到的摄入量和 UL 进行比较，推断该个体的日常摄入量是否过高，以致可能危及健康。对于某些营养素，如维生素 B_1 和叶酸摄入量可以只计算通过补充、强化和药物途径的摄入，而另外一些营养素如铁及维生素 A 等，则应把食物来源也包括在内。

UL 是对一般人群中绝大多数个体（包括敏感个体）大概不会危害健康的摄入量上限。如果日常摄入量超过了 UL 就有可能对某些个体造成危害。有些营养素过量摄入的后果比较严重，有的后果甚至是不可逆的。所以摄入量一旦超过了 UL 一定要认真对待。

总地来说，在任何情况下，一个人的真正需要量和日常摄入量只能是一个估算结果，因此对个体膳食适宜性评价结果都是不够精确的，应当结合该个体其他方面的材料谨慎地对结果进行解释。

（二）应用 DRI 评价群体摄入量

评价群体营养素摄入量需要关注两个方面的问题：一是人群中多大比例的个体对某种营养素的摄入量低于其需要量；二是有多大比例的人日常摄入量很高，可能面临健康风险。要正确评价人群的营养素摄入量，需要获得准确的膳食资料，选择适当的参考值，调整个体摄入量变异的分布及影响因素，并对结果进行合理的解释。

人群中个体对某营养素的摄入量和需要量都彼此不相同。如果我们知道人群中所有个体的日常摄入量和需要量，就可以直接算出摄入量低于其需要量的人数百分比，确定有多少个体摄入不足。但实际上我们不可能获得此种资料，只能用适当的方法来估测人群摄入不足的概率。

1. 用 EAR 评价群体营养素摄入量

在实际工作中，评价群体摄入量是否适宜有两种方法，即"概率法"和"平均需要量切点法"。不管何种方法，都是用 EAR 来估测摄入不足的可能。

（1）概率法 这是一种把群体内需要量的分布和摄入量的分布结合起来的统计学方法。它产生一个估测值，表明有多大比例的个体面临摄入不足的风险。本法的原理很简单，即摄入量极低时摄入不足的概率很高，而摄入量很高时摄入不足的概率可以忽略不计。概率法由人群需要量的分布获得每一摄入水平的摄入不足危险度，由日常摄入量的分布获得群体内不同的摄入水平及其频数。为了计算每一摄入水平的摄入不足危险度，需要知道需要量分布的平均值（EAR）或中位需要量、变异度及其分布形态。实际上，有了人群需要量的分布资料以后，对每一摄入水平都可以计算出一个摄入不足危险度，再加权平均求得人群的摄入不足的概率。没有 EAR 的营养素，不能用概率法来计算群体中摄入不足的概率。

（2）切点法 EAR 切点法比概率法简单。如果条件合适，效果也不亚于概率法。使用这种方法的条件是：营养素的摄入量和需要量之间没有相关群体需要量的分布可以认为呈正态分布；摄入量的变异要大于需要量的变异。根据现有的知识，我们可以假定凡已制定了 EAR 和 RNI 的营养素都符合上述条件，都可以用本法进行评价。

EAR切点法不要求计算每一摄入水平的摄入不足危险度，只需简单地计数在观测人群中有多少个体的日常摄入量低于EAR，这些个体在人群中的比例就等于该人群摄入不足个体的比例。

（3）对摄入量分布资料的调整 不管采用何种方法来评估群体中营养素摄入不足的概率，日常摄入量的分布资料是必不可少的。为获得此资料，必须对观测到的摄入量进行调整，以排除个体摄入量的日间差异（个体内差异）。经过调整后的日常摄入量分布应当能够更好地反映个体间的差异。要对摄入量的分布进行调整，至少要观测一个有代表性的亚人群，其中每一个体至少有连续三天的膳食资料或者至少有两个独立的日膳食资料。如果摄入量的分布没有得到适当的调整（包括个体内差异调整和调查有关因素如访谈方法、询问顺序等的调整），则不论用上述的哪种方法，均难以正确估测摄入不足的比例。

2. 用适宜摄入量（AI）评估群体摄入量

一种营养素的AI值可能是根据实验研究推演来的，也可能是依据实验资料和人群流行病学资料结合制定的，在有关报告中对某营养素AI值的来源及选用的评估标准都应当有具体的说明。当人群的平均摄入量或中位摄入量等于或大于该人群的营养素AI时，可以认为人群中发生摄入不足的概率很低。当平均摄入量或中位摄入量在AI以下时，则不可能判断群体摄入不足的程度。营养素的AI和EAR之间没有肯定的关系，所以不要试图从AI来推测EAR。

3. 用UL评估群体摄入量

UL用于评估摄入营养素过量而危害健康的风险。根据日常摄入量的分布来确定摄入量超过UL者所占的比例，日常摄入量超过UL的这一部分人可能面临健康风险。进行此种评估时，有的营养素需要准确获得各种来源的摄入总量，有的营养素只需考虑通过强化、补充和作为药物的摄入量。

在人群中要根据日常摄入量大于UL的资料来定量评估健康风险是很困难的，因为在推导UL时使用了不确定系数。不确定系数反映在推导过程的多个环节上都可能存在一定程度的不准确，这些环节包括：相关的营养素摄入量资料，健康危害的剂量反应关系资料，由动物实验资料外推的过程，健康危害作用的严重程度评估，以及人群的敏感性差异等方面。当前只能把UL作为安全摄入量的切点来使用。必须取得更多、更准确的人体研究资料之后，才有可能比较有把握地预测摄入量超过UL所带来的危害的严重程度。

第二节　膳食结构与膳食指南

一、膳食结构

（一）膳食结构的基本概念

膳食结构是指膳食中各类食物的数量及其在膳食中所占的比重。一般可以根据各类食物所能提供的能量及各种营养素的数量和比例来衡量膳食结构的组成是否合理。一个地区膳食结构的形成与当地生产力发展水平，文化、科学知识水平，以及自然环境条件等多方面的因素有关。不同历史时期、不同国家或地区、不同社会阶层的人们，膳食结构往往有很大的差异。膳食结构不仅反映人们的饮食习惯和生活水平高低，同时也反映一个民族的传统文化、一个国家的经济发展和一个地区的环境和资源等多方面的情况。从膳食结构的分析上也可以发现该地区人群营养与健康、经济收入之间的关系。由于影响膳食结构的这些因素是在逐渐变化的，所以膳食结构不是一成不变的，通过适当的干预可以促使其向更利于健康的方向发展。但是这些因素的变化一般是很缓慢的，所以一个国家、民族或人群的膳食结构具有一定的稳定性，不会迅速发生重大改变。

（二）不同类型膳食结构的特点

膳食结构类型的划分有许多方法，但最重要的依据仍是动物性和植物性食物在膳食构成中的比例。根据膳食中动物性、植物性食物所占的比重，以及能量、蛋白质、脂肪和碳水化合物的供给量作为划分膳食结构的标准，可将世界不同地区的膳食结构分为以下四种类型：

1. 动植物食物平衡的膳食结构

该类型以日本为代表。膳食中动物性食物与植物性食物比例比较适当。其特点是：谷类的消费量为年人均约 94kg；动物性食品消费量为年人均约 63kg，其中海产品所占比例达到 50%，动物蛋白占总蛋白的 42.8%；能量和脂肪的摄入量低于以动物性食物为主的欧美发达国家，每天能量摄入保持在 2000kcal 左右。宏量营养素供能比例为：碳水化合物 57.7%，脂肪 26.3%，蛋白质 16.0%。

该类型的膳食能量能够满足人体需要，又不至于过剩。蛋白质、脂肪和碳水化合物的供能比例合理。来自于植物性食物的膳食纤维和来自于动物性食物的营养素（如铁、钙等）均比较充足，同时动物脂肪又不高，有利于避免营养缺乏病和营养过剩性疾病，促进健康。此类膳食结构已经成为世界各国调整膳食结构的参考。

2. 以植物性食物为主的膳食结构

大多数发展中国家如印度、巴基斯坦、孟加拉和非洲一些国家等属此类型。膳食构成以植物性食物为主，动物性食物为辅。其膳食特点是：谷物食品消费量大，年人均为 200kg；动物性食品消费量小，年人均仅 10~20kg，动物性蛋白一般占蛋白质总量的 10%~20%，低者不足 10%；植物性食物提供的能量占总能量的近 90%。该类型的膳食能量基本可满足人体需要，但蛋白质、脂肪摄入量均低，来自于动物性食物的营养素（如铁、钙、维生素A）摄入不足。营养缺乏病是这些国家人群的主要营养问题，人的体质较弱，健康状况不良，劳动生产率较低。但从另一方面看，以植物性食物为主的膳食结构，膳食纤维充足，动物性脂肪较低，有利于冠心病和高脂血症的预防。

3. 以动物性食物为主的膳食结构

此类型是多数欧美发达国家的典型膳食结构。其膳食构成以动物性食物为主，属于营养过剩型的膳食。以提供高能量、高脂肪、高蛋白质、低纤维为主要特点，人均日摄入蛋白质 100g 以上，脂肪 130~150g，能量高达 3300~3500kcal。食物摄入特点是：粮谷类食物消费量小，人均每年 60~75kg；动物性食物及食糖的消费量大，人均每年消费肉类 100kg 左右，乳和乳制品 100~150kg，蛋类 15kg，食糖 40~60kg。

与以植物性食物为主的膳食结构相比，营养过剩是此类膳食结构国家人群所面临的主要健康问题。心脏病、脑血管病和恶性肿瘤已成为西方人的三大死亡原因，尤其是心脏病死亡率明显高于发展中国家。

4. 地中海膳食结构

该膳食结构以地中海命名是因为该膳食结构的特点是居住在地中海地区的居民所特有的，意大利、希腊可作为该种膳食结构的代表国家。膳食结构的主要特点是：①膳食富含植物性食物，包括水果、蔬菜、土豆、谷类、豆类、果仁等；②食物的加工程度低，新鲜度较高，该地区居民以食用当季、当地产的食物为主；③橄榄油是主要的食用油；④脂肪提供能量占膳食总能量比值在 25%~35%，饱和脂肪所占比例较低，在 7%~8%；⑤每天食用适量乳酪和酸乳；⑥每周食用少量/适量鱼、禽，少量蛋；⑦以新鲜水果作为典型的每日餐后食品，甜食每周只食用几次；⑧每月食用几次红肉（猪、牛和羊肉及其产品）；⑨大部分成年人有饮用葡萄酒的习惯。此膳食结构的突出特点是饱和脂肪摄入量低，膳食含大量复合碳水化合物，蔬菜、水果摄入量较高。

地中海地区居民心脑血管疾病发生率很低，已引起了西方国家的注意，并纷纷参照这种膳食模式改进自己国家的膳食结构。

（三）我国居民的膳食结构

1. 我国居民传统的膳食结构特点

我国居民的传统膳食以植物性食物为主，谷类、薯类和蔬菜的摄入量较高，肉类的摄入量比较低，豆制品总量不高且因地区而不同，乳类消费在大多数地区不多。此种膳食的特点是：

（1）高碳水化合物　我国南方居民多以大米为主食，北方以小麦粉为主，谷类食物的供能比例占70%以上。

（2）高膳食纤维　谷类食物和蔬菜中所含的膳食纤维丰富，因此我国居民膳食纤维的摄入量也很高。这是我国传统膳食所具备的最突出优势之一。

（3）低动物脂肪　我国居民传统的膳食中动物性食物的摄入量很少，动物脂肪的供能比例一般在10%以下。

2. 中国居民的膳食结构现状及变化趋势

当前中国城乡居民的膳食仍然以植物性食物为主、动物性食品为辅。但中国幅员辽阔，各地区、各民族以及城乡之间的膳食构成存在很大差别，富裕地区与贫困地区差别较大。而且随着社会经济发展，我国居民膳食结构向"富裕型"膳食结构的方向转变。

2002年第四次全国营养调查资料表明，我国居民膳食质量明显提高，城乡居民能量及蛋白质摄入得到基本满足，肉、禽、蛋等动物性食物消费量明显增加，优质蛋白比例上升。城乡居民动物性食物分别由1992年的人均每日消费210g和69g上升到248g和126g。与1992年相比，农村居民膳食结构趋向合理，优质蛋白质占蛋白质总量的比例从17%增加到31%，脂肪供能比由19%增加到28%，碳水化合物供能比由70%下降到61%。

同时，我国居民膳食结构还存在很多不合理之处，对居民营养与健康问题仍需予以高度关注。城市居民膳食结构中，畜肉类及油脂消费过多，谷类食物消费偏低。2002年城市居民每人每日油脂消费量由1992年的37g增加到44g，脂肪供能比达到35%，超过世界卫生组织推荐的30%的上限。城市居民谷类食物供能比仅为47%，明显低于55%~65%的合理范围。此外，乳类、豆类制品摄入过低仍是全国普遍存在的问题。一些营养缺乏病依然存在。儿童营养不良在农村地区仍然比较严重，5岁以下儿童生长迟缓率和低体重率分别为17.3%和9.3%，贫困农村分别高达29.3%和14.4%。生长迟缓率以1岁组最高，农村平均为20.9%，贫困农村则高达34.6%，说明农村地区婴儿辅食添加不合理的问题十分突出。

铁、维生素A等微量营养素缺乏是我国城乡居民普遍存在的问题。我国居民贫血患病率平均为15.2%，2岁以内婴幼儿、60岁以上老人、育龄妇女贫血患病率分别为24.2%、21.5%和20.6%。3~12岁儿童维生素A缺乏率为9.3%，其中城市为3.0%、农村为11.2%；维生素A边缘缺乏率为45.1%，其中城市为29.0%、农村为49.6%。全国城乡钙摄入量仅为每标准人日389mg，还不到适宜摄入量的半数。

二、膳食指南

（一）膳食指南的概念

膳食指南是依据营养学理论，结合社区人群实际情况制定的，是教育社区人群采用平衡膳食、摄取合理营养、促进健康的指导性意见。膳食指南是全面达到膳食营养给量标准（DRI）的膳食计划。这一计划不是一成不变的，根据人群经济状况、食物结构的改变、饮食习惯新趋势每隔几年需修订一次。我国有《中国居民膳食指南》和《特定人群指南》，它们对指导人民采用平衡膳食、获取合理营养和身体健康提出了指导性建议。

（二）我国的膳食指南

中国营养学会于 1989 年制定了我国第一个膳食指南，共有以下 8 条内容：①食物要多样；②饥饱要适当；③油脂要适量；④粗细要搭配；⑤食盐要限量；⑥甜食要少吃；⑦饮酒要节制；⑧三餐要合理。该指南自发布后，在指导、教育人民群众采用平衡膳食，增强体质方面发挥了积极作用。

针对我国经济发展和居民膳食结构的不断变化，1997 年由中国营养学会常务理事会通过并发布 1997 年的《中国居民膳食指南》，包括 8 条内容：①食物多样，谷类为主；②多吃蔬菜、水果和薯类；③常吃乳类、豆类或其制品；④经常吃适量的鱼、禽、蛋、瘦肉，少吃肥肉和荤油；⑤食量与体力活动要平衡，保持适宜体重；⑥吃清淡少盐的膳食；⑦饮酒应限量；⑧吃清洁卫生、不变质的食物。

近 10 年来，我国城乡居民的膳食状况明显改善，儿童青少年平均身高、体重增加，营养不良患病率下降；另一方面，部分人群膳食结构不合理及身体活动减少，引起肥胖和某些慢性疾病（如高血压、糖尿病、高脂血症等）患病率增加，已成为威胁国民健康的突出问题。此外，在一些贫困农村地区，仍然存在营养缺乏的问题，1997 年的《中国居民膳食指南》已不适宜目前的发展。为此，中国营养学会专家委员会依据中国居民膳食和营养摄入情况，以及存在的突出问题，结合营养素需要量和食物成分的新知识，对 1997 年《中国居民膳食指南》进行了全面修订，经过多次论证、修改，并广泛征求相关领域专家、机构和企业的意见，形成了 2007 年的《中国居民膳食指南》，于 2007 年 9 月由中国营养学会理事会扩大会议通过。

《中国居民膳食指南》由一般人群膳食指南、特定人群膳食指南和平衡膳食宝塔三部分组成。一般人群膳食指南共有 10 条，适合于 6 岁以上的正常人群。特定人群膳食指南是根据各人群的生理特点及其对膳食营养需要而制定的。特定人群包括孕妇、乳母、婴幼儿、学龄前儿童、儿童青少年和老年人群。其中 6 岁以上各特定人群的膳食指南是在一般人群膳食指南 10 条的基础上进行增补形成的。

（三）一般人群膳食指南

一般人群膳食指南适用于 6 岁以上人群，根据该人群的生理特点和营养需要，结合我国居民膳食结构特点，制定了 10 个条目，以期达到平衡膳食、合理营养、保证健康的目的。

1. 食物多样，谷类为主，粗细搭配

人类的食物是多种多样的。各种食物所含的营养成分不完全相同，每种食物都至少可提供一种营养物质。平衡膳食必须由多种食物组成，才能满足人体各种营养需求，达到合理营养、促进健康的目的。

谷类食物是中国传统膳食的主体，是人体能量的主要来源。谷类包括米、面、杂粮，主要提供碳水化合物、蛋白质、膳食纤维及 B 族维生素。坚持谷类为主是为了保持我国膳食的良好传统，避免高能量、高脂肪和低碳水化合物膳食的弊端。人们应保持每天适量的谷类食物摄入，一般成年人每天摄入 250～400g 为宜。另外要注意粗细搭配，经常吃一些粗粮、杂粮和全谷类食物。稻米、小麦不要研磨得太精，以免所含的维生素、矿物质和膳食纤维流失。

2. 多吃蔬菜、水果和薯类

新鲜蔬菜、水果是人类平衡膳食的重要组成部分，也是我国传统膳食的重要特点之一。蔬菜、水果能量低，是维生素、矿物质、膳食纤维和植物化学物质的重要来源。薯类含有丰富的淀粉、膳食纤维以及多种维生素和矿物质。富含蔬菜、水果和薯类的膳食对保持身体健康，保持肠道正常功能，提高免疫力，降低肥胖及糖尿病、高血压等慢性疾病的患病风险具有重要作用。所以近年来各国膳食指南都强调增加蔬菜和水果的摄入种类和数量。推荐我国成年人每天吃蔬菜 300~500g、水果 200~400g，并注意增加薯类的摄入。

3. 每天吃乳类、大豆或其制品

奶类营养成分齐全，组成比例适宜，容易消化吸收。奶类除含丰富的优质蛋白质和维生素外，含钙量较高，且利用率也很高，是膳食中钙质的极好来源，同时可以提高睡眠质量。各年龄人群适当多饮奶有利于骨骼健康，建议每人每天平均饮奶 300mL。饮奶量多或有高血脂和超重肥胖倾向者应选择低脂、脱脂奶。批驳了"喝牛奶会致癌"的观点，用充分的科学证据说明这种观点缺乏科学依据，也不符合我国国情。

大豆含丰富的优质蛋白质、必需脂肪酸、多种维生素和膳食纤维，这些年有许多的研究皆表明大豆除了蛋白质优以外，且含有磷脂、低聚糖，以及异黄酮、植物固醇等多种植物化学物质。大豆有一些重要的功能，对身体健康是有好处的。适当多吃大豆及其制品，建议每人每天摄入 30~50g 大豆或相当量的豆制品。

4. 常吃适量的鱼、禽、蛋和瘦肉

鱼、禽、蛋和瘦肉均属于动物性食物，是人类优质蛋白、脂类、脂溶性维生素、B 族维生素和矿物质的良好来源，是平衡膳食的重要组成部分。瘦畜肉铁含量高且利用率好；鱼类脂肪含量一般较低，且含有较多的多不饱和脂肪酸；禽类脂肪含量也较低，且不饱和脂肪酸含量较高；蛋类富含优质蛋白质，各种营养成分比较齐全，是很经济的优质蛋白质来源。但动物性食物一般都含有一定量的饱和脂肪和胆固醇，摄入过多可能增加患心血管病的危险性。肥肉和荤油为高能量和高脂肪食物，摄入过多往往会引起肥胖，并且是某些慢性病的危险因素，应当少吃。

目前我国部分城市居民食用动物性食物较多，尤其是食入的猪肉过多，应调整肉食结构，适当多吃鱼、禽肉，减少猪肉摄入。相当一部分城市和多数农村居民平均吃动物性食物的量还不够，应适当增加。推荐成人每日摄入量：鱼虾类 50~100g，畜禽肉类 50~75g，蛋类 25~50g。

5. 减少烹调油用量，吃清淡少盐膳食

脂肪是人体能量的重要来源之一，并可提供必需脂肪酸，有利于脂溶性维生素的消化吸收。但是脂肪摄入过多是引起肥胖、高血脂、动脉粥样硬化等多种慢性疾病的危险因素之一。膳食盐的摄入量过高与高血压的患病率密切相关。营养调查结果显示，食用油和食盐摄入过多是我国城乡居民共同存在的营养问题。

建议我国居民应养成吃清淡少盐膳食的习惯，即膳食不要太油腻，不要太咸，不要摄食过多的动物性食物和油炸、烟熏、腌制食物。建议每人每天烹调油用量不超过 25g 或 30g；食盐摄入量不超过 6g。

6. 食不过量，天天运动，保持健康体重

如果进食量过大而运动量不足，多余的能量就会在体内以脂肪的形式积存下来，增加体重，造成超重或肥胖；相反，若食量不足，可由于能量不足引起体重过低或消瘦。体重过高和过低都是不健康的表现，易患多种疾病，缩短寿命。成人的健康体重是指体重指数

（BMI）在 18.5～23.9kg/m² 范围。

目前我国大多数成年人体力活动不足或缺乏体育锻炼，应改变久坐少动的不良生活方式，养成天天运动的习惯，坚持每天多做一些消耗能量的活动。建议成年人每天进行累计相当于步行 6000 步以上的身体活动，如果身体条件允许，最好进行 30min 中等强度的运动。

7. 三餐分配要合理，零食要适当

合理安排一日三餐的时间及食量，进餐定时定量。早餐提供的能量应占全天总能量的 25%～30%，午餐应占 30%～40%，晚餐应占 30%～40%，可根据职业、劳动强度和生活习惯进行适当调整。零食作为一日三餐之外的营养补充，可以合理选用，但来自零食的能量应计入全天能量摄入之中。

8. 每天足量饮水，合理选择饮料

一般来说，健康成人每天需要水 2500mL 左右。在温和气候条件下生活的轻体力活动的成年人每日最少饮水 1200mL（约 6 杯）。饮水不足或过多都会对人体健康带来危害。饮水应少量多次，要主动，不要感到口渴时再喝水。饮水最好选择白开水。

饮料多种多样，需要合理选择。如乳饮料和纯果汁饮料含有一定量的营养素和有益膳食成分，适量饮用可以作为膳食的补充。有些饮料只含糖和香精、香料，营养价值不高。多数饮料都含有一定量的糖，大量饮用含糖量特别高的饮料，会在不经意间摄入过多能量，造成体内能量过剩。

9. 饮酒应限量

高度酒含能量高，白酒基本上是纯能量食物，不含其他营养素。无节制地饮酒，会使食欲下降，食物摄入量减少，以致发生多种营养素缺乏、急慢性酒精中毒、酒精性脂肪肝，严重时会造成酒精性肝硬化。过量饮酒会增加患高血压、中风等疾病的危险。建议成年男性一天饮用酒的酒精量不超过 25g，成年女性一天饮用酒的酒精量不超过 15g。孕妇和儿童、青少年应忌酒。

10. 吃新鲜卫生的食物

一个健康人一生需要从自然界摄取大约 60t 食物、水和饮料。人体一方面从这些饮食中吸收利用本身必需的各种营养素，以满足生长发育和生理功能的需要；另一方面又必须防止其中的有害因素诱发食源性疾病。

（四）中国居民平衡膳食宝塔

为了帮助群众把膳食指南的原则具体应用于日常膳食实践，中国营养学会专家委员会提出了《中国居民膳食指南》之后，又研究了中国居民各类食物消费量的有关问题。在学习外国经验及参考我国有关研究工作基础上，提出了中国居民的"平衡膳食宝塔"。宝塔是膳食指南的量化和形象化的表达，也是人们在日常生活中贯彻膳食指南的方便工具。它把平衡膳食的原则转化成各类食物的重量，便于大家在日常生活中操作实行。

平衡膳食宝塔（图 8-2）提出了一个营养上比较理想的膳食模式。它所建议的食物量，特别是乳类和豆类食物的量可能与大多数人当前的实际膳食还有一定距离，对某些

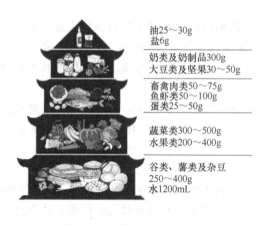

图 8-2 中国居民平衡膳食宝塔

贫困地区来讲可能距离还很远。但为了改善中国居民的膳食营养状况，这是不可缺的，应把它看作是一个奋斗目标，努力争取，逐步达到。

平衡膳食宝塔共分五层，包含每天应摄入的主要食物种类。宝塔各层的位置和面积不同，这在一定程度上反映出各类食物在膳食中所占的地位和比重。最顶层是油脂类和盐，油脂类每天 25～30g，盐每天 6g；第四层是乳类和豆类食物，每天应吃乳类及乳制品 300g、豆类及豆制品 30～50g；第三层是鱼、畜禽肉、蛋等动物性食物，每天应吃鱼虾类 50～100g，畜禽肉 50～75g，蛋类 25～50g；第二层是蔬菜和水果，每天分别应吃 300～500g 和 200～400g；最底层是谷类食物和水，每人每天应吃谷类食物及杂豆 250～400g，饮用水 1200mL。

宝塔中没有糖的摄入量，因为我国居民现在平均吃食糖的量还不多，少吃些或适当多吃些对一般人的健康影响不大。但多吃糖有增加龋齿的危险，尤其是儿童和青少年，不应吃太多的糖和含糖食品。

宝塔内的食物可同类互换，即以粮换粮、以豆换豆、以肉换肉。每日膳食中应尽量包含宝塔中的各类食物，但无须每日都严格按照膳食宝塔的推荐量；而在一段时间内，比如 1 周，各类食物摄入量的平均值应当符合建议量。

第三节　营养调查

营养调查（nutritional survey）是运用科学手段来了解某一人群或个体的膳食和营养水平，以此判断其膳食结构是否合理和营养状况是否良好的重要手段。营养调查的目的是了解居民膳食摄取情况及其与营养供给量之间的对比情况；了解与营养状况有密切关系的居民体质与健康状态，发现营养不平衡的人群，为进一步营养监测和研究营养政策提供基础情况；作某些综合性或专题性的科学研究，如某些地方病、营养相关疾病与营养的关系，研究某些生理常数、营养水平判定指标，复核营养推荐供给量等。

一般来说，营养调查包括膳食调查、人体营养状况的生化检验和体格检查，并在此基础上对被调查者个体进行营养状况的综合判定和对人群营养条件、问题、改进措施进行研究分析。营养调查既可用于人群社会实践，也可用于营养学的科学研究。

一、膳食调查

膳食调查是通过对特定人群或个体的每人每日各种食物摄入量的调查，计算出每人每日各种营养素摄入量和各种营养素之间的相互比例关系，根据被调查者的工作消耗、生活环境以及维持机体正常生理活动的特殊需要，与 DRI 进行比较，从而了解其摄入营养素的种类、数量以及配比是否合理的一种方法。膳食调查通常用三种方法，即称重法、记账法和 24h 个人膳食询问法。调查者可根据当地的具体情况进行选择。这些调查方法均用于群体、散居户和个体的膳食调查。

（一）称重法

称重法系对某一伙食单位（集体食堂或家庭）所消耗食物全部分别称重的方法，最后将调查对象的各种食品实际摄取量，按当地适用的食物成分表，计算出每人每日热能和各种营养素平均摄入量。参照相应的营养素供给量标准，对膳食的营养价值分析评价。在调查中，还应了解膳食管理、烹调方法和食堂卫生方面存在的问题，提出改进建议。

称重法的调查步骤为：

① 称取每餐食物的生重、熟重和剩余熟重。

② 计算生熟折合率。

③ 记录每餐就餐人数。

④ 计算每人每日摄入的各种熟食重量和生食物重量。

⑤ 统计每人每日各项食物消耗量以及所摄入的各种营养素数量。

该方法比较准确地反映出被调查者的膳食摄入状况，但费时费人力，一般不宜作大规模的调查。

（二）记账法

对建有伙食账目的集体伙食单位，可查阅过去一定期间食堂的食品消费总量，并根据同一时期的进餐人数，粗略计算每人每日各种食品的摄入量，再按食物成分表计算这些食物所供给的热能和营养素数量。此法简便快速，但不够精确。如希望在较短时间内，完成较多单位的调查，目的在于对膳食营养状况作粗略估计，对每个单位或个人情况，并不精确要求时，即可采用。

记账法的调查步骤为：

① 逐日查对购买食物的发票和账目，把每日的同类食物量累加，得到一定时期内各种食物的消耗量。

② 查出该时期内用膳总人数。

③ 计算每人每日食物消耗量，并计算出各种营养素的摄入量。

此法所需人力少，可进行全年四季的调查，一般每个季度调查 1 个月就能较好地反映出全年的营养状况。

（三）24h 个人膳食询问法

此法是根据调查对象提供的膳食组成情况对膳食营养状况进行估计评价的一种方法。由于调查目的、条件、环境不同，询问方法也有所不同。此法工作相当简便，结果出入较大，但有经验的营养工作者仍可从中发现膳食营养的明确缺陷并估计其概略水平。当发现群众健康状况可能存在与营养有关的问题时，例如某地或人群中出现疑似营养缺乏症，进行流行病学调查或发现与营养有关因素调查时，此法较为适用。

24h 个人膳食询问法的一般调查步骤为：

① 比较详细地了解被调查者的食物构成种类、每日进餐次数和时间、粗细搭配情况。了解食物的加工烹调方法、储存条件和时间等。

② 要求被调查者回顾和描述 24h（调查的前一整天）内摄入的全部食物的种类和数量。

③ 一年内对同一个人调查 6 次，对每 2 个月中 1 日的食物消费进行回顾。调查表可通过谈话、询问方式填写。

④ 营养素摄入量的计算方法与称重法相同。

（四）膳食营养评价

1. 资料整理

无论使用何种调查方法获得的资料都要进行以下计算，并将结果填入表 8-1，以评价膳食营养水平：

（1）每人每日各类食物的摄入量。

（2）每人每日各种营养素的摄入量。

（3）每人每日 DRI。

（4）每人每日营养素摄入量占 DRI 的百分比。

（5）食物热能、蛋白质、脂肪的来源及分布。

表 8-1　膳食调查总结表

编号　省　市　县　区　单位　　　　　调查日期　年　月　日

食物类别	大米	面粉	杂粮	薯类	干豆类	豆制品	浅色蔬菜	绿色蔬菜	干菜	菌藻类	咸菜	水果	硬壳类	乳类	蛋类	畜禽类	鱼虾类	淀粉及糖	动物油	菜籽油	其他植物油	酱油	食盐
质量/g																							

	蛋白质/g	脂肪/g	糖/g	热量/kJ(kcal)	粗纤维/g	钙/mg	磷/mg	铁/mg	维生素A/μg	维生素B₂/mg	烟酸/mg	维生素C/mg
平均每人每日摄入量												
DRI												
比较/%												
评价级别												

摄入量/kJ(kcal)	热能食物来源分布						热能营养素来源分布			蛋白质来源分布				脂肪来源分布	
	谷类	薯类	豆类	其他植物食物	动物性食物	纯热能食物	蛋白质	碳水化合物	脂肪	谷类	豆类	其他植物食物	动物性食物	动物	植物
占总摄入量/%															

2. 膳食营养评价

将调查资料整理的结果同我国 DRI 比较，对膳食营养作出评价。

（1）食物构成　我国目前以谷类食物为主食，蔬菜为副食，搭配有少量豆制品和动物性食品。这种膳食含有人体所需要的各种营养素，在一般情况下可满足人体的需要。但在特殊生理条件下需要进一步提高，如儿童在生长发育时期应当有充足的蛋白质、维生素和矿物质，并提供多样化的膳食。

（2）营养素摄入量占 RNI 和 AI 的百分比　在各种营养素中热能摄入量与需要量的差别不大，其他营养素的供给量为需要量的 1.5～2 倍。热能虽然不是营养素，但它是几种产热营养素的综合表现，对人体影响较大，应当首先考虑。成年人热能的摄入量占 RNI 的 80%以上可以为正常，低于 80%为摄入不足，摄入量长期超过 RNI 的 30%或更高是无益有害的。儿童的热能摄入量占 RNI 的 90%以上为正常，低于 80%为不足。

膳食热能的构成一般为，蛋白质供给的热能占 10%～15%，脂肪占 20%～30%（其中饱和脂肪酸的热能不应超过总热能的 10%），其余的热能由碳水化合物提供，这样的配比较为合适。在生活消费水平低、动物性食物和豆类摄入少时，谷类、薯类摄取量相对较多，此类食物的热能占总热能的比例高（>70%），很容易产生蛋白质不足和某些维生素、矿物质的缺乏现象。

蛋白质的营养状况评价，首先要看摄入量是否满足，然后分析品质状况。一般来说，动物性蛋白质和豆类蛋白质应占全部蛋白质的 30%以上，低于 10%就认为是差的。我国膳食中蛋白质的主要来源是谷类，其中赖氨酸、苏氨酸等为限制性氨基酸，应通过摄入动物性食物和豆类，互补搭配提高膳食蛋白质的生物价。当热能供应充足时，蛋白质摄入量在供给量的 80%以上，多数成年人不致产生缺乏症，长期低于这一水平可能使部分儿童出现缺乏症状。

在进行膳食营养评价时，应当考虑到被调查者的工作和生活环境的特殊需要，如高温、寒冷、噪声、接触有害化学物质等特殊环境下的作业者需要。

二、体格检查

营养状况的体格检查，就是观察受检者因为机体内长期缺乏某种或数种营养素，以及摄入不足而引起的生长发育不良等一系列临床症状和体征。

（一）体格检查

身体的生长发育和正常体型的维持受遗传影响，也受营养等环境因素的影响。一般要测量以下指标：

1. 体重

我国常用的标准体重计算公式为：

Broca 改良式　　标准体重（kg）＝身高（cm）－105

平田公式　　标准体重（kg）＝［身高（cm）－100］×0.9

2. 身高、胸围及体格营养指数

$$体重指数（BMI）＝\frac{m}{n^2}$$

式中，m 为体重，kg；n 为身高，m。

适用于学龄儿童以后各年龄的评价标准：正常范围 18.5～22.9，轻度消瘦 17～18.4，中度消瘦 16～16.9，重度消瘦<16，超重 23～24.9，肥胖 25～29.9，严重肥胖>30.00。

$$比胸围＝\frac{胸围（cm）}{身高（cm）}×100$$

标准值：50～550。

3. 皮脂（皮褶）厚度

测量一定部位的皮脂（皮褶）厚度可以表示或计算体内脂肪量，用皮褶计测量。如三头肌皮脂厚度标准值为：男 12.5mm，女 16.5mm，测量值为标准值的 90% 以上为正常，80%～90% 为轻度营养不良，60%～80% 为中度营养不良，<60% 为重度营养不良。

除此之外，体格检查中还可以测量顶-臀高及坐高、头围、上臂围等指标。

上述指标中身高和体重较为全面地反映了蛋白质、热能及矿物质的摄取、利用和储备情况，反映了机体、肌肉、内脏的发育和潜在能力。当热能和蛋白质供应不足或过量时，体重的变化比身高更为灵敏，因此常作为了解蛋白质和热能营养状况的重要观察指标。体内脂肪含量与热能供给关系十分密切。测定皮下脂肪厚度的方法简便易行，被 WHO 列为营养调查的必测项目。

（二）症状和体征

营养缺乏病的发生是一个渐进的过程，最先是摄入量的不足或者机体处于某种应激状态使需要量明显增加，造成体内营养水平的下降。如果营养素的供应持续得不到满足，则会进一步引起组织缺乏，使一些生化代谢发生紊乱，生理功能受到影响，最后导致病理形态上的异常改变和损伤，此时就表现出临床缺乏体征。但营养缺乏病的症状及体征往往比较复杂，轻度的营养缺乏病不太典型，检查时应注意观察，不要遗漏。还有些症状及体征是非特异性的，其他因素也可引起，应仔细鉴别诊断。检查者对受检者体格情况、一般营养素缺乏病的症状和体征逐项检查，并对照参考表 8-2。检查完毕，检查者对受检者的营养状况做出准确诊断，确定其是否正常或存在何种营养缺乏病。

有关营养素摄入过量可能产生不良作用所表现出的症状和体征，资料非常少，今后应注意调查与其相关的有价值的症状和体征。

表8-2　营养调查有价值的体征

部位	体征	有关的障碍或营养素缺乏	部位	体征	有关的障碍或营养素缺乏
头发	失去光泽,稀少	维生素 A 或蛋白质	指甲	反甲(舟状甲)	铁
面部	鼻唇窝溢脂皮炎	维生素 B_2	皮下组织	水肿	蛋白质
眼	结膜苍白	贫血(例如铁)		脂肪减少	饥饿
	毕脱氏斑,结膜干燥角膜干燥,角膜软化睑缘炎	维生素 A 维生素 B_2		脂肪增多	肥胖
唇	口角炎,口角结痂,唇炎	维生素 B_2	肌肉和骨骼	肌肉消耗	饥饿,营养不良
舌	舌色猩红及牛肉红	烟酸		颅骨软化,方头,骨骺肿大,前囟未闭,下腿弯曲,膝盖靠紧	维生素 D
	舌色紫红	维生素 B_2			
齿	斑釉齿	氟过多		串珠肋	维生素 D,维生素 C
齿龈	松肿	维生素 C		肌肉、骨骼出血	维生素 C
腺体	甲状腺肿大	碘	消化系统	肝肿大	蛋白质-热量
	腮腺肿大	饥饿	神经系统	精神性运动的改变	蛋白质-热量
皮肤	干燥,毛囊角化	维生素 A	心脏	心脏扩大,心动过速	维生素 B_1
	出血点(瘀点)	维生素 C			
	癞皮病皮炎	烟酸			
	阴囊与会阴皮炎	维生素 B_2			

三、生化检验

生化检验在评价人体营养状况方面具有重要地位,特别是在出现营养失调症状之前,即所谓亚临床状态时,通过生化检查就可及时反映出机体营养缺乏或过量的程度。评价营养状况的生化测定方法较多,基本上可以分为测定血液及尿液中营养素的含量、排出速率、相应的代谢产物以及测定与某些营养素有关的酶活力等。

我国人体营养水平生化检验常用诊断参考指标及临界值列于表8-3,供参考应用。由于受民族、体质、环境因素等多方面影响,这些方法和数据也是相对的。

表8-3　人体营养水平生化检验临床参考数值

营养物质	生化检验诊断参考指标及临界值	营养物质	生化检验诊断参考指标及临界值
蛋白质	1. 血清总蛋白>60g/L 2. 血清蛋白>3.6g/L 3. 血清球蛋白>1.3g/L 4. 白/球(A/G)(1.5~2.5):1 5. 空腹血中氨基酸总量/必需氨基酸量>2 6. 血液相对密度>1.015 7. 尿羟脯氨酸系数(mmol/L尿肌酐系数)>2.0~2.5 8. 游离氨基酸4~6mg/L(血浆),6.5~9.0mg/L(RBC) 9. 每日必然损失 N(ONL):男54mg/kg,女55mg/kg	血脂	1. 总脂 4500~7000mg/L 2. 甘油三酯 200~1100mg/L 3. α-脂蛋白 30%~40% 4. β-脂蛋白 60%~70% 5. 胆固醇 1100~2000mg/L(其中胆固醇酯70%~75%) 6. 游离脂肪酸 0.2~0.6mmol/L 7. 血酮<2mg/dL
钙、磷、维生素 D	1. 血清钙 90~110mg/L(其中游离钙45~55mg/L) 2. 血清无机磷:儿童40~60mg/L,成人30~50mg/L 3. 血清 Ca×P>30~40 4. 血清碱性磷酸酶:成人1.5~4.0布氏单位/mL,儿童5~15布氏单位/mL 5. 血浆 25-OH-D_3 10~30mg/L,1,25-$(OH)_2$-D_3 30~60ng/L	铁	1. 全血血红蛋白质量浓度(g/L):成人男>130,成人女>120,儿童>120,6岁以下小儿及孕妇>110 2. 血清运铁蛋白饱和度:成人>16%,儿童>7%~10% 3. 血清铁蛋白>10~12mg/L 4. 血液红细胞压积(HCT或PCV):男40%~50%,女37%~48% 5. 红细胞游离原卟啉<70mg/L RBC 6. 平均红细胞体积(MCV) 80~90μm^3 7. 平均红细胞血红蛋白量(MCH) 26~32μg

续表

营养物质	生化检验诊断参考指标及临界值	营养物质	生化检验诊断参考指标及临界值
锌	1. 发锌 125～250$\mu g/g$（各地暂用：临界缺乏<110mg/g，绝对缺乏<70$\mu g/g$） 2. 血浆锌 800～1100$\mu g/L$ 3. 红细胞锌 12～14mg/L 4. 血清碱性磷酶：成人 1.5～4.0 布氏单位/mL，儿童 5～15 布氏单位/mL	维生素 A	1. 血清视黄醇：儿童>300$\mu g/L$，成人>400$\mu g/L$ 2. 血清胡萝卜素>800$\mu g/L$

在进行生化测定时，取样的种类、方式、时间及保存运输均是十分重要的，所取的样品应能够反映受检者的营养素摄入水平，而且还需考虑到样品容易取得。

目前，最常取用的样品是血液及尿液，但毛发、指甲及某些体液（如汗液、唾液、胃液等）也可用于测定某些特定营养素的营养状态。

第四节　营养监测

一、营养监测的概念

营养监测的概念来源于疾病监测，主要是由于世界范围内存在营养不良，如发展中国家由于蛋白质-热量缺乏而引起的营养不良、家庭中可用食物不足、缺乏必要的生活条件和保健服务等。这一概念刚刚被认识，逐渐形成了一些具体的工作方法，我国尚未系统开展社会营养监测工作，FAO、WHO、UNICEF（联合国儿童基金会）等国际组织给出的定义是：社会营养监测（简称营养监测）是对人群（尤其是按社会经济状况划分的亚人群）的营养状况进行连续动态地观察，针对营养问题制订计划，分析已制订的政策和计划所产生的影响，并预测其发展趋势。

营养监测活动因目的和工作内容不同而有所不同，可以划分为 3 类：

（一）长期营养监测

对人群营养现状进行调查分析，以便制订计划（一般为国家级），分析这些计划对营养问题的影响，并预测将来的趋势。这种监测对信息的反应较慢，通常是通过专门针对改善营养和卫生的大规模国家规划，或通过全面的发展政策，以及两者兼存的方式来实现。

（二）计划效果评价性监测

在实施了以改善营养或满足营养需要为目标的计划后，监测营养指标的变化。其主要目的是对制订的目标进行改进，或评价其是否需要修改措施，以便在实施阶段完善和完成计划。这种监测活动的反应比长期营养监测要快些。

（三）及时报警和干预系统监测

为了预防或减轻正在发生的食物消费不足或营养摄入过量所采用的监测系统。这种监测不直接针对慢性食物消费不足、营养不良、过剩和失调，而是预防和减轻易染人群的短期营养恶化。其监测系统需要一个能对预测中发生的问题作出反应的机构，以便在食物减少或营养摄入过剩之前采取行动并进行干预，具有迅速行动、短期干预处理眼前问题的特点。

二、营养监测的作用

（一）调查营养不良或过剩的原因

造成营养不良或过剩的原因：一是食物与非食物因素，前者很大程度上取决于膳食的摄取，后者常见于个人患病，两者均有一个共同的前提，就是经济收入状况；二是外界对家庭的影响因素和家庭内部的影响因素。

（二）营养水平是政府发展计划的目标和社会经济的指标

营养水平和健康是生活质量的一个间接指标。发展计划部门及经济工作者要寻求如健康状况、营养水平等社会指标，作为决定经济发展策略的指导，评价对人民生活质量的影响。依据营养监测数据信息，制订经济计划、营养和公共卫生计划。近年来，人们已将食品和营养水平列入"基本需要"及"人人享有卫生保健"的理念中。显然营养问题是其中的一个分支。

（三）制定保健战略的依据

20世纪70年代以来，营养在保健战略中的地位才得到确认，健康的和良好的营养状况是互相依存的，身体健康需要充足的食物。我国及许多国家制定了一些国民健康状况的卫生指标，如出生时或其他特定年龄的预期寿命、婴儿或儿童死亡率、出生体重、学龄前儿童营养状况、儿童身高等。这些指标可分为卫生政策指标、卫生保健指标、健康状况指标等几大类，营养监测包括了大多数这些指标。

（四）建立食物安全保障系统的依据

通过早期预警，密切关注国内外市场变化、重大自然灾害等对食物供给带来的影响，提前作好应对准备。

三、社会营养监测与营养调查的区别

（1）膳食调查和营养生化水平的测定是传统营养调查的主要内容，而在世界卫生组织关于营养监测的一些报告里却提出只要了解与营养有关的健康状况指标，甚至在健康指标方面也不强求统一的模式，生化水平的测定也不要求必须做到。营养状况的判定也只是取一些最普遍的容易取得的资料，在掌握全局常年的动态变化的前提下有余力时才把上臂围测定，眼结膜症状，血清中维生素A、血红蛋白等检查和测定当作补充指标列入。膳食调查对于传统的营养调查是首要内容，而在世界卫生组织关于社会营养监测的建议中不要求把它列入必做的项目。

（2）社会营养监测比传统的营养调查多了一个重要方面，即与营养有关的社会经济和农业资料方面的分析指标。

（3）在材料取得方法上，为保证广度，要提倡尽可能多地搜集现成材料（如新生儿体重等），而不强求来自第一手直接测定数据。

第九章 食品污染及其预防

食品在生产、加工、贮存、运输和销售的过程中有很多污染的机会，会受到多方面的污染。污染后有可能引起具有急性短期效应的食源性疾病或具有慢性长期效应的长期性危害。一般情况下，常见的主要食品卫生问题均由这些污染物所引起。食品污染的种类按其性质可分为以下三类：

1. 生物性污染

食品的生物性污染包括微生物、寄生虫和昆虫的污染，主要以微生物污染为主，危害较大，主要为细菌和细菌毒素、霉菌和霉菌毒素。

2. 化学性污染

来源复杂，种类繁多。主要有：①来自生产、生活和环境中的污染物，如农药、有害金属、多环芳烃化合物、N-亚硝基化合物、二噁英等；②从生产加工、运输、贮存和销售工具、容器、包装材料及涂料等溶入食品中的原料材质、单体及助剂等物质；③在食品加工贮存中产生的物质，如酒类中有害的醇类、醛类等；④滥用食品添加剂等。

3. 放射性污染

食品的放射性污染主要来自放射性物质的开采、冶炼、生产以及在生活中的应用与排放。特别是半衰期较长的放射性核素污染，在食品卫生上应更加引起重视。

第一节 食品的微生物污染与腐败变质

微生物污染食品后不仅可以降低食品卫生质量，而且还可以对人体健康产生危害。在食品中常见的微生物有几类（从食品卫生的角度，微生物对食品的污染可概括为）：①直接致病菌，如致病菌（能引起宿主致病的细菌）、人畜共患传染病病原菌、产毒霉菌（和霉菌毒素）；②相对致病菌，在通常情况下不致病，只有在一定的特殊条件下才具有致病力的一些细菌；③非致病性微生物，主要包括非致病菌、不产毒霉菌与常见酵母。

一、食品的细菌污染

食品中的细菌以及由此引起的腐败变质是食品卫生中最常见的有害因素之一。食品中的细菌绝大多数是非致病菌。它们对食品的污染程度是间接估测食品腐败变质可能性及评价食品卫生质量的重要指标，同时也是研究食品腐败变质的原因、过程和控制措施的主要对象。此节讨论的主要是非致病菌。

（一）常见的食品细菌

由于非致病菌中多数为腐败菌，从影响食品卫生的角度出发，应特别注意以下几属常见的食品细菌：

（1）假单胞菌属 是食品腐败性细菌的代表。革兰氏阴性无芽孢杆菌，需氧、嗜冷，在pH5.0～5.2下发育，间或嗜盐。分解食品中各种成分，使pH上升并产生各种色素。

（2）微球菌属和葡萄球菌属 食品中极为常见。革兰氏阳性菌，嗜中温，营养要求低，前者需氧，后者厌氧。分解食品中的糖类且能产生色素。

（3）芽孢杆菌属与梭菌属 分布广泛，食品中常见，特别是成为肉类、鱼类腐败菌。前者需氧或兼性厌氧，后者厌氧。中温菌多，间或有嗜热菌。

（4）肠杆菌科各属　除志贺氏菌属与沙门氏菌属外，皆为常见的食品腐败菌，革兰氏阴性需氧与兼性厌氧，嗜中温杆菌。使食品中氨基酸脱羧产生胺类，分解糖类产酸产气，尤以变形杆菌属蛋白质分解力强，是需氧腐败菌的代表，多见于水产品与肉、蛋腐败。沙门氏菌属尤其与鱼、牛肉腐败有关，且可使其表面变红或变黏。

（5）弧菌属与黄杆菌属　均为革兰氏阴性兼性厌氧菌，主要来自海水或淡水，低温和5％食盐中可生长，故在鱼类及类似的食品中常见。黄杆菌还能产生色素。

（6）嗜盐杆菌属与嗜盐球菌属　革兰氏阴性需氧菌，特点是在高浓度（28％～32％，至少12％以上）食盐中生长，多见于极咸鱼类，且可产生橙红色素。

（7）乳杆菌属与丙酸杆菌属　革兰氏阳性杆菌，呈杆状，单个、成对或成链，厌氧至微需氧。主要在乳品中常见，使其产酸酸败。

（二）食品的细菌菌相及其食品卫生学意义

共存于食品中的细菌种类及其相对数量的构成，通称为食品的细菌菌相。其中相对数量较大的细菌称为优势菌种（属、株）。食品在细菌作用下所发生的变化程度和特征，主要决定于菌相，特别是优势菌种。菌相可因细菌污染来源、食品理化性质、所处环境条件和细菌间共生与抗生等因素的影响而不同。所以通过食品性质及其所处条件的调查常可预测食品菌相，而检测食品菌相又可对食品变化的程度和特征作出估计。

一般来说，常温下放置的肉类，早期常以需氧的芽孢杆菌属、微球菌属和假单胞菌属为主。随着腐败进程的发展，肠杆菌科各属陆续增多，中后期变形杆菌类各属可能占较大比例。由于具体条件不同，还可能存在其他各种细菌与霉菌。冷冻食品解冻早期多为嗜冷菌，如假单胞菌属、黄杆菌属和嗜冷微球菌等；然后肠杆菌科各属和葡萄球菌属渐次增殖。鲜鱼等水产品则常以水中细菌和嗜低温菌为主，如弧菌属、假单胞菌属、微球菌属、黄杆菌属等。远洋底栖鱼类可有梭菌属等。各种盐制食品中按含盐量的不同可能存在属于微嗜盐菌（含食盐1.5％～5.0％的食品）的假单胞菌属、黄杆菌和弧菌属；属于耐盐菌（含食盐10％以下的食品）的芽孢杆菌属、葡萄球菌属，以及属于高度嗜盐菌（含盐10％～30％的食品）的八叠球菌属和盐杆菌属等。罐头食品中的细菌主要与pH高低有关：pH＞5.3时，主要是嗜热平酸菌和厌氧性腐败菌；中等酸性（pH5.3～4.5）条件下主要是嗜热厌氧菌；酸性较大（pH4.5～3.7）时，则一般只有芽孢杆菌属和梭菌属中耐酸嗜热菌；酸性更强（pH低于3.7）时只有乳杆菌属中某些细菌可能存在。

由于食品菌相及其优势菌种不同，食品的腐败变质变化也具有相应的特征。如分解蛋白质的细菌主要有需氧的芽孢杆菌属、假单胞菌属、变形杆菌属，厌氧的梭菌属，酸性下分解蛋白质的微球菌属等。分解脂肪的细菌主要有产碱杆菌等。分解淀粉和纤维素类的有芽孢杆菌属、梭菌属（特别是其中的枯草芽孢杆菌属、丁酸梭菌等）以及八叠球菌属。有些细菌还可以产生色素或发光，而使肉、鱼、蛋及其盐制品带有特异颜色和发出荧光或磷光，有的还可以使食品变黏。例如红色，主要来自黏质沙门氏菌、粉红微球菌；黄与黄绿色主要来自微球菌属、黄杆菌属、葡萄球菌属、荧光假单胞菌、八叠球菌属和乳杆菌属等；黑色主要来自产黑梭菌属、变形杆菌属、假单胞菌属等；荧光主要来自假单胞菌属（绿、黄、红、白各色荧光）、产碱杆菌属（混合荧光）和黄杆菌属；磷光则来自磷光发光菌、白色弧菌等；变黏系由芽孢杆菌属、柠檬酸杆菌属、克雷伯菌属和微球菌属等引起。

（三）评价食品卫生质量的细菌污染的指标与食品卫生学意义

反映食品卫生质量的细菌污染指标，可分为两个方面：一是细菌总数；二是大肠菌群。

1. 食品中的细菌数量及其食品卫生学意义

食品中的细菌数量一般是以单位（g、mL 或 cm²）食品中细菌的个数表示，并不考虑细菌的种类，常用菌落总数来表示。因所用检测计数方法不同而有两种表示方法：一种是在严格规定的条件下（样品处理、培养基及其 pH、培养温度与时间、计数方法等）经处理的样品直接用平皿培养或经微孔滤器过滤再进行培养，使适应培养条件的每个活菌细胞必须而且只能生成一个肉眼可见菌落，结果称为该食品的菌落总数；另一种方法是将样品适当处理后，经涂片染色或放入托玛氏血细胞计数室，在镜下对菌细胞直接计数，其中既包括活菌，也包括尚未消失的死菌，结果应称为该食品的细菌总数。我国均采用前者。

其卫生学意义：①食品清洁状态的标志，利用它监督食品的清洁状态，我国和许多国家均在食品卫生标准中规定各种食品的菌落总数的容许限量，以促进提高食品的清洁状态；②预测食品的耐保藏期，历史上曾有许多关于食品细菌数量与食品鲜度（腐败程度）之间对应关系的研究，但迄今仍无实际可采用的统一见解，主要是由于食品性质、细菌菌相和所处环境条件均有复杂多变特征所致。

2. 大肠菌群及其食品卫生学意义

大肠菌群包括肠杆菌科的埃希氏菌属、柠檬酸杆菌属、肠杆菌属和克雷伯氏菌属。这些菌属中的细菌，均系来自人和温血动物的肠道，需氧与兼性厌氧，不形成芽孢，在 35～37℃ 条件下能发酵乳糖产酸产气的革兰氏阴性杆菌。食品中大肠菌群的数量是采用相当于每克或每毫升食品的最近似数来表示，简称大肠菌群最近似数（maximum probable number，MPN）。这是按一定方案进行检验所得结果的统计值。所谓一定检验方案，在我国统一采用的是样品三个稀释度各三管的乳糖发酵三步法，并根据各种可能的检验结果，编制了相应的 MPN 检索表供实际应用。

其卫生学意义：①作为食品受到人与温血动物粪便污染的指示菌，因为大肠菌群都直接来自人与温血动物粪便；②作为肠道致病菌污染食品的指示菌，因为大肠菌群与肠道致病菌来源相同，且在一般条件下大肠菌群在外界生存时间与主要肠道致病菌是一致的。

大肠菌群被用作食品卫生质量鉴定指标，但由于大肠菌群是嗜温菌，5℃ 以下基本不能生长，所以对低温菌占优势的水产品（特别是冷冻食品）未必适用。因此，近年来也有用肠球菌作为粪便污染的指示菌。

二、食品的霉菌污染

霉菌是菌丝体比较发达而又没有子实体的那一部分真菌，约有 5100 属 45000 种。与食品卫生关系密切的霉菌大部分属于半知菌纲中的曲霉菌属、青霉菌属和镰刀霉菌属。

（一）霉菌的发育和产毒条件

霉菌毒素是霉菌的二次代谢产物。霉菌产毒有许多不同于细菌产毒的特征。霉菌产毒只限于少数菌种中的个别菌株。产毒株与非产毒株之间的区别目前还不清楚。产毒株的产毒能力也有可变性和易变性。产毒菌株与所产的霉菌毒素之间并无严格的专一性，即一种菌种或菌株可以产生几种毒素，而同一霉菌毒素可由几种霉菌产生。

霉菌产毒需要一定的条件，影响霉菌产毒的条件主要是食品基质中的水分、环境中的温度和湿度、空气的流通情况。

1. 水分和湿度

霉菌的繁殖需要一定的水分活性。因此食品中含水分少（溶质浓度大），P 值越小，A_w 越小，即自由运动的水分子较少，能提供给微生物利用的水分少，不利于微生物的生长与繁殖，有利于防止食品的腐败变质。

2. 温度

大部分霉菌在 28～30℃ 都能生长。10℃ 以下和 30℃ 以上时生长明显减弱，在 0℃ 几乎不生长，但个别的可能耐受低温。一般霉菌产毒的温度，略低于最适宜温度。

3. 基质

霉菌的营养来源主要是糖和少量氮、矿物质，因此极易在含糖的饼干、面包、粮食等类食品上生长。

（二）主要产毒霉菌

霉菌产毒只限于产毒霉菌，而产毒霉菌中也只有一部分毒株产毒。目前已知具有产毒株的霉菌主要有：

曲霉菌属：黄曲霉、赭曲霉、杂色曲霉、烟曲霉、构巢曲霉和寄生曲霉等。

青霉菌属：岛青霉、橘青霉、黄绿青霉、扩张青霉、圆弧青霉、皱褶青霉和荨麻青霉等。

镰刀菌属：犁孢镰刀菌、拟枝孢镰刀菌、三线镰刀菌、雪腐镰刀菌、粉红镰刀菌、禾谷镰刀菌等。

其他菌属中还有绿色木霉、漆斑菌属、黑色葡萄状穗霉等。

产毒霉菌所产生的霉菌毒素没有严格的专一性，即一种霉菌或毒株可产生几种不同的毒素，而一种毒素也可由几种霉菌产生。如黄曲霉毒素可由黄曲霉、寄生曲霉产生；而如岛青霉可产生黄天精、红天精、岛青霉毒素及环氯素等。

（三）霉菌污染食品的评定和食品卫生学意义

霉菌污染食品的评定主要从两个方面进行：①霉菌污染度，即单位重量或容积的食品污染霉菌的量，一般以 cfu/g 计，我国已制定了一些食品中霉菌菌落总数的国家标准；②食品中霉菌菌相的构成。不同种类的霉菌引起的食品霉变见表 9-1。

表 9-1 引起食品霉变的某些霉菌

菌 属		霉变的食品
青霉属	产黄青霉	干酪和其他奶制品、面包和发酵面食品、水果、蔬菜、肉和肉制品、土法制作的罐头食品
	指状青霉	引起柑橘类的绿色霉变、霉菌性干枯
	意大利青霉	引起柑橘类的绿色霉变(软腐病)
	条孢青霉	引起越橘罐头腐败
	匍支青霉	使谷类、面包霉变
	扩展青霉	使贮存中的谷类、粮食制品、蛋、鸡肉霉变，使苹果、葡萄发生软腐病
曲霉属	米黄曲霉群	使鸡蛋面、面包、点心制品、干枣、腌肉、奶制品和花生仁等霉变
	灰绿曲霉群	地球上最普遍的霉菌。可使甜食品(如果酱、果子冻、软糖、蜂蜜等)、肉、渍菜以及水分含量较低的食品霉变
	杂色曲霉群	使面包、谷类、干肉霉变
	黑曲霉群	使水果、蔬菜、奶制品腐败
枝孢属	灰葡萄孢	引起水果和蔬菜灰白色霉变
链格孢属	细链格孢	引起蔬菜链格孢性霉变
	腐皮链格孢	引起番茄早期枯萎病
	柑橘链格孢	使葡萄果实霉变

续表

菌　　属		霉变的食品
镰刀属	侧孢霉属	在肉上产生白色的斑点
	致病疫霉	引起马铃薯和番茄的晚期枯萎病
	德巴利腐霉	使马铃薯变成各种颜色
	微黑根霉	能引起面包、谷类制品、甜薯和杨梅的霉变
	链核盘菌属	引起核果棕色霉变

其卫生学意义：①霉菌污染食品可降低食品的食用价值，甚至不能食用，每年全世界平均至少有 2‰ 的粮食因为霉变而不能食用，此种问题我国同样存在；②霉菌如在食品或饲料中产毒，可引起人畜霉菌毒素中毒。

三、食品的腐败变质

食品腐败变质，一般是指食品在一定环境因素影响下，由微生物作用而发生的食品成分与感官性质的各种变化，如：鱼、肉的腐臭，油脂的酸败，水果蔬菜的腐烂，粮食的霉变等。这是食品卫生工作中经常、普遍遇到的实际问题，因此必须掌握食品腐败变质规律，以便采取有效控制措施。

（一）食品腐败变质的原因和条件

食品腐败变质是以食品本身的组成和性质为基础，在环境因素影响下，主要由微生物的作用而引起，是食品本身、环境因素和微生物三者互为条件、相互影响、综合作用的结果。

1. 微生物

这是食品发生腐败变质的重要原因。在食品腐败变质过程中起重要作用的是细菌、酵母和霉菌，但一般情况下细菌更占优势。

分解蛋白质而使食品变质的微生物，主要是细菌、霉菌和酵母菌，它们多数是通过分泌胞外蛋白酶来完成的。绝大多数细菌都具有分解某些糖的能力，特别是利用单糖的能力极为普遍，某些细菌能利用有机酸或醇类；多数霉菌都有分解简单碳水化合物的能力，能够分解纤维素的霉菌并不多；大多数酵母有利用有机酸的能力。分解脂肪的微生物能分泌脂肪酶，使脂肪水解为甘油和脂肪酸。一般来讲，对蛋白质分解能力强的需氧性细菌，同时大多数也能分解脂肪。能分解脂肪的霉菌比细菌多，在食品中常见的有曲霉属、白地霉、代氏根霉、娄地青霉和芽枝霉属等。酵母菌分解脂肪的菌种不多，主要是解脂假丝酵母，这种酵母对糖类不发酵，但分解脂肪和蛋白质的能力却很强。

2. 食品本身的组成和性质

（1）食品中的酶　食品本身就是动植物组织的一部分，在宰杀或收获后一定时间内其所含酶类要继续进行一些生化过程，如新鲜的肉和鱼类的后熟，粮食、蔬菜、水果的呼吸作用等，可引起食品组成成分的分解，加速食品的腐败变质。

（2）食品的营养成分和水分　食品含有丰富的营养成分，是微生物的良好培养基。不同的食品中，各种成分营养的比例差异很大，而各种微生物分解各类营养物质的能力不同，因此食品腐败变质的进程及特征也不同。如蛋白质腐败主要是富含蛋白质的动物性食品，而碳水化合物含量高的食品主要在细菌和酵母的作用下，以产酸发酵为基本特征。食品中水分是微生物赖以生存和食品成分分解的基础，食品的 A_w 值越小，微生物越不易繁殖，食品越不易腐败变质。

（3）食品的理化性质　食品 pH 高低是制约微生物生长、影响食品腐败变质的重要因素之一。食品的渗透压与微生物的生命活动有一定的关系，低渗与高渗环境均可造成菌体死亡。在食品中加入不同量的糖或盐，可以形成不同的渗透压。同时，所加的糖或盐越多，渗透压越大，食品的 A_w 值就越小。

（4）食物的状态　外观完好无损的食品，可抵御微生物的入侵；食品胶态体系的破坏、不饱和脂肪酸、色素、芳香物质等的变化均可引起食品色、香、味、形的改变。

3. 环境因素

食品所处环境的温度、湿度、氧气、阳光（紫外线）的照射等对食品的腐败变质均有直接作用，对食品的保藏有重要影响。

（1）温度　根据微生物对温度的适应性，可将微生物分为嗜冷、嗜温、嗜热三大类。每一类微生物都有最适宜生长的温度范围，但这三类微生物又都可以在 $20 \sim 30 ℃$ 之间生长繁殖，当食品处于这种温度的环境中，各种微生物都可生长繁殖而引起食品的变质。

（2）氧气　微生物与 O_2 有着十分密切的关系。一般来讲，在有氧的环境中，微生物进行有氧呼吸，生长、代谢速度快，食品变质速度也快；缺乏 O_2 条件下，由厌氧性微生物引起的食品变质速度较慢。O_2 存在与否决定着兼性厌氧微生物是否生长和生长速度的快慢。

（3）湿度　空气中的湿度对于微生物生长和食品变质起重要的作用，尤其是未经包装的食品。例如把含水量少的脱水食品放在湿度大的地方，则食品易吸潮，表面水分迅速增加。长江流域梅雨季节，粮食、物品容易发霉，就是空气湿度太大（相对湿度 70% 以上）的缘故。

（二）食品腐败变质的化学过程

1. 食品中蛋白质的分解

肉、鱼、禽、蛋和大豆制品等富含蛋白质的食品，主要是以蛋白质分解为其腐败变质的特性。食物中的蛋白质在微生物的蛋白酶和肽链内切酶等作用下，先后分解为胨、肽，并经断链形成氨基酸。氨基酸及其他含氮的低分子物质再通过脱羧基、脱氨基、脱硫作用，形成多种腐败产物。在细菌脱羧酶的作用下，酪氨酸、组氨酸、精氨酸和鸟氨酸分别生成酪胺、组胺、尸胺及腐胺，后两者均具有恶臭气味；在微生物脱氨基酶的作用下氨基酸脱去氨基而生成氨，脱下的氨基与甲基构成一甲胺、二甲胺和三甲胺；色氨酸脱羧基后形成色胺，又可脱掉氨基形成甲基吲哚而具有粪臭味；含硫的氨基酸在脱硫酶作用下可脱掉硫产生具有恶臭味的硫化氢。

2. 食品中脂肪的酸败

出现脂肪酸败的食品主要是食用油及含油脂高的食品，脂肪的腐败程度受脂肪酸的饱和程度、紫外线、氧、水分、天然抗氧化物质、食品中微生物的解脂酶等多种因素的影响。此外，铜、铁、镍等金属离子及油料中的动植物残渣均有促进油脂酸败的作用。

油脂酸败的化学过程复杂，主要是经水解与氧化，产生相应的分解产物。中性脂肪分解为甘油和脂肪酸，随后进一步氧化为低级的醛、酮、酸等；不饱和脂肪酸的双键被氧化形成过氧化物，进一步分解为醛、酮、酸。所形成的醛、酮和某些羧酸能使酸败的油脂带有特殊的刺激性臭味，即所谓的"哈喇"气味。

不饱和脂肪酸含量越高的食品越容易氧化。脂类氧化形成的自由基与其他物质结合，生成过氧化物、交联过氧化物、环氧化物，并向食品体系释放出氧，不仅引起必需脂肪酸的破坏，而且造成维生素和色素的破坏。在油脂酸败过程中，脂肪酸的分解可使其固有的碘价、凝固点、密度、折射率、皂化价等发生变化。

3. 碳水化合物的分解

含有较多碳水化合物的食品主要是粮食、蔬菜、水果和糖类及其制品，这类食品腐败变质时，主要是碳水化合物在微生物或动植物组织中酶的作用下，经过产生双糖、单糖、有机酸、醇、醛等一系列变化，最后分解成二氧化碳和水。这个过程的主要变化是食品的酸度升高，并带有甜味、醇类气味等。

（三）食品腐败变质的鉴定指标

食品腐败变质的鉴定一般采用感官、物理、化学和微生物四个方面的指标。

1. 感官鉴定

食品的感官鉴定是指通过视觉、嗅觉、触觉、味觉等人的感觉器官对食品的组织状态和外在的卫生质量进行鉴定。食品腐败初期产生腐败臭味，发生颜色的变化（褪色、变色、着色、失去光泽等），出现组织变软、变黏等现象，都可以通过感官分辨出来，如通过嗅觉可以判定出食品极轻微的腐败变质。

2. 物理指标

食品的物理指标主要是根据蛋白质、脂肪分解时低分子物质增多的变化，可测定食品浸出物量、浸出液电导度、折射率、冰点、黏度等指标。

3. 化学鉴定

微生物的代谢可引起食品化学组成的变化，并产生多种腐败性产物，直接测定这些腐败产物就可作为判断食品质量的依据。

（1）挥发性盐基总氮（total volatile basic nitrogen，TVBN）　是指食品水浸液在碱性条件下能与水蒸气一起蒸馏出来的总氮量，即在此种条件下能形成氨的含氮物。研究表明，TVBN 与食品腐败变质程度之间有明确的对应关系。在我国食品安全标准中该指标现已被列入鱼、肉类蛋白腐败鉴定的化学指标，TVBN 也适用于大豆制品腐败变质的鉴定。

（2）三甲胺　三甲胺是季铵类含氮物经微生物还原产生的，新鲜鱼虾等水产产品和肉中没有三甲胺。三甲胺主要用于测定鱼、虾等水产品的新鲜程度。

（3）组胺　食品腐败变质时，细菌分泌的组氨酸脱羧酶可使鱼贝类的组氨酸脱羧生成组胺。当鱼肉中的组胺达到 $4\sim10mg/100g$，就可引起人类过敏性食物中毒。

（4）K 值（K value）　是指 ATP 分解的低级产物肌苷和次黄嘌呤占 ATP 系列分解产物 ATP＋ADP＋AMP＋IMP（肌苷酸）＋HxR（肌苷）＋Hx（次黄嘌呤）的百分比。K 值指标主要适用于鉴定鱼类早期腐败。若 $K\leqslant20\%$，说明鱼体绝对新鲜；$K\geqslant40\%$，说明鱼体开始有腐败迹象。

（5）pH　一般食品中 pH 的变化是在腐败开始时略微降低，随后上升，因而多呈现 V 字形变动。先是由于微生物的作用或食品原料本身酶的消化作用，使食品中 pH 下降；而后由于微生物的作用，肌肉分解，所产生的氨促使 pH 上升。

（6）过氧化值和酸价　过氧化值是脂肪酸败最早期的指标，其次是酸价的上升。在脂肪分解的早期，酸败尚不明显，由于产生过氧化物和氧化物而使脂肪的过氧化物值上升，其后则由于形成各种脂肪酸而使油脂酸价升高。

4. 微生物检验

食品微生物学的常用检测指标为菌落总数和大肠菌群。对食品进行微生物数量测定是判定食品生产的一般卫生状况以及食品卫生质量的一项重要依据。一般认为，食品中的活菌数达 $10^8cfu/g$ 时，则可认为处于初期腐败阶段。

（四）食品腐败变质的卫生学意义与处理原则

由上述可见，腐败变质的食品首先是带有使人们难以接受的感官性质，如刺激气味、异常颜色、酸臭味道和组织溃烂、黏液污秽等。其次是成分分解，营养价值严重降低。腐败变质食品一般由于微生物污染严重,菌相复杂和菌量增多,因而增加了致病菌和产毒霉菌等存在的机会。由于菌量增多,可能使某些致病性微弱的细菌引起人体的不良反应,甚至中毒。由相对致病性细菌引起的食物中毒,几乎都有菌量异常增加这个必要条件。至于腐败变质分解产物对人体的直接毒害,虽然从19世纪初就不断进行研究,但迄今仍不够明确。然而这方面的报告与中毒事例却越来越多。某些鱼类腐败的组胺中毒,脂肪酸败产物引起人的不良反应及中毒,以及腐败可为亚硝胺类形成提供充分的胺类等,都已经成为重要的问题。有机胺类和硫化氢等虽然具有的一定的毒性,但人体有相应的解毒功能,可与体内相同代谢产物一起代谢转化,但如果在短时间内摄入量过大,也有一定的不良作用。纵然如此,目前仍不能把食品腐败变质和食物中毒直接联系起来。

所以,对食品的腐败变质虽然要及时准确鉴定,并严加控制,但这类食品的处理,还必须充分考虑具体情况。如轻度腐败的肉、鱼类通过煮沸可以清除异常气味;部分腐烂水果蔬菜可拣选分类处理;单纯感官性状发生变化的食品可以加工复制等等。但应强调指出,一切处理的前提,都必须以确保人体健康为原则。

第二节 霉菌毒素对食品的污染及其预防

霉菌毒素是霉菌在其所污染的食品中产生的有毒代谢产物,目前已知的霉菌毒素约有200种。不同霉菌毒素其毒性作用不同,曾按其毒性作用性质分为肝脏毒、肾脏毒、神经毒、致皮肤炎物质、细胞毒及类似性激素作用的物质。现也按其化学结构不同而表示其毒性作用。目前人们一般均按其所产生的霉菌毒素名称来命名与分类。霉菌毒素中毒与传染病不同,没有传染性流行,但往往表现具有较为明显的地方性与季节性,甚至有些具有地方病的特征。与食品关系密切且比较重要的霉菌毒素有黄曲霉毒素、赭曲霉毒素、杂色曲霉素、岛青霉素、黄天精、环氯素、橘青霉素、黄绿青霉素、展青霉素、单端孢霉素类、玉米赤霉烯酮、丁烯酸内酯等。

一、黄曲霉毒素

黄曲霉毒素是由黄曲霉和寄生曲霉产生的一类代谢产物,具有极强的毒性和致癌性。黄曲霉常作为曲种应用于食品发酵工业。1961年发现污染了黄曲霉的花生饼能使大鼠诱发肝癌,1962年鉴定了致癌物质,命名为黄曲霉毒素(aflatoxin,AF)。由于该毒素主要污染粮食和油料作物,并能使动物发生急性中毒死亡与致癌,故引起国内外科学界的广泛重视。

(一)黄曲霉毒素的化学结构和理化性质

黄曲霉毒素(AF)是一类结构类似的化合物。目前已经分离鉴定出20多种,主要为AFB和AFG两大类。从结构上彼此十分相似,含C、H、O三种元素,都是二氢呋喃氧杂萘邻酮的衍生物,即结构中含有一个双呋喃环、一个氧杂萘邻酮(又叫香豆素),具体结构式见图9-1。其毒性与结构有关,凡二呋喃末端有双键者毒性较强,并有致癌性,如AFB_1、AFG_1和AFM_1。在天然污染的食品中以AFB_1最多见,而且其毒性和致癌性也最强,故在食品监测中以AFB_1作为污染指标。

黄曲霉毒素易溶于氯仿和甲醇而不溶于正己烷、石油醚及乙醚中。在长波紫外光下产生荧光,根据荧光颜色、R_f值不同而进行鉴定。黄曲霉毒素耐热,一般的烹调加工很难将其破坏,在280℃时,才发生裂解,毒性破坏。黄曲霉毒素在中性和酸性环境中稳定,在pH9~10的氢氧化钠强碱性环境中能迅速分解,形成香豆素钠盐。黄曲霉毒素能溶于氯仿和

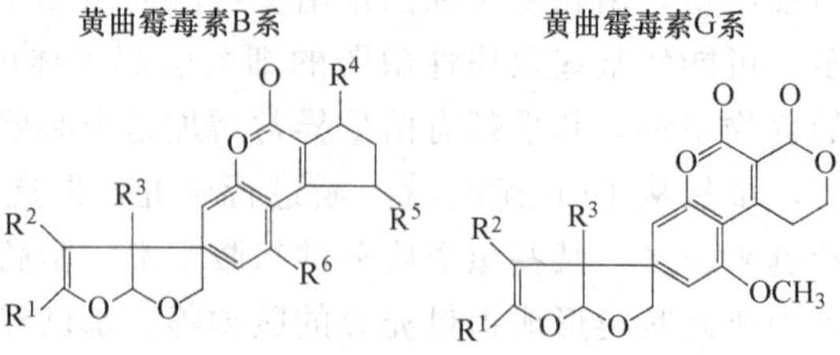

黄曲霉毒素B系　　　　　　　黄曲霉毒素G系

图 9-1　黄曲霉毒素的结构式

甲烷，而不溶于水、正己烷、石油醚及乙醚中。现国内检测 AFB_1 采用薄层色谱法。

（二）产毒的条件

黄曲霉毒素是由黄曲霉和寄生曲霉产生的。寄生曲霉的所有菌株几乎都能产生黄曲霉毒素，但并不是所有黄曲霉的菌株都能产生黄曲霉毒素。黄曲霉产毒的必要条件为湿度80%～90%，温度 25～30℃，氧气 1%。此外，天然基质培养基（玉米、大米和花生粉）比人工合成培养基产毒量高。

（三）对食品的污染

一般来说，国内长江以南地区黄曲霉毒素污染要比北方地区严重，主要污染的作物为花生（花生油）和玉米，大米、小麦（面粉）污染较轻，豆类很少受到污染。而在世界范围内，一般高温高湿地区（热带和亚热带地区）食品污染较重，而且也是花生和玉米污染较严重。

我国大规模普查食品，发现南方高温高湿地区一些粮油及其制品也受到污染，而华北、东北及西北地区除极个别样品外，一般检不出黄曲霉毒素。我国台湾省也曾报告花生制品、甜薯、大米受到污染，花生最严重，可高达 $730\mu g/kg$。

除粮油等食品外也有报告干果类（如胡桃、杏仁、榛子、无花果）、动物性食品（如奶及其制品、肝、干咸鱼）及干辣椒中有黄曲霉毒素污染。工业生产的发酵制品如酱、酱油中一般无污染。但家庭自制的发酵食品曾报告检出黄曲霉毒素。人工接种黄曲霉于水果、奶酪、豆制品等也可产毒，但量较少。

（四）毒性

AF 有很强的急性毒性，也有明显的慢性毒性与致癌性。AF 对肝脏有特殊亲和性并有致癌作用，具有较强的肝脏毒性。它主要破坏肝脏细胞中 DNA 的模板作用，强烈抑制RNA 的合成，阻止和影响蛋白质、脂肪、线粒体、酶等的合成与代谢，干扰动物的肝功能，造成肝细胞坏死、突变，导致癌症。

1. 急性毒性

AF 是一种剧毒物质，对鱼、鸡、鸭、鼠类、兔、猫、猪、牛、猴及人均有极强的毒性。鸭雏和幼龄的鲑鱼对 AFB_1 最敏感，其次是鼠类和其他动物。常见动物的 LD_{50} 为：大鼠（雄）7.2mg/kg；大鼠（雌）17.9mg/kg；小鼠 9.0mg/kg；兔 0.30～0.50mg/kg；猫0.55mg/kg；猴 2.2～3.0mg/kg。多数的敏感动物在摄入毒素后 3 天内死亡，在解剖中发现它们的肝脏均有明显损伤，可见肝实质细胞坏死、胆管上皮增生、肝脂肪浸润及肝出血等急性病变。

2. 慢性毒性

主要表现为动物生长障碍，肝脏出现亚急性或慢性损伤，肝功能降低，肝实质细胞坏死、变性，胆管上皮增生、形成结节，出现肝硬化。其他症状表现为体重减轻，生长发育迟缓，食物利用率下降，母畜不孕或产仔减少等。此外，AF 还可使肝中脂肪含量升高，肝糖原降低，血浆白蛋白降低，白蛋白与球蛋白（A/G）比值下降，肝内维生素 A 含量减少等。

3. 致癌性

AF 是目前公认的最强的化学致癌物质。国际癌症中心（IARC）将黄曲霉毒素 B_1 列为人类致癌物。实验证明，猴、大鼠、禽类、鱼类等多种动物小剂量反复摄入或大剂量一次摄入 AF 皆能引起癌症，主要是肝癌。AF 致肝癌强度比二甲基亚硝胺诱发肝癌的能力大 75 倍。出现的肝癌多为肝细胞型，少数为胆管型或混合型。

AF 不仅可诱发肝癌，还可诱发其他部位肿瘤，如胃腺癌、肾癌、直肠癌及乳腺、卵巢、小肠等部位肿瘤。经气管给予 AFB_1，可诱发气管鳞状上皮癌。

（五）预防措施

1. 食物防霉

防霉是预防食品被 AF 污染的最根本措施。要利用良好的农业生产工艺，从田间开始防霉。首先要防虫、防倒伏；在收获时要及时排除霉变玉米棒。在粮食收获后，必须迅速将水分含量降至安全水分以下。不同粮粒其安全水分不同，如一般粮粒的水分在 13% 以下，玉米在 12.5% 以下，花生仁在 8% 以下，霉菌即不易繁殖。粮食入仓后，要保持粮库内干燥，注意通风。有些地区试用各种防霉剂来保存粮食，但要注意其在食品中的残留及其本身的毒性。选用和培育抗霉的粮豆新品种将是今后防霉工作的一个重要方面。

2. 去除毒素

常用的方法有：①挑选霉粒法，对花生、玉米去毒效果好；②碾轧加工法，将受污染的大米加工成精米，可降低毒素含量；③加水搓洗法；④植物油加碱去毒法，碱炼本身就是油脂精炼的一种加工方法，AF 与 NaOH 反应，其结构中的内酯环被破坏形成香豆素钠盐，后者溶于水，故加碱后再用水洗可去除毒素，但此反应具有可逆性，香豆素钠盐遇 HCl 可恢复为 AF，故水洗液应妥善处理；⑤物理去除法，在含毒素的植物油中加入活性白陶土或活性炭等吸附剂，然后搅拌静置，毒素可被吸附而去除；⑥紫外线照射，利用 AF 在紫外线照射下不稳定的性质，可用紫外光照射去毒，此法对液体食品（如植物油）效果较好，而对固体食品效果不明显；⑦氨气处理法，在 18kgf 氨压、72～82℃状态下，谷物和饲料中 AF 的 98%～100% 会被除去，并且使粮食中的含氮量增加，同时不会破坏赖氨酸。

3. 制定食品中 AF 限量标准

限定各种食品中 AF 含量是控制 AF 对人体危害的重要措施。我国主要食品中 AFB_1 限量标准如下：玉米、花生仁、花生油不得超过 $20\mu g/kg$；玉米及花生仁制品（按原料折算）不得超过 $20\mu g/kg$；大米、其他食用油不得超过 $10\mu g/kg$；其他粮食、豆类、发酵食品不得超过 $5\mu g/kg$；婴儿代乳食品不得检出。

我国还规定婴幼儿奶粉中不得检出 AFM_1，牛奶中 AFM_1 含量不得超过 $0.5\mu g/kg$。

二、镰刀菌毒素

镰刀菌毒素种类较多，从食品卫生角度（与食品可能有关）主要有单端孢霉烯族化合物、玉米赤霉烯酮、丁烯酸内酯、伏马菌素等毒素。

（一）单端孢霉烯族化合物

单端孢霉烯族化合物是一组主要由镰刀菌的某些菌种所产生的生物活性和化学结构相似的有毒代谢产物。目前已知谷物和饲料中天然存在的单端孢霉烯族化合物主要有 T-2 毒素、二醋酸镰草镰刀菌烯醇（DAS）、雪腐镰刀菌烯醇（NIV）和脱氧雪腐镰刀菌烯醇（DON）。

其基本化学结构是倍半萜烯。该族化合物化学性能非常稳定，一般能溶于中等极性的有机溶剂，微溶于水。在实验室条件下长期贮存不变，在烹调过程中不宜被破坏。

毒性的共同特点为较强的细胞毒性、免疫抑制、致畸作用。急性毒性强，可诱发人和动物呕吐，当浓度在 $0.1 \sim 10 mg/kg$ 即可诱发动物呕吐。

单端孢霉烯族化合物除了共同毒性外，不同的化合物还有其独特的毒性。

1. T-2 毒素

T-2 毒素是三线镰刀和拟枝孢镰刀菌产生的代谢产物，为 A 型单端孢霉烯族化合物。研究表明，它是食物中毒性白细胞缺乏症（ATA）的病原物质。T-2 毒素主要破坏分裂迅速、增殖活跃的组织器官，导致多系统、多器官的损伤。尤其是骨髓、胸腺组织受损严重，表现为白细胞减少、凝血时间延长、骨髓坏死。有报道其对小鼠有胚胎毒性和致癌性。

2. 二醋酸镳草镰刀菌烯醇（DAS）

产生此毒素的主要菌种是镳草镰刀菌和木贼镰刀菌。DAS 毒性与 T-2 毒素有相似之处，如损害动物骨髓等造血器官，白细胞持续减少，心肌退变出血。此外，它还可使脑与中枢神经细胞变性、淋巴结、睾丸及胸腺受损害等。

3. 脱氧雪腐镰刀菌烯醇（DON）

DON 也称为致呕毒素，能产生该毒素的镰刀菌除禾谷镰刀菌外，尚有黄色镰刀菌、雪腐镰刀菌等。该毒素对动物具急性毒性，属于剧毒或中等毒性。DON 是赤霉病麦中毒的病原物质，其毒性作用主要是致呕吐，猪对其致吐作用最敏感，约为其他动物的 $100 \sim 200$ 倍，并可引起拒食反应。DON 使皮肤坏死的作用小于其他单端孢霉烯族化合物。DON 的慢性动物试验尚无报道，其致癌、致畸、致突变作用，国内外都在研究之中，多数研究证明 DON 有明显的胚胎毒性和一定的致畸作用。

4. 雪腐镰刀菌烯醇与镰刀菌烯酮 X

这两者属 B 型毒素，可引起人的恶心、呕吐、疲倦、头痛，引起大、小鼠体重下降，肌肉张力下降与腹泻。此外，还表现有骨髓与中枢神经损害、脑毛细血管扩张以及脑膜、肠道和脑出血等。

（二）玉米赤霉烯酮

玉米赤霉烯酮又称 F-2 毒素，是一类结构相似的二羟基苯酸内酯化合物。产毒菌株为禾谷镰刀菌、粉红镰刀菌、尖孢镰刀菌、三线镰刀菌、串珠镰刀菌、黄色镰刀菌以及雪腐镰刀菌等。该毒素具有类雌激素样作用，可表现出生殖系统毒性作用。猪为敏感动物，主要表现为雌猪外阴充血、乳房肿大，甚至导致不育；雄性小猪表现为睾丸萎缩、乳腺肿大等雌性变化。

玉米赤霉烯酮也有免疫毒性，对肿瘤的发生也有一定影响。该毒素主要污染玉米，其次是小麦、大麦、大米等粮食作物。

（三）伏马菌素

伏马菌素（FB）是最近受到发达国家极大关注的一种霉菌毒素，由串珠镰刀菌产生，是一类不同的多氢醇和丙三羧酸的双酯化合物。从伏马菌素中分离出两种结构相似的有毒物质，分别被命名为伏马菌素 B_1（FB_1）和伏马菌素 B_2（FB_2），食物中以 FB_1 为主。FB_1 对食品污染的情况在世界范围内普遍存在，主要污染玉米及玉米制品。FB_1 为水溶性霉菌毒素，对热稳定，不易被蒸煮破坏。

FB_1 可引起马的脑白质软化症、羊的肾病变、狒狒心脏血栓、猪的肺水肿，抑制鸡的免疫系统，对猪和猴具肝脏毒性，还可以引起动物实验性的肝癌，是一个完全的致癌剂。FB_1

与神经鞘氨醇、二氢鞘氨醇的结构极为相似，是神经鞘脂类生物合成的抑制剂，阻断神经鞘氨醇的合成。神经鞘氨醇为细胞调控因子，从而影响 DNA 的合成。

（四）丁烯酸内酯

丁烯酸内酯在自然界发现于牧草中，给牛饲喂带毒牧草导致烂蹄病。丁烯酸内酯是三线镰刀菌、雪腐镰刀菌、拟枝孢镰刀菌和梨孢镰刀菌产生的，易溶于水，在碱性水溶液中极易水解。

丁烯酸内酯是血液毒，对家兔、小鼠和牛有毒性。由于此物为五元环内酯，故不能排除具有致癌作用的可能。本品除家兔涂皮有明显反应外，小鼠经口 LD_{50} 为 275mg/kg 体重，估计是由于外围血循环障碍而致死。有人以三线镰刀菌接种酥油草，取其 80% 乙醇提取物按不同剂量饲喂牛，有的死亡，有的出现烂蹄症。对于丁烯酸内酯的慢性毒性和致癌性应注意研究。

（五）预防措施

防霉去毒、加强检测及制定食品中限量标准。防霉首先要注意田间管理，精耕细作，以及选择抗赤霉病的作物，以防治赤霉病。粮食贮藏期间注意通风，控制粮谷水分在 11%～13%。对污染的粮食可采用比重分离法或碾磨去皮法等减少病麦或去除病麦的毒素。我国食品安全国家标准（GB 2761—2011）中规定小麦、大麦、玉米及其制品中 DON 的限量为 1000μg/kg，小麦、玉米及其制品中玉米赤霉烯酮为 60μg/kg。

三、与食品污染密切相关的其他霉菌毒素

（一）杂色曲霉毒素

杂色曲霉毒素（ST）是一类结构近似的化合物，目前已有十多种已确定结构。结构中基本都有两个呋喃环，与黄曲霉毒素结构近似。生物体可经多部位吸收 ST，并可诱发不同部位癌变。其二呋喃环末端双键的环氧化与致癌性有关。杂色曲霉毒素具有直接致癌性，大鼠实验表明其致肝癌性为黄曲霉毒素 B_1 的 1/10；杂色曲霉毒素还能诱发胃癌。杂色曲霉毒素存在于一些奶制品、谷类和饲料产品中，由于杂色曲霉毒素在这些产品中往往含量较高，所以其危险性较黄曲霉毒素要大。

在生物体内转运可能有两条途径：一是与血清蛋白结合后随血液循环到达实质器官；二是被巨噬细胞转运到靶器官。ST 引起的致死病变主要在肝脏。

（二）青霉毒素

青霉通常可在粮食和其他食品中检出。对青霉及其毒素的研究，主要由日本的"黄变米"研究开始。日本本国生产或进口的稻米，由于霉变呈黄色，故称为"黄变米"。可使大米霉变或黄变的霉菌现已报告至少有 15 种以上，主要为青霉属和曲霉属，是由于稻谷收割后和贮存中含水量过高，被霉菌污染后发生霉变所致。国外报告的黄变米最常分离出的霉菌有黄绿青霉、岛青霉、橘青霉、皱褶青霉和缓生青霉等。

1. 黄绿青霉素

黄绿青霉素可由霉变米或土壤中分离得到。其代谢产生的黄绿青霉素是很强的神经毒素，可溶于丙酮、氯仿、冰醋酸、甲醇或乙醇中，微溶于苯、乙醚，不溶于石油醚和水。紫外线下呈黄色荧光，有特殊臭味。耐热，270℃才能失去毒性。

黄绿青霉素可使动物发生急性中毒，典型症状为上行性进行性神经麻痹，其他症状包括呕吐、痉挛和呼吸系统紊乱（脊髓麻痹），严重的可引起死亡。该毒素可使猫、犬、猴、兔、大鼠发生中毒。毒素主要分布在脑、肝、肾、脾脏中。

2. 橘青霉素

可由多种青霉及曲霉产生。橘青霉素对荧光敏感，在酸性及碱性溶液中皆可热解。橘青霉素可引起牛、猪和禽类中毒，其表现为肾功能障碍和病理上的肾小管变性。

将污染橘青霉素的米喂大鼠，动物生长缓慢，并且出现肾脏功能和形态改变，排尿量增加。病理学检查见肾脏明显增大，呈灰白色，肾重为对照组的1.5倍。曾有报告橘青霉素能与人血中白蛋白结合。

3. 黄变米的毒素

主要包括黄天精、环氯素、岛青霉毒素等。

（1）黄天精 过去曾被译为黄米毒素，易溶于丙酮、甲烷、正丁醇和乙醚等有机溶剂，不溶于水。急性中毒引起动物肝萎缩，慢性中毒引起肝纤维化、肝硬化或肝肿瘤。除小鼠外，家兔、猴、大鼠均可产生急性肝脏损伤。对鼠伤寒沙门氏菌 TM677 株呈阳性致突变反应。

（2）环氯素 是一种毒性较高的含氯肽类化合物，又称含氯肽，水溶性。毒性与黄天精相似，但作用非常迅速，能干扰糖原代谢，主要可加速肝糖原的分解代谢并阻止其生成。急性中毒时（动物测试）体温低、竖毛、昏睡而死；肝充血、肥大，有时小肠出血。

（3）岛青霉毒素 为含氯环状结构的肽类，可由岛青霉培养中分解。其理化性质与环氯素近似，但并不是同一物质。岛青霉毒素为作用较快的肝毒，毒性较大。

第三节 农药和兽药残留对食品的污染及其预防

一、概述

（一）农药与农药残留的定义

根据我国国务院《农药管理条例》（1997）的定义，农药是指用于预防、消灭或者控制危害农业、林业的病、虫、草和其他有害生物以及有目的地调节植物、昆虫生长的化学合成或者来源于生物、其他天然物质的一种物质或者几种物质的混合物及其制剂。

大部分农药属于化学性农药。由于微生物及其产物抗生素构成的农药称为生物性农药，按用途可将农药分为杀（昆）虫剂、杀（真）菌剂、除草剂、杀线虫剂、杀螨剂、杀鼠剂、落叶剂和植物生长调节剂等类型。其中使用最多的是杀虫剂、杀菌剂和除草剂三大类。按化学组成及结构可将农药分为有机磷、氨基甲酸酯、拟除虫菊酯、有机氯、有机砷、有机汞等多种类型。

农药残留物是指任何由于使用农药而在农产品及食品中出现的特定物质，包括被认为具有毒理学意义的原药及其衍生物，如农药转化物、代谢物、反应产物以及杂质。WHO、FAO、CAC等一些国际组织及各国都规定了食品中农药最大残留限量。最大残留限量（MRL），指在生产或保护商品的过程中，按照农药使用的良好农业规范（CAP）使用农药后，允许农药在各种农产品及食品中或其表面残留的最大浓度。一些持久性农药虽已被禁用，但已造成环境污染，可再次在食品中形成残留。为控制这类农药残留物对食品的污染，我国还规定了其在食品中的再残留限量（EMRL），如有机氯农药氯丹，且检测的残留物为顺式氯丹、反式氯丹与氧氯丹之和。

（二）兽药的定义与兽药残留

兽药是指用于预防、治疗、诊断动物疾病或者有目的地调节动物生理功能的物质（包括药物饲料添加剂）。主要包括：血清制品、疫苗、诊断制品、微生态制品、中药材、中成药、化学药品、抗生素、生化药品、放射性药品及外用杀虫剂、消毒剂等。

兽药残留是指动物产品的任何可食部分所含兽药的母体化合物（原药）和（或）其代谢物，以及与兽药有关的杂质的残留。兽药残留主要有抗生素类（包括磺胺类、呋喃类）、抗寄生虫类和激素类等。

二、食品中农药和兽药残留的来源

（一）食品中农药的来源

进入环境中的农药，可通过多种途径污染食品。进入人体的农药据估计约90%是通过食物摄入的。食品中农药残留的主要来源有：

1. 施用农药对农作物的直接污染

包括表面黏附污染和内吸性污染。在作物上施用的农药，一部分黏附在作物的外表，一部分被作物吸收而输导分布到植株中。黏附在农作物表面上的农药可以被清除掉，称为可清除残留。被吸进作物组织的农药则不能被清除。所以农作物在收获时往往还带有一定量的残留。农药对食用作物的污染程度主要取决于：①农药性质；②剂型及施用方法；③施药浓度、时间及次数；④气象条件。

不同的剂型对农药的残留量有很大影响，如乳油比粉剂污染严重，残留时间长。施用方式不同造成的农药污染程度也不同，如拌种比直接施用于植株，农药对残留往往很轻微，而浇灌却可造成作物局部有较高的残留；农药施用次数越多，距收获间隔越短，造成的残留越大。不同作物种类吸收农药的情况差别很大，污染程度也不同；同一作物的不同部位，如块根和叶对农药的吸收也不一样。

2. 农作物从污染的环境中吸收农药

由于施用农药和工业"三废"的污染，大量农药进入空气、水和土壤，成为环境污染物。农作物便可长期从污染的环境中吸收农药，尤其是从土壤和灌溉水中吸收农药。

在农田喷洒的农药，大部分分散落在土壤上，小部分飘浮在空气中，然后缓缓落地或被雨水冲刷而进入池塘、湖泊、河流等地面水中。性质稳定的农药（如六六六）可以在旱地土壤中残留3～4年以上，即便停止施药，在这种土地上栽种的作物仍可吸收土壤中残留的农药，而在食品中残留。

3. 通过食物链污染食品

食物链是指在动物生态系统中，由低级到高级顺次作为食物而联结起来的一个生态链条。环境化学物就沿着这个食物链在生物体间转移，而在转移过程中，则将发生不同程度的生物富集，所以食物链也是造成生物体（食品）农药富集的一种因素。

4. 其他来源的污染

包括：①粮食使用熏蒸剂等对粮食造成的污染；②禽畜饲养场所及禽畜身上施用农药对动物性食品的污染；③粮食贮存、加工、运输销售过程中的污染，如混装、混放、容器及车船污染等；④事故性污染，如将拌过农药的种子误当粮食吃，误将农药加入或掺入食品中，施用时用错品种或剂量而致农药高残留等。

（二）动物性食品中兽药残留的来源

1. 滥用药物

治疗和预防动物疾病时用药的品种、剂型、剂量、部位不当；长期用药；不遵守休药期的规定；在饲料中加入某些抗生素等药物来抑制微生物的生长、繁殖等，均易造成动物性食品中兽药的残留。

2. 使用违禁或淘汰的药物

如为使甲鱼和鳗鱼长得肥壮而使用违禁的己烯雌酚；为预防和治疗鱼病而使用孔雀石

绿等。

3. 违规使用饲料添加剂

如为了增加瘦肉率，减少肉品的脂肪含量而在动物饲料中加入盐酸克伦特罗；用抗生素菌丝体及其残渣作为饲料添加剂来饲养食用动物等。

三、控制食品中农药和兽药残留的措施

防止食品中农药和兽药残留的危害，主要有以下几方面的工作：

（一）登记注册管理

生产农药或者向我国出口农药应当登记，具体工作由国务院农业行政主管部门所属的农药检定机构负责。申请人应先向所在地的省级农业行政主管部门申请农药登记，提交由农药登记试验单位出具的登记试验报告、标签样张和产品的化学、药效、毒理、残留、环境影响评价、质量标准及其检验方法等资料。省级农业行政主管部门组织所属的农药检定机构对资料进行审查后，将审查意见和资料报送国务院农业行政主管部门，由其所属的农药检定机构完成评估、审查后，提交农药登记评审委员会评审。最后，由国务院农业行政主管部门核发农药登记证。

兽药的注册机关为国务院兽医行政管理部门。研制用于食用动物的新兽药，应当按照规定进行兽药残留试验并提供休药期、最高残留限量标准、残留检测方法及其制定依据等资料。

（二）生产许可管理

生产有国家标准或者行业标准的农药，由国务院工业产品许可管理部门核发农药生产许可证；生产尚未制定国家标准或者行业标准但有企业标准的农药，经所在地省级工业产品许可管理部门审核同意后，报国务院工业产品许可管理部门批准，核发农药生产批准文件。

设立兽药生产企业，应向省级兽医行政管理部门提出申请，后者将审核意见和有关材料报送国务院兽医行政管理部门，核发兽药生产许可证。

（三）经营管理

农药和兽药的经营者应取得经营许可证。农药经营者应当按照规定向县级以上地方人民政府农业行政主管部门申请农药经营许可证，并应建立进销货台账，严格进货查验，出具销售凭证，向购药者提供正确的用药指导。在蔬菜优势产区重点县推行高毒农药定点经营和实名购药制度，建立高毒农药销售流向记录，以便进行农药的可追溯管理。

兽药经营者应当遵守国务院兽医行政管理部门制定的兽药经营质量管理规范；购进兽药，应当将兽药产品与产品标签或者说明书、产品质量合格证核对无误；向购买者说明兽药的功能主治、用法、用量和注意事项，并建立购销记录。

（四）使用管理

农业部门应当加强对农药使用的指导，重点加强对蔬菜、水果等生产企业、农民专业合作社的技术指导，督促其健全和完善农产品生产记录；利用基层农技推广体系对农民进行合理使用农药的培训。农药使用者应当严格按照标签标注的使用范围、方法、技术要求和注意事项使用农药，不得扩大使用范围、加大施药剂量或者改变使用方法，并遵守安全间隔期的规定。

兽药使用单位应当遵守兽药安全使用规定，建立用药记录，确保动物及其产品在用药期、休药期内不被用于食品消费。经批准可以在饲料中添加的兽药，应当由兽药生产企业制成药物饲料添加剂后方可添加，禁止将原料药直接添加到饲料及动物饮用水中或者直接饲喂动物。

（五）制定、完善和执行残留限量标准

我国应加快农药残留标准制定的步伐，建立由国家标准、临时标准、豁免物质名单和一律限量标准等组成的农药残留限量框架。农业部门应当制定并组织实施农药监督抽查计划，建立农药残留分析监测系统，加强食品中农药残留的检测，对已登记农药的安全性和有效性进行监测和风险分析，督促农产品生产企业、农民专业合作社对生产的农产品进行自检或委托检验。工商部门应禁止销售农药残留量超过标准的农产品。

国务院兽医行政管理部门负责制定并组织实施国家动物及动物产品兽药残留监控计划。兽药检验工作由国务院和省级兽医行政管理部门设立的兽药检验机构承担。禁止销售含有违禁药物或者兽药残留量超过标准的食用动物产品。

（六）调整农药和兽药的品种结构

禁用或限用高毒、高残留的农药，促进农药产品结构的升级换代，完善混配制剂，发展安全、高效的新品种，重点发展控制和调节有害生物的生长、发育和繁殖过程的生物农药，使有益生物得到有效的保护，使有害生物得到较好的抑制。2011 年，我国农业部制定了《高毒农药淘汰和禁用工作方案》，分步淘汰和禁用 22 种高毒农药，停止受理其新增田间试验、登记和生产许可申请。

为了加强饲料、兽药和人用药品的管理，禁止在饲料和动物饮用水中添加激素类药品和国家规定的其他禁用药品，我国农业部先后发布了第 176、193 号公告，公布了禁用名单。禁用的种类主要有：①β-兴奋剂类，如盐酸克伦特罗、沙丁胺醇等；②性激素类，如己烯雌酚；③具有激素样作用的物质，如玉米赤霉醇等；④蛋白同化激素，如苯丙酸诺龙；⑤催眠镇静类，如地西泮、甲喹酮；⑥抗生素类，如氯霉素等。

（七）消除残留于食品中的农药和兽药

农药主要残留于粮食的糠麸、蔬菜的表面和水果的表皮，在去壳、去皮、碾磨、发酵、浸泡、洗涤和烹调等加工过程中可被破坏或部分除去。通过选择合适的烹调加工、冷藏等方法也可减少食品中残留的兽药。WHO 估计，肉制品经加热烹调后，其中残留的四环素类可从 5～10mg/kg 降至 1mg/kg；经煮沸 30min 后，残留的氯霉素至少有 85% 失去活性。

（八）尽可能减少农药和兽药的使用

通过改革剂型和施药方法，如应用悬浮剂、可溶性粉剂、微胶囊剂、缓释剂、超低容量制剂等利用率高、使用量低、污染小的剂型取代乳油、粉剂、可湿性粉剂；合理轮用、混用；采取病虫草害"综合治理"的措施，如培育抗病虫害的农作物品种，培育昆虫的天敌，改善农作物栽培技术，发展无公害食品、绿色食品和有机食品等措施，可减少对农药的依赖。通过推广良好的养殖规范、改善动物饲养的环境卫生条件、改善营养等措施，可减少兽药的使用。

四、常见农药和兽药残留及其毒性

（一）有机磷农药

有机磷农药属有机磷酸酯类化合物，是使用最多的杀虫剂。它的种类较多，包括甲拌磷（3911）、内吸磷（1059）、对硫磷（1605）、特普、敌百虫、乐果、马拉硫磷（马拉松、4049）、甲基对硫磷（甲基 1605）、二甲硫吸磷、敌敌畏、甲基内吸磷（甲基 1059）、氧化乐果、久效磷等。

1. 残留毒性

有机磷农药在土壤中的持留时间不像有机氯农药那么长久，一般仅数天，个别的也有长达数月者。有机磷农药在土壤中消失的机制包括气化作用、地下渗透、氧化水解、土壤微生物降解等。因化学性质不稳定，易降解，残留时间短，数量少，在生物体的蓄积性较低。

有机磷农药在植物上的代谢物（除少数外）对胆碱酯酶活性的抑制能力一般是减弱或消失。粮食经加工后，残留农药可大幅度下降。用电饭锅煮饭时，有机磷农药的减少从20％到93.5％不等。蔬菜经过洗涤，能除去一部分有机磷农药，马铃薯经洗涤削皮后，可除去99％的马拉硫磷。菠菜中的对硫磷单纯用水洗几乎没有减少，而煮沸后能消除61％。一般来说，除了内吸性很强的有机磷农药外，食物中的残留经过洗涤、整理、烹调等操作，都不同程度地减少了残留量。

2. 经口急性毒性

有机磷农药经皮肤、黏膜、消化道、呼吸道吸收后，很快分布于全身各脏器，以肝中浓度最高，肌肉和脑中最少。有机磷农药是神经毒物，它主要抑制乙酰胆碱酯酶的活性，使乙酰胆碱不能水解，进入体内后主要抑制血液和组织中胆碱酯酶活性，引起胆碱能神经功能紊乱、出汗、震颤、共济失调、精神错乱、语言失常等一系列神经毒表现。

此外，大剂量有机磷可以抑制男性精子生成，影响生殖功能，并可导致孕期妇女流产。有的有机磷能使实验动物后代发生畸形，包括行为畸形。

（二）氨基甲酸酯类农药

氨基甲酸酯类多为杀虫剂，近年应用越来越广泛，产量也增加很快。我国常用品种有西维因、速灭威、混灭威、叶蝉散、害扑威、呋喃丹、仲丁威等。这些农药的特点是对虫害选择性强、作用快、对人畜毒性较低、易分解、在体内不蓄积。它的中毒机理与有机磷农药相似，即抑制胆碱酯酶的活力，但氨基甲酰化酶易水解，一般经数小时左右酶即恢复活性（复能），因此症状消失亦较快。氨基甲酸酯属可逆性胆碱酯酶抑制剂。

氨基甲酸酯类的残留毒性问题与有机磷农药类似，但有两点不同：一是没有迟发性神经毒性；二是因为含有氨基，当进到胃内，在酸性条件下易与食物中亚硝酸盐类反应生成亚硝基化合物，而呈现诱变性和致癌性。氨基甲酸酯类的羟化代谢物对染色体有断裂作用，因而可能具有诱变或致畸性。二硫代氨基甲酸酯类（如代森锌、代森锰）在厌氧条件下能产生亚乙基硫脲，有致癌作用。这些问题及其实际意义尚有待进一步研究。

（三）拟除虫菊酯类农药

拟除虫菊酯类是人工合成的除虫菊酯，具有高效、低毒、低残留、用量少的优点，故正在迅速发展并取代高毒农药。常用品种有苄菊酯（敌杀死）、熏虫菊酯、氯氰菊酯（商品名为安绿宝、兴棉宝、灭百可）、氟氨氰菊酯（商品名为马朴立）、杀灭菊萌（速灭杀丁）等。

拟除虫菊酯类毒性作用机理是通过对钠泵干扰，使神经膜动作电位的去极化期延长，周围神经出现重复动作电位，造成肌肉持续收缩，增强脊髓中间神经元和周围神经的兴奋性。拟除虫菊酯类中的溴氰菊酯属中等毒性，对大鼠经口 LD_{50} 为 $70\sim140mg/kg$，在我国曾发生过严重中毒病例。另外，有机磷农药能抑制拟除虫菊酯类在体内水解，故对后者有增毒的作用，也应重视拟除虫菊酯类在体内脂肪中蓄积的可能性。有资料表明，某些拟除虫菊酯类在鱼贝类中有生物富集作用，如二氯苯醚菊酯的富集系数为1900、杀灭菊酯的富集系数为4700，杀灭菊酯在水底沉积物中的半衰期为34d。

由于拟除虫菊酯类施药量很小，在食用作物上产生的残留量低，一般不会构成危害。

（四）常见兽药残留的毒性

1. 急性毒性

有些兽药的毒性较大，过量使用或者非法使用禁用品种可导致急性中毒，如盐酸克伦特罗（瘦肉精）为β-受体兴奋剂，可使人的心跳加快，心律失常，肌肉震颤，代谢紊乱；红霉素等大环内酯类可导致急性肝损伤。

2. 慢性毒性和"三致"作用

食用残留雌激素类兽药的食品可干扰人体内源性激素的正常代谢与功能；磺胺类可破坏人体的造血功能，引起肾损害，特别是乙酰化磺胺，在尿中的溶解度很低，析出的结晶对肾脏的损害更大；氯霉素可引起再生障碍性贫血；四环素类可与骨骼中的钙结合，抑制骨骼和牙齿的发育；庆大霉素和卡那霉素等氨基糖苷类可损害前庭和耳蜗神经，导致眩晕和听力减退；雌激素类、硝基呋喃类、砷制剂等有致癌作用；某些喹诺酮类有致突变作用；苯并咪唑类抗蠕虫药有潜在的致突变性和致畸性。

3. 过敏反应

某些抗菌药物（如青霉素、四环素、磺胺类、呋喃类和氨基糖苷类等）可引起过敏反应。

4. 产生耐药菌株和破坏肠道菌群的平衡

抗生素类兽药的大量使用可使动物体内的金黄色葡萄球菌和大肠埃希氏菌等产生耐药菌株，其耐药性 R 质粒可在细菌中互相传播，从而发展为多重耐药。人们经常食用兽药残留量高的动物性食品，同样会产生耐药菌株，从而影响肠道菌群的平衡，肠内的敏感菌受到抑制或大量死亡，而某些耐药菌和条件致病菌大量繁殖，导致肠道感染、腹泻和维生素缺乏。

第四节　有毒金属对食品的污染及其预防

一、概述

（一）有害金属污染食品的途径

1. 工业三废

含有金属毒物的工业三废排入环境中，可直接或间接污染食品，而污染水体和土壤的金属毒物；还可通过生物富集作用，使在食品中的含量显著增高。

2. 食品生产加工过程污染

食品在生产加工过程中，接触不符合卫生要求的机械设备、管道、容器或包装材料，在一定的条件下，其有害金属可溶出污染食品；在食品运输过程中，由于运输工具被污染，也可污染食品。

3. 农药和食品添加剂污染

某些金属农药（如有机汞、有机砷等），或农药不纯含有金属杂质，在使用过程中均可污染食品。食品在生产加工过程中，使用含有金属杂质的食品添加剂，也可造成对食品的污染。

4. 某些地区自然环境中本底含量高

生物体内的元素含量与其所生存环境的空气、土壤、水体中这些元素的含量成明显正相关关系。高本底的有毒金属元素的地区，生产的动、植物食品中有毒金属元素含量高于其他低本底的地区。

（二）食品中有害金属污染的毒作用特点

摄入被有害元素污染的食品对人体可产生多方面的危害，其危害通常有以下共同特点：

（1）强蓄积性。进入人体后排出缓慢，生物半衰期多较长。

（2）可通过食物链的生物富集作用而在生物体及人体内达到很高的浓度。如鱼、虾等水产品中汞和镉等金属毒物的含量可能高达环境浓度的数百倍甚至数千倍。

（3）有毒有害金属污染食品对人体造成的危害常以慢性中毒和远期效应为主。

（三）影响金属毒物毒性作用强度的因素

1. 金属元素的存在形式

例如易溶于水的氯化镉、硝酸镉对生物体的毒性大，而难溶于水的硫化镉、碳酸镉和氢氧化镉毒性就很小；又如无机汞的氯化汞在机体中的吸收率仅 2%，而有机汞的醋酸汞、苯基汞及甲基汞分别为 50%、50%～80% 及 90%～100%，因而甲基汞呈现的毒性最大。

2. 食品营养成分状况

食物中的蛋白质、碳水化合物及维生素等，常可影响金属的毒性作用。如食物所含的蛋白质中蛋氨酸对硒有防护作用；维生素 C 能使六价铬还原成三价铬，从而使毒性大大降低。还有食物中的蛋白质、维生素 D 和钙、铁能直接影响锌和铬的毒性。

3. 金属间的相互作用

锌/镉的比值大时，镉的毒性小，反之就大。镉是锌的代谢拮抗物，可与锌争夺金属硫因（metallothionein）上的巯基，使镉在体内的量减少，故锌可治疗镉引起的高血压症。膳食中铁和铬缺乏，铅的毒性就增加；硒和汞形成络合物可使汞的毒性下降等。

4. 金属毒性在体内的蓄积情况

多数金属毒物的生物半衰期一般均较长，如甲基汞在比目鱼等水产品中为 400～700d，因而鱼中汞的大量蓄积可危及人体健康。甲基汞在人体内生物半衰期为 70d，而铅为 1460d，镉可达 16～31 年。随着金属毒物在体内蓄积量的增加，机体便出现各种反应。

各种金属毒物在体内的吸收、代谢和蓄积的途径与速度的不同，而使其毒性作用亦有差异。

（四）预防金属毒物污染食品及其对人体危害的一般措施

（1）消除污染源。

（2）制定各类食品中有毒有害金属的最高允许限量标准，并加强经常性的监督检测工作。

（3）妥善保管有毒有害金属及其化合物，防止误食误用以及意外或人为污染食品。

（4）对已污染的食品应根据污染物种类、来源、毒性大小、污染方式、程度和范围、受污染食品的种类和数量等不同情况作不同处理。处理原则是在确保使用安全性的基础上尽可能减少损失。

二、汞对食品的污染及其危害

（一）食品中汞的来源

世界上每年有数千吨汞用于仪表、化工、造纸、涂料等工业。工业生产中汞从废水中流失最多，约占工业用汞量的一半。排放到环境中的汞，多以无机汞形式存在。无机汞的毒性较低，在环境中经某些微生物作用或直接通过化学作用可以转变为毒性很强的有机汞——甲基汞。甲基汞易溶于水，能在水中迅速扩散，通过食物链，逐级提高生物组织中的汞含量。在各种食物中，以鱼贝类水产品中汞的污染最严重。甲基汞在鱼体内半衰期长，如梭子鱼640～780d，鲤鱼 230d，鲶鱼 190d，鳗鱼 910d。故鱼龄越大，其体内甲基汞的残留量就越高。

生长在土壤中的农作物，可以从土壤、含汞农药、含汞灌溉水中吸收汞，因此，农作物中汞的含量取决于土壤本底值、含汞农药的使用及含汞污染水的灌溉。畜禽食用含汞饲料，则其肉品、蛋、奶中也会含有甲基汞。

（二）食品中汞对人体健康的危害

微量汞对人体一般不会引起危害，进入体内的汞可以从尿、粪便、汗液中排出体外，基本上保持平衡，但摄入量超过一定限度即有中毒危险。汞对人体的毒性，主要决定于它们的吸收率。金属汞的吸收率约为 0.01% 以下，无机化合物汞的吸收率平均为 7%，而甲基汞的吸收率高达 95%。因此，甲基汞的毒性最大。

甲基汞在人体内的半衰期为 70d，脑中半衰期为 200d，主要分布于肝脏和肾脏及神经组织。20 世纪 60 年代发生于日本的公害病之一水俣病就是典型的甲基汞中毒。甲基汞中毒主要损伤神经组织，尤其是中枢神经系统，损害小脑和大脑。甲基汞可以通过血脑屏障进入脑组织，通过胎盘屏障进入胎儿体内，导致胎儿先天性神经系统发育异常。

慢性汞中毒的症状，开始是疲劳、头晕、失眠等；而后感觉障碍，肢体末梢、嘴唇、舌等处麻木，并有刺痛等异常感觉；随后出现共济运动障碍，患者动作缓慢、解扣子困难、指鼻试验障碍；发展下去出现视野缩小、言语障碍等症状；严重者出现精神紊乱，进而疯狂痉挛而死。先天性水俣病的病人表现为发育不全、智力减退、畸形甚至脑瘫痪而死亡。

（三）食品中汞的限量标准

食品受到汞污染后，通过加工、烹调加热、水洗均不易除去。粮食中汞含量达到 5～6mg/kg 时，连续食用 2 周即可发生中毒。我国《食品中污染物限量》（GB 2762—2012）中规定食品中总汞（以 Hg 计）的限量标准是：粮食（或成品粮）0.02mg/kg，薯类、蔬菜、水果 0.01mg/kg，鲜乳、肉、蛋 0.05mg/kg；甲基汞限量标准是：鱼（不包括食肉鱼类）及其他水产品 0.5mg/kg，食肉鱼 1.0mg/kg。

三、镉对食品的污染及其危害

（一）食品中镉的来源

自然界中镉是与铅、锌共存的金属元素，其盐类有鲜艳的颜色与光焰，广泛应用于冶炼、化工、电镀、陶瓷和印刷工业。这些工厂所排放的"三废"直接污染了水体、土壤和空气，使农作物、水生动植物普遍受到污染，其中以水产品鱼贝类的污染最严重。

镉除了从环境中进入食品外，还可以由容器污染。因镉具有耐高热又颜色鲜艳的特点，工业上常用硫化镉和硫酸镉作玻璃、搪瓷、陶瓷上色颜料和塑料稳定剂。因此，食品（尤其是酸性食品）盛放在有颜色花纹的容器内，就会使镉溶解出来，造成污染，引起中毒事故。

（二）食品中镉对人体健康的危害

刚出生的新生儿体内不含镉。随年龄增大，人体内镉的量相应增加。进入人体内的镉，主要蓄积在肾脏和肝脏。镉在人体内的半衰期可长达 16～31 年，因此其蓄积作用十分明显。镉的排出主要是随粪便排出，其次是通过尿、汗、乳、毛发等途径排泄。20 世纪 60 年代发生于日本的著名公害病——骨痛病就是镉中毒的典型例子。大量摄入镉可引起急性中毒，长期低浓度摄入可引起慢性中毒。镉中毒的主要病变部位是肾脏、骨骼和消化器官，特别是肾功能的损害导致出现蛋白尿、氨基酸尿、糖尿、高酸尿和高钙尿；发展下去导致负钙平衡，使患者出现明显的骨痛病症状，表现为腰痛、下肢肌肉痛，行走困难，骨骼受到轻微碰撞就会出现发生性病理骨折，进而骨骼变形；严重的患者可出现关节重度疼痛。

镉中毒还可导致肺气肿、支气管炎、高血压、动脉粥样硬化、贫血等疾病。动物试验发现镉还有致畸形、致癌和致突变作用。

锌是镉的拮抗元素，从膳食中摄入锌可减小镉的毒性作用，硒也可以减轻镉引起的损伤。

（三）食品中镉的限量标准

GB 2762—2012 中规定食品中镉的限量标准是：禽畜肾脏 1.0mg/kg，花生、禽畜肝脏 0.5mg/kg，大米、大豆、叶菜、芹菜、食用菌类 0.2mg/kg，面粉、杂粮（玉米、小米、高粱、薯类）、禽畜肉类、鱼、根茎类蔬菜（芹菜除外）0.1mg/kg，鲜蛋、其他蔬菜、水果 0.05mg/kg。

四、铅对食品的污染及其危害

（一）食品中铅污染的来源

铅及其化合物广泛存在于自然界，植物可通过根部吸收土壤中的铅，动物性食品一般含铅较少。食品的铅污染的主要来源有：

（1）食品容器和包装材料　如铅合金、搪瓷、陶瓷、马口铁等均可能含铅，在一定条件下（如盛放酸性食品时），其中的铅可溶出而污染食品。国内曾有因用含铅容器蒸馏酒及盛酒而使酒中铅含量过高引起中毒的报告。

（2）工业"三废"和汽油燃烧　汽油中常加有机铅作为防爆剂，故汽车等交通工具排放的废气中含有大量铅，可造成公路干线附近农作物的严重铅污染。

（3）含铅农药（如砷酸铅）的使用　可造成农作物的铅污染。

（4）含铅的食品添加剂　如加工皮蛋（松花）时加入的黄丹粉（氧化铅），某些劣质食品添加剂等亦可造成食品的铅污染。

（二）食品中铅对人体健康的危害

非职业性接触的成年人摄入铅的主要来源是食物，进入消化道的铅，仅有 $5\%\sim10\%$ 被吸收，90% 的铅从粪便排出。铅可在体内蓄积，生物半衰期长达数年。体内铅约 90% 以上蓄积在骨骼，牙齿铅含量可反映环境铅污染程度。

铅及铅盐主要损害神经系统、造血器官和肾脏。常见的症状有食欲不振、胃肠炎、口腔金属味、失眠、头昏、关节肌肉酸痛、腹痛、便秘或腹泻、贫血等，严重者可致铅中毒性脑病。儿童对铅更敏感，过量铅摄入可影响其生长发育，导致智力低下。

（三）食品中铅的限量标准

GB 2762—2012 中规定食品中铅的限量标准是：茶叶 $5mg/kg$，鱼类、可用禽畜下水 $0.5mg/kg$，球茎蔬菜、叶菜类 $0.3mg/kg$，鲜蛋、禽畜肉类、谷类、豆类、薯类、小水果、浆果、葡萄、果酒 $0.2mg/kg$，水果、蔬菜（球茎蔬菜、叶菜、食用菌类除外）$0.1mg/kg$，果汁、鲜乳 $0.05mg/kg$，婴儿配方奶粉（乳为原料，以冲调后乳汁计）$0.02mg/kg$。

五、砷对食品的污染及其危害

（一）食品中砷污染的来源

食品中含有微量砷，主要来自：

（1）施用含砷农药　无机砷农药因毒性大，目前已很少使用。有机砷农药如甲基砷酸锌（稻脚青）、甲基砷酸铁胺（田安）等用于治疗水稻纹枯病有较好的效果，但由于使用过量或使用时间距收获期太近等原因，可致农作物中砷含量明显增加。

（2）工业"三废"　尤其是含砷废水对江河湖海的污染及灌溉农田后对土壤的污染，均可对水生生物和农作物造成砷污染。

（二）食品中砷对人体健康的危害

砷的毒性与其存在的形式及价态有关。砷的碳化物毒性很低，砷的氧化物和盐类毒性较大。三价砷的毒性大于五价砷，无机砷的毒性大于有机砷。砷在体内有强蓄积性，主要蓄积在肝、肾、肺、皮肤、毛发、指甲、子宫、胎盘和骨骼等。毛发中砷含量常作为接触砷的监测指标。

砷的急性中毒症状主要是胃肠炎症状，严重者可致中枢神经系统麻痹而死亡，并可出现七窍出血等现象。长期经口少量摄入可导致慢性砷中毒，临床表现除一般神经衰弱症状外，尚有皮肤色素异常、皮肤过度角化及末梢神经炎等特殊症状。日本已将慢性砷中毒列为第 4

号公害病。

流行病学调查发现，无机砷化物对人具有致癌性，特别是皮肤癌及肺癌。

（三）食品中砷的限量标准

GB 2762—2012 中规定食品中砷的限量标准是：藻类（以干重计）1.5mg/kg，贝类及虾蟹类（以干重计）、其他可可制品 1.0mg/kg，贝类及虾蟹类（以鲜重计）、其他水产品（以鲜重计）、食糖、可可脂及巧克力 0.5mg/kg，乳粉 0.25mg/kg，杂粮、果汁和果酱0.2mg/kg，大米 0.15mg/kg，豆类、面粉、鱼、食用油脂 0.1mg/kg，蔬菜、水果、禽畜肉类、蛋类、鲜乳、酒类 0.05mg/kg。

第五节 *N*-亚硝基化合物对食品的污染及其预防

N-亚硝基化合物是对动物有较强致癌作用的一类化学物。迄今已研究过的 300 多种亚硝基化合物中，90％以上对动物有不同程度的致癌作用。*N*-亚硝基化合物的前体物质硝酸盐、亚硝酸盐和胺类在人类生活环境中广泛存在，在适宜的条件下，它们可以通过化学和生物学途径合成 *N*-亚硝基化合物。

一、结构与分类

N-亚硝基化合物根据其化学结构分为亚硝胺和亚硝酰胺两大类（图 9-2）。

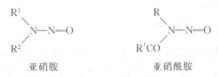

图 9-2 亚硝胺和亚硝酰胺的基本结构

亚硝胺中的 R^1 和 R^2 为烷基或芳香基，R^1 和 R^2 相同者称为对称的亚硝胺，如甲基亚硝胺；R^1 和 R^2 不相同者，称为不对称的亚硝胺，如甲基苯基亚硝胺。亚硝酰胺的 R 为烷基，$R'CO$ 为酰基。

亚硝胺化学性质较亚硝酰胺稳定。亚硝胺不易水解，在中性及碱性环境较稳定，但在酸性溶液及紫外线照射下可缓慢分解。亚硝酰胺性质活泼，在酸性及碱性溶液中均不稳定。此外，根据其蒸气压大小不同，还可分为挥发性与不挥发性亚硝基化合物。

二、*N*-亚硝基化合物的合成及污染来源

（一）*N*-亚硝基化合物的合成

1. 合成的前体物质

形成 *N*-亚硝基化合物的前体包括 *N*-亚硝化剂和可亚硝化的含氮有机化合物。

N-亚硝化剂包括硝酸盐、亚硝酸盐以及其他氮氧化物，还包括与卤素离子或硫氰酸盐产生的复合物；可亚硝化的有机含氮化合物主要涉及胺、氨基酸、多肽、脲、脲烷、呱啶、酰胺等。硝酸盐广泛存在于人类的环境中，如水、土壤和植物；在一定条件下硝酸盐可转变为亚硝酸盐，因此亚硝酸盐常伴随硝酸盐而存在。

可亚硝化的含氮有机化合物在人类食物中广泛存在，特别是胺和酰胺。在海鱼组织中，二甲胺（仲胺）含量多在 100mg/kg 以上，三甲胺和氧化三甲胺含量更高（通常为 1000 mg/kg）。鱼中的氧化三甲胺在加热时可转变为二甲胺。

2. 影响合成的因素

（1）pH　除反应浓度外，氢离子浓度对反应影响较大。在酸性环境中极易反应。例如，仲胺亚硝基化的最适宜 pH 为 $2.5\sim3.4$，胃液 pH 为 $1\sim3$，故适宜于亚硝基化合物的合成。

（2）胺的种类与亚硝基程度　过去认为仲胺反应速率最快，伯胺、叔胺很难反应，但近年来已证实，在有硫氰酸根存在的条件下，伯胺与亚硝酸的反应速率也很快。人的唾液中有大量的硫氰酸根，所以，此途径引起人们的重视。

（3）微生物　在微生物的作用下可将硝酸盐还原为亚硝酸盐，又参与胺的形成，故能促进 N-亚硝基化合物的生成。另外，肠道硝酸盐还原菌能将仲胺及硝酸盐合成亚硝胺；某些霉菌如黄曲霉、黑曲霉菌也能促进亚硝胺的合成。

（二）N-亚硝基化合物的污染来源

食品中天然存在的亚硝胺含量极微，一般在 $10\mu g/kg$ 以下，但其前身亚硝酸盐及仲胺等则广泛存在于自然界。施用硝酸盐化肥可使蔬菜中含有较多的硝酸盐，蔬菜腌渍时，因时间、盐分不够，蔬菜容易腐败变质，腐败菌可将硝酸盐还原为亚硝酸盐，导致亚硝酸盐含量增高。食物在烹调、烟熏、制罐过程中可使仲胺含量增高，食物霉变后，仲胺含量可增高数十倍至数百倍；肉、鱼类食品加工时，常用硝酸盐作防腐剂、发色剂，食品中的硝酸盐在细菌硝基还原酶的作用下，可形成亚硝酸盐。仲胺和亚硝酸盐在一定条件下，可在体内（也可在体外）合成亚硝胺。

有些加工食品，如熏鱼、腌肉、酱油、酸渍菜、腌菜、发酵食品、啤酒以及油煎咸肉，含有一定量的 N-亚硝基化合物。

三、N-亚硝基化合物的致癌性

N-亚硝基化合物在体内代谢情况，根据动物实验发现其在肠道吸收较胃快，生物半衰期在 24h 以内。有不发生任何变化即由肾、肺排出体外者，但大部分将被机体代谢转化后排出体外。N-亚硝基化合物可通过胎盘进入胎儿体内，也可通过乳汁分泌，常使子代致癌。

N-亚硝基化合物具有强烈的致癌性，已知可使多种动物、多种器官组织产生肿瘤；少量多次长期摄入或一次冲击剂量均可致癌。至今尚未发现有一种动物对 N-亚硝基化合物的致癌作用有抵抗力。尽管目前对 N-亚硝基化合物是否对人类有致癌性尚无定论，但对某些地区与国家的流行病学资料的分析，表明人类某些癌症可能与之有关。

N-亚硝基化合物，除致癌性外，还具有致畸作用和致突变作用。亚硝酰胺对动物具有致畸作用，并存在剂量效应关系；而亚硝胺的致畸作用很弱。亚硝酰胺是一类直接致突变物；亚硝胺需经哺乳动物的混合功能氧化酶系统代谢活化后才具有致突变性。亚硝胺类活化物的致突变性和致癌性无相关性。

四、防止 N-亚硝基化合物危害的措施

（一）严格限量使用发色剂

硝酸盐和亚硝酸盐是加工肉类制品时的一种重要的发色剂和防腐剂，可改善并固定肉的红色，抑制腐败菌的生长。但作为亚硝胺的前体，它的使用对人体健康不利，而目前还没有理想的替代物，所以限制其使用范围及控制其使用量非常重要。

（二）合理贮存

易腐败的含蛋白质丰富的肉类、鱼类等及含硝酸盐较多的蔬菜，应尽量及时低温贮存，以减少胺类及亚硝酸盐的产生。

（三）改进食品加工方法

对食品进行烘烤、干燥等加工时应尽量采用间接加热法。以减少亚硝胺的形成。腌肉及

鱼制品等加工时，使用的香料如胡椒、辣椒等应与盐分开包装，切勿混放而导致亚硝胺的产生。

（四）增加维生素 C、维生素 E 的使用

维生素 C 能阻断亚硝胺在体内及食品中的合成，维生素 E 也有类似作用。故食品加工过程中加入这些物质，可有效地抑制和减少亚硝胺的产生。

（五）曝晒污染的食品

由于紫外线可使亚硝胺光解，还可杀灭细菌及霉菌，因此对于已有亚硝胺污染的食品可适当曝晒，减少危害。

（六）利用钼肥

农业生产中利用钼肥，可使粮食及蔬菜中硝酸盐、亚硝酸盐的含量降低，从而减少亚硝胺的产生。此外，为防止亚硝胺对人体的危害，还应注意口腔卫生，以减少唾液中亚硝酸盐的生成量，平时尽量多食用新鲜蔬菜、水果及动物性食品。

（七）制定食品中限量标准并加强监测

GB 2762—2012 中 N-亚硝胺限量标准为：海产品中 N-二甲基亚硝胺 $4.0\mu g/kg$，N-二乙基亚硝胺 $7.0\mu g/kg$；肉制品中 N-二甲基亚硝胺 $3.0\mu g/kg$，N-二乙基亚硝胺 $5.0\mu g/kg$。应加强对食品中 N-亚硝基化合物含量的监测，严禁食用 N-亚硝基化合物含量超标的食物。

第六节　多环芳族化合物对食品的污染及其预防

多环芳族化合物是食品污染物质中一类具有诱癌作用的化合物。它包括多环芳烃（PAH）与杂环胺（heterocyclic amines）等。PAH 是由 2 个以上苯环稠合在一起并在六碳环中杂有五碳环的一系列芳香烃化合物及其衍生物。目前，已发现约 200 种，其中多数具有致癌性。苯并[a]芘（B[a]P）是多环芳烃类化合物中的一种主要的食品污染物。杂环胺化合物是当烹调、加工蛋白质食物时，由蛋白质、肽、氨基酸的热解物中分离的一类，具有致突变、致癌的氨基咪唑氮杂芳烃类化合物。

一、苯并[a]芘

（一）结构及理化性质

B[a]P 是由 5 个苯环构成的多环芳烃。常温下为针状结晶，浅黄色，性质稳定。溶于苯、甲苯、二甲苯及环己烷中，稍溶于甲醇和乙醇中，在水中溶解度仅为 $0.5\sim6\mu g/L$。阳光和荧光均可使之发生光氧化作用，臭氧也可使之氧化。与 NO 或 NO_2 作用可发生硝基化。在苯溶液中呈蓝色或紫色荧光，在浓硫酸中呈带绿色荧光的橘红色。B[a]P 能被正电荷的吸附剂（如活性炭、木炭或氢氧化铁）所吸附，并失去荧光性，但不被带负电荷的吸附剂所吸附。

（二）食品的污染来源

多环芳烃主要由各有机物如煤、柴油、汽油、原油及香烟不完全燃烧而来。食品中的多环芳烃主要有以下几个来源：①食品在烘烤或熏制时直接受到污染；②食品成分在烹调加工时经高温裂解或热聚形成，是食品中多环芳烃的主要来源；③植物性食物可吸收土壤、水中污染的多环芳烃，并可受大气飘尘直接污染；④食品加工过程中，受机油污染或食品包装材料的污染，以及在柏油马路上晾晒粮食，可使粮食受到污染；⑤污染的水体可使水产品受到污染；⑥植物和微生物体内可合成微量的多环芳烃。

（三）苯并［a］芘的致癌性和致突变性

B［a］P 对动物的致癌性是肯定的。曾有试验证明，经口给予小鼠<0.10mg 未发现胃肿瘤，1mg 时，小鼠胃扁平细胞癌发生率为 76.7%，10mg 则为 85.2%，呈剂量效应关系。B［a］P 还可致大鼠、豚鼠、兔、鸭及猴等动物肿瘤，并可经胎盘使仔代发生肿瘤，致胚胎死亡，仔鼠免疫功能下降。

B［a］P 还是一种间接致突变物，经肝微粒体酶系统活化即显示 Ames 试验阳性作用，即致突变作用。此外，DNA 修复、细菌 DNA 修复、果蝇突变、染色体畸变等皆呈阳性反应。人体组织培养中也发现有组织毒性作用，造成上皮分化不良、细胞破坏、柱状上皮细胞变形等。

通过食物（及水）进入机体的 B［a］P 很快在肠道被吸收，吸收入血后很快分布于全身，乳腺及脂肪组织中可蓄积 B［a］P。动物试验发现，经口摄入的 B［a］P 可通过胎盘进入到胎仔体内，引起毒性及致癌反应。B［a］P 主要经过肝脏、胆道从粪便排出体外。

B［a］P 在体内，通过混合功能氧化酶系中的芳烃羟化酶（AHH）作用，代谢转化为多环芳烃环氧化物与 DNA、RNA、蛋白质大分子结合而呈现致癌作用，为终致癌物。进一步代谢，有的 B［a］P 形成带有羟基的化合物，最后与葡萄糖醛酸、硫酸、谷胱甘肽结合从尿中排出。

（四）防止 B［a］P 危害的措施

（1）治理工业"三废"。

（2）改进食品加工方式，熏烤食品时选用发烟少的燃料。粮食、肉、鱼、豆类等食品在烘干特别是熏烤时应改进加工方法，用优质燃料，最好用电热烘烤食品，这样可大大减少 B［a］P 的污染。用发烟燃料烘烤时，不要使食品与燃烧产物直接接触，不使油脂滴入炉火中，在熏烤食品时掌握好炉温和时间，防止烤焦或炭化。粮食作物收割后不要在柏油路面翻晒，以免沥青的污染。机械化生产食品，机械转动部位要密封，防止润滑油滴在食品中，或选用含 B［a］P 少的机械润滑油和食用植物油。

（3）去毒。食品一旦污染 B［a］P，如：油脂被污染，可利用吸附法，加 0.3% 活性炭，可使油脂中 B［a］P 含量减少 90% 左右；粮谷类被污染，可采用磨去麸皮或糠麸的办法使 B［a］P 含量下降。此外，日光、紫外线照射或臭氧等氧化剂处理，可使 B［a］P 失去致癌作用。

（4）有人认为，在 40 年内人体摄入 B［a］P 的总量 80mg 时，就有可能致癌，因此人体每日摄入 B［a］P 的量不宜超过 10μg。如果每人每日进食 1kg 食物，则在食物中 B［a］P 的含量不应超过 6μg/kg。GB 2762—2012 中 B［a］P 限量标准规定：粮食、熏烤肉 5μg/kg，植物油 10μg/kg。

二、杂环胺类化合物

杂环胺类化合物包括氨基咪唑氮杂芳烃（AIA）和氨基咔啉两类。AIA 包括喹啉类（IQ）、喹噁啉类（IQx）和吡啶类。AIA 咪唑环的 α-氨基在体内可转化为 N-羟基化合物而具有致癌和致突变活性。AIA 亦称为 IQ 型杂环胺，其胍基上的氨基不易被亚硝酸钠处理而脱去。氨基咔啉类包括 α-咔啉、γ-咔啉和 δ-咔啉，其吡啶环上的氨基易被亚硝酸钠脱去而丧失活性。

（一）杂环胺类化合物的污染来源

食品中的杂环胺类化合物主要产生于高温烹调加工过程，尤其是蛋白质含量丰富的鱼、肉类食品在高温烹调过程中更易产生。影响食品中杂环胺形成的因素主要有以下两方面：

1. 烹调方式

杂环胺的前体物是水溶性的，加热反应主要产生 AIA 类杂环胺。这是因为水溶性前体物向表面迁移并被加热干燥。提高温度是杂环胺形成的重要影响因素，当温度从200℃升至300℃时，杂环胺的生成量可增加5倍。烹调时间对杂环胺的生成亦有一定影响，在200℃油炸温度时，杂环胺主要在前5min形成，在5～10min形成减慢，进一步延长烹调时间则杂环胺的生成量不再明显增加。而食品中的水分是杂环胺形成的抑制因素。因此，加热温度愈高、时间愈长、水分含量愈少，产生的杂环胺愈多。故烧、烤、煎、炸等直接与火接触或与灼热的金属表面接触的烹调方法，由于可使水分很快丧失且温度较高，产生杂环胺的数量远远大于炖、焖、煨、煮及微波炉烹调等温度较低、水分较多的烹调方法。

2. 食物成分

在烹调温度、时间和水分相同的情况下，营养成分不同的食物产生的杂环胺种类和数量有很大差异。一般而言，蛋白质含量较高的食物产生杂环胺较多，而蛋白质的氨基酸构成则直接影响所产生杂环胺的种类。肌酸或肌酐是杂环胺中 α-氨基-3-甲基咪唑部分的主要来源，故含有肌肉组织的食品可大量产生 AIA 类（IQ型）杂环胺。

食品成分的美拉德反应与杂环胺的产生有很大关系，该反应可产生大量杂环物质（可多达160余种），其中一些可进一步反应生成杂环胺。如美拉德反应生成的吡嗪和醛类可缩合为喹喔啉类，吡啶可直接产生于美拉德反应，而咪唑环可产生于肌酐。由于不同的氨基酸在美拉德反应中生成杂环物的种类和数量不同，故最终生成的杂环胺也有较大差异。

（二）杂环胺类化合物的致癌性和致突变性

杂环胺类化合物主要引起致突变和致癌。Ames试验表明杂环胺在S9代谢活化系统中有较强的致突变性，其中 TA98 比 TA100 更敏感，提示杂环胺是移码突变物。除诱导细菌基因突变外，还可经 S9 活化系统诱导哺乳动物细胞的 DNA 损害，包括基因突变、染色体畸变、姐妹染色体交换、DNA 断裂、DNA 修复合成和癌基因活化。但杂环胺在哺乳动物细胞体系中致突变性较细菌体系弱。杂环胺需代谢活化才具有致突变性，Ames 试验中杂环胺的活性代谢物是 N-羟基化合物，细胞色素 P450IA2 将杂环胺进行 N-氧化，其后 O-乙酰转移酶和硫转移酶将 N-羟基代谢物转变成终致突变物。

杂环胺对啮齿动物均具不同程度的致癌性，致癌的主要靶器官为肝脏，有些可诱导小鼠肩胛间及腹腔中褐色脂肪组织的血管内皮肉瘤及大鼠结肠癌。最近发现，IQ 对灵长类也具有致癌性。

（三）预防杂环胺类化合物危害的措施

1. 改变不良烹调方式和饮食习惯

杂环胺的生成与不良烹调加工有关，特别是用过高温度烹调食物。因此，应注意不要使烹调温度过高，不要烧焦食物，并应避免过多食用烧烤煎炸的食物。

2. 增加蔬菜、水果的摄入量

膳食纤维有吸附杂环胺并降低其活性的作用，蔬菜、水果中的某些成分有抑制杂环胺的致突变性和致癌性的作用。因此，增加蔬菜、水果的摄入量对于防止杂环胺的危害有积极作用。

3. 灭活处理

次氯酸、过氧化酶等处理可使杂环胺氧化失活，亚油酸可降低其诱变性。

4. 加强监测

建立和完善杂环胺的检测方法，加强食物中杂环胺含量监测，深入研究杂环胺的生成及其影响条件、体内代谢、毒性作用及其阈剂量等，尽快制定食品中的允许限量标准。

第七节　食品容器和包装材料设备的食品卫生

食品在生产、加工、贮存、运输、销售过程中，可能接触的各种容器、用具、包装材料以及食品容器的内壁涂料等，包括包装纸、盒子及大型贮罐、槽车等等，种类很多。其所用原料有纸、竹、木、金属、搪瓷、陶瓷、玻璃、塑料、橡胶、天然或人工合成纤维以及多种复合材料等。在与食品接触中，某些材料的成分有可能移行于食品中，造成食品的化学性污染，给人体带来危害，所以应该严格注意它们的卫生质量，防止其中出现有害因素或进入食品。

一、塑料及其卫生问题

塑料属于高分子化合物。其中单纯由高分子聚合物构成的称为树脂，而加入添加剂以后就是塑料。

（一）塑料的分类

1. 聚乙烯（PE）和聚丙烯（PP）

由于这两种塑料都是饱和的聚烯烃，和其他元素的相容性很差，能够加入其中的添加剂包括色素种类很少，因此其薄膜的固体成形品很难印刷上鲜艳的图案。毒性也较低，其对大鼠 LD_{50} 大于最大可能灌胃量，属于低毒级物质。高压聚乙烯质地柔软，多制成薄膜，其特点是具透气性、不耐高温、耐油性亦差。低压聚乙烯坚硬、耐高温，可以煮沸消毒。聚丙烯透明度好，耐热，具有防潮性（其透气性差），常用于制成薄膜、编织袋和食品周转箱等。两种单体均沸点较低且易于挥发，一般无残留。

2. 聚苯乙烯（PS）

PS 属于聚烯烃，但由于在每个乙烯单元中含有一个苯核，因而相对密度较大，C∶H比例为 1∶1，燃烧时冒黑烟。聚苯乙烯塑料有透明聚苯乙烯和泡沫聚苯乙烯两个品种（后者在加工中加入发泡剂制成，如快餐饭盒）。由于属于饱和烃，因而相容性差，可使用的添加剂种类很少，其卫生问题主要是单体苯乙烯及甲苯、乙苯和异丙苯等。当达到一定剂量时，则具毒性。如每天给予动物苯乙烯达 400mg/kg，则可致肝、肾重量减轻，抑制动物的繁殖能力。以聚苯乙烯容器贮存牛奶、肉汁、糖液及酱油等可产生异味；贮放发酵奶饮料后，可能有极少量苯乙烯转移入饮料，其移入量与贮存温度、时间成正比。

3. 聚氯乙烯（PVC）

PVC 是氯乙烯的聚合物。聚氯乙烯塑料的相容性比较广泛，可以加入多种塑料添加剂。聚氯乙烯在安全性方面存在的主要问题是：①未参与聚合的游离氯乙烯单体；②含有多种塑料添加剂；③热解产物。

氯乙烯可在体内与 DNA 结合而引起毒性作用。主要作用于神经、骨髓系统和肝脏，也被证实是一种致癌物质，因而许多国家均制定聚氯乙烯及其制品中氯乙烯含量控制水平。聚氯乙烯透明度较高，但易老化和分解。一般用于制作薄膜（大部分为工业用）、盛装液体用瓶；硬聚氯乙烯可制作管道。

4. 聚碳酸酯塑料（PC）

具有无毒、耐油脂、耐热等特点，目前被广泛用于食品包装，如制造食品的模具、热水杯、餐具等。但目前 PC 用于食品包装的安全性存在争议，主要在于制造 PC 过程中需要添加双酚 A，而双酚 A 作为一种化工原料存在毒性。鉴于婴幼儿属于敏感人群，我国自 2011年 9 月 1 日起禁止进口和销售 PC 婴幼儿奶瓶和其他含双酚 A 的婴幼儿奶瓶。

5. 三聚氰胺甲醛塑料与脲醛塑料

前者又名密胺塑料，为三聚氰胺与甲醛缩合热固而成；后者为脲素与甲醛缩合热固而成，称为电玉。二者均可制食具，且可耐120℃高温。由于聚合时，可能有未充分参与聚合反应的游离甲醛，这仍是此二类塑料制品的卫生问题。甲醛含量则往往与模压时间有关，时间愈短则含量愈高。

6. 聚对苯二甲酸乙二醇酯塑料

可制成直接或间接接触食品的容器和薄膜，特别适合于制复合薄膜。在聚合中使用含锑、锗、钴和锰的催化剂，因此应防止这些催化剂的残留。

7. 不饱和聚酯树脂及玻璃钢制品

以不饱和聚酯树脂加入过氧甲乙酮为引发剂，环烷酸钴为催化剂，玻璃纤维为增强材料制成玻璃钢。主要用作盛装肉类、水产、蔬菜、饮料以及酒类等食品的贮槽，也大量用作饮用水的水箱。

（二）塑料添加剂

添加剂种类很多，对于保证塑料制品的质量非常重要，但有些添加剂对人体可能有毒害作用，必须加以注意选用。

1. 增塑剂

增加塑料制品的可塑性，使其能在较低温度下加工的物质，一般多采用化学性质稳定，在常温下为液态并易与树脂混合的有机化合物。如邻苯二甲酸酯类是应用最广泛的一种，其毒性较低。其中二丁酯、二辛酯在许多国家都允许使用。

2. 稳定剂

防止塑料制品在空气中长期受光的作用，或长期在较高温度下降解的一类物质。大多数为金属盐类，如三盐基硫酸铝、二盐基硫酸铝或硬脂酸铅盐、钡盐、锌盐及镉盐，其中铅盐耐热性强。但铅盐、钡盐和镉盐对人体危害较大，一般这类稳定剂不用于食品加工用具和容器的塑料中。锌盐稳定剂在许多国家均允许使用，其用量规定为 $1\% \sim 3\%$。有机锡稳定剂工艺性能较好，毒性较低（除二丁基锡外），一般二烷基锡碳链越长，毒性越小，二辛基锡可以认为经口无毒。

3. 其他

还有抗氧化剂、抗静电剂、润滑剂和着色剂等。常用的抗氧化剂有丁基羟基茴香醚（BHA）、二丁基羟基甲苯（BHT），均较安全。抗静电剂一般为表面活性剂，有阴离子型如烷基苯磺酸盐、α-烯烃磺酸盐，毒性均较低；阳离子型如月桂醇 EO（4）、月桂醇 EO（9）；非离子型如醚类和酯类，醚类毒性大于酯类。润滑剂主要是一些高级脂肪酸、高级醇类和脂肪酸酯类。着色剂主要是染料及颜料。

（三）塑料的卫生要求

各种塑料由于原料、加工成型变化及添加剂种类和用量不同，对不同塑料应有不同的要求，但总的要求是对人体无害。根据我国有关规定，对塑料制品提出了树脂和成型品的卫生标准。其中规定了必须进行溶液浸泡的溶出实验，包括 $3\% \sim 4\%$ 醋酸（模拟食醋）、己烷或庚烷（模拟食用油）。此外，还有蒸馏水及乳酸、乙醇、碳酸氢钠和蔗糖等的水溶液作为浸泡液，按一定面积接触一定溶液（大约为 2mL/cm^2），以统一实验条件。几种塑料制品用无色油脂、冷餐油、65%乙醇涂擦都不得褪色。所有塑料制品浸泡液除少数有针对性的项目（如氯乙烯、甲醛、苯乙烯、乙苯、异丙苯）外，一般不进行单一成分分析。至于酚醛树脂，我国规定不得用于制作食具、容器、生产管道、输送管道等直接接触食品的包装材料。

二、橡胶及其卫生问题

橡胶也是高分子化合物,有天然和合成两种。天然橡胶系以异戊二烯为主要成分的不饱和态的直链高分子化合物,在体内不被酶分解,也不被吸收,因此可认为是无毒的。合成橡胶系高分子聚合物,因工艺需要,常加入各种添加剂,因此可能存在着未聚合的单体及添加剂的卫生问题。橡胶中的毒性物质主要来源有两个方面:

（一）单体

合成橡胶单体因橡胶种类不同而异,大多是由二烯类单体聚合而成的。丁橡胶和丁二橡胶的单体为异丁二烯、异戊二烯,有麻醉作用,但尚未发现有慢性毒性作用。苯乙烯丁二橡胶,蒸气有刺激性,但小剂量也未发现有慢性毒性作用。丁腈橡胶（丁二烯丙烯腈）耐热性和耐油性较好,但其单体丙烯腈有较强毒性,可引起流血并有致畸作用。氯丁二烯橡胶的单体 1,3-二氯丁二烯,有报告可致肺癌和皮肤癌,但有争论。硅橡胶的毒性较小,可用于食品工业,也可作为人工器官、外科矫形制品及体内植入物使用。

（二）添加剂

橡胶中主要的添加剂有硫化促进剂、防老剂和填充剂。

1. 硫化促进剂

促进剂能促进橡胶硫化作用,以提高其硬度、耐热度和耐浸泡性。种类很多,大体分为无机促进剂和有机促进剂。接触食品的橡胶不可使用氧化铅作硫化促进剂。有机促进剂中,有一些不宜使用于接触食品的橡胶制品,如乌洛托品、亚乙基硫脲。乌洛托品加温时可分解出甲醛。亚乙基硫脲对动物有致癌性。

2. 防老剂

防老剂的作用是提高橡胶的耐曲折性和耐热性。防老剂中的苯基 β-萘胺、联苯胺对动物均有致癌性,应禁止在食品用橡胶中使用。

3. 填充剂

橡胶填充剂中,白色的为氧化锌,黑色的为炭黑。炭黑为石油产品,在燃烧过程中,由于原料脱氢和聚合反应可产生苯并[a]芘。因此炭黑在使用前,应用苯类溶剂将苯并[a]芘去除。

三、涂料及其卫生问题

为防止食品容器、工具及设备腐蚀,使其耐浸泡等,常需在其表面涂覆化学成膜物质,即涂料。目前应用较广的是罐头内壁涂料,此外大型容器（如贮放各种酒类、食醋、酱油、酱菜以及各种发酵食品的发酵池、贮藏池）内壁也常用涂料。涂料的食品卫生问题不少,必须引起注意。根据涂料的成分,其食品卫生问题主要有以下几个方面:

（一）溶剂挥干成膜涂料

此类如过氧乙烯漆、虫胶漆等,系将固体涂料树脂（成膜物质）溶于溶剂中,涂覆后,溶剂挥干,树脂析出成膜。由于此种树脂涂料要求其聚合度不能太高,分子量也需较小,才能溶于溶剂中,因此与食品接触,常可溶出造成食品污染;而且在溶化时,需加入增塑剂以防龟裂,后者也可污染食品。必须严禁采用多氯联苯和磷酸三甲酚等有毒增塑剂;溶剂也应选用无毒者。

（二）高温液化涂料

高温熔融时涂覆、降温后成膜,如沥青,多用于啤酒发酵池和发酵罐。由于易与一般煤焦油沥青混淆,属应淘汰的品种。

（三）加固化剂交联成膜树脂

主要代表为环氧树脂和聚酯树脂。常用固化剂为胺类化合物。此类树脂成膜后分子非常大，除未完全聚合的单体及添加剂外，涂料本身不易向食品移行。其毒性主要在于树脂中存在的单体环氧丙烷与未参与反应的固化剂，如乙二胺、二乙烯三胺、三乙烯四胺及四乙烯五胺等。至于涂覆时需加入增塑剂的卫生要求与塑料增塑剂要求相同。

（四）环氧成膜树脂

干性油为主的油漆属于这一类。干性油在加入的催干剂（多为金属盐类）作用下形成漆膜。此类漆膜不耐浸泡，不宜盛装液态食品。

（五）高分子乳液涂料

以聚四氟乙烯树脂为代表，可耐热280℃，属于防黏的高分子颗粒型，多涂于煎锅或烘干盘表面，以防止烹调食品黏附于容器上。其卫生问题主要是聚合不充分，可能会有含氟低聚物溶于油脂中。在使用时，加热不能超过其耐受温度280℃，否则会使其分解产生挥发性很强的有毒氟化物。

四、陶瓷、搪瓷等包装材料及其卫生问题

（一）陶瓷和搪瓷

陶瓷是由黏土、长石、石英等无机物的混合物烧结成素烧胎，然后再涂上釉料烧结，再用铅、锌、镉、锑、钡等金属的氧化物、硅酸盐、铅盐等材料烧结而成。瓷釉中加入铅盐可降低熔点，容易烧结，但铅盐也可转移至食品中。含铅较多的陶瓷容器中盛装醋、果汁、酒等酸性食品时可因铅溶出量过多而中毒。在接触食品表面上涂覆的材料有的表面不再烧玻璃釉（釉上彩），以致容易脱落。我国卫生标准规定4%乙酸浸出液中铅、镉溶出量分别不得超过7mg/L和0.5mg/L。

搪瓷与陶瓷类似，应注意防止其釉料中铅、镉、锑等溶入食品中。

（二）铝制品

主要的卫生问题在于回收铝的制品。由于其中含有的杂质种类较多，必须限制其溶出物的杂质金属量，常见为锌、镉和砷。因此我国1990年规定，凡是回收铝，不得用来制作食具，如必须使用时，应仅供制作铲、瓢、勺，同时，必须符合铝制食具容器卫生标准（GB 11333—1989）。

（三）不锈钢

以控制铅、铬、镍、镉和砷为主，标准按照在4%乙酸浸泡液中分别不高于1.0mg/L、0.5mg/L、3.0mg/L、0.02mg/L和0.04mg/L。

（四）玻璃制品

玻璃制品原料为二氧化硅，毒性小，但应注意原料的纯度，至于在4%乙酸中溶出的金属，主要为铅。而高档玻璃器皿（如高脚酒杯）制作时，常加入铅化合物，其数量可达玻璃重量的30%，是较突出的卫生问题。

（五）包装纸

包装纸的卫生问题有4个：①荧光增白剂；②废品纸的化学污染和微生物污染；③浸蜡包装纸中的多环芳烃；④彩色或印刷图案中油墨的污染等，上述问题都必须加以严格控制管理。

我国《食品包装用原纸卫生标准》（GB 11680—1989）规定：①食品包装用原纸不得采用社会回收废纸作原料，禁止添加荧光增白剂等有害助剂；②食品包装用原纸的印刷油墨、颜料应符合食品卫生要求，油墨、颜料不得印刷在接触食品面；③食品包装用石蜡应采用食

品级石蜡，不得使用工业级石蜡。

五、复合包装材料及其卫生问题

要求高阻隔性保护的加工食品以及真空包装、充气包装等，一般都使用在多层复合材料中加一层以上高阻隔性材料的复合包装材料。高阻隔性材料包括铝箔、尼龙、聚酯、聚偏二氯乙烯等。

复合包装材料的品种很多，常用的主要是以纸、玻璃纸、塑料薄膜、金属箔（主要是铝箔）等柔性包装材料为基础材料，经过各种复合加工方法得到的柔软性复合薄膜，如由聚酯-铝箔-聚丙烯三层薄膜复合制成的复合食品包装袋。南纸、塑料薄膜或铝箔经黏合剂（聚氨酯和改性聚丙烯）复合而成的食品包装袋，包括蒸煮袋和普通复合袋。复合包装材料的卫生问题应从如下两个方面考虑：

1. 原料的卫生

所用的塑料薄膜、铝箔、纸、黏合剂等原料应符合相应的卫生要求和标准。聚氨酯型黏合剂含有的甲苯二异氰酸酯可在酸性和高温条件下水解产生致癌物甲苯二胺。

2. 复合食品包装袋的卫生

各层之间因黏合不牢而发生剥离，出现裂纹、孔隙，均可使食品受到污染；彩色油墨印刷在包装材料的接触食品面，对食品造成污染；复合时，油墨和黏合剂中的溶剂未充分干燥即黏合，残留的溶剂向食品迁移。

六、食品包装材料设备的卫生管理

1. 包装材料必须符合国家有关卫生标准，并经检验合格方可出厂。

2. 利用新原料生产接触食品包装材料新产品，在投产之前必须提供产品卫生评价所需的资料（包括配方、检验方法、毒理学安全评价、卫生标准等）和样品，按照规定的食品卫生标准审批程序报请审批，经审查同意后，方可投产。

3. 生产过程中必须严格执行生产工艺，建立健全产品卫生质量检验制度。产品必须有清晰完整的生产厂名、厂址、批号、生产日期的标识和产品卫生质量合格证。

4. 销售单位在采购时，要索取检验合格证或检验证书，凡不符合卫生标准的产品不得销售。食品生产经营者不得使用不符合标准的食品容器包装材料设备。

5. 食品容器包装材料设备在生产、运输、贮存过程中，应防止有毒有害化学品的污染。

6. 食品卫生监督机构对生产经营与使用单位应加强经常性卫生监督，根据需要采取样品进行检验。对于违反管理办法者，应根据《中华人民共和国食品卫生法》的有关规定追究法律责任。

第八节　食品的放射性污染及其预防

使用放射性物质的生活活动和医疗、科学实验的放射性废物排放，以及意外事故中放射性核素的渗漏，均可通过食物链各环节污染食物，特别是鱼类等水产品对某些放射性核素有很强的富集作用，以致超过安全限量，造成对人体健康的危害。

一、食品中天然放射性核素

食品中天然放射性核素是指食品中含有的自然界本来就存在的放射性核素本底。由于自然界的外环境与生物进行着物质的自然交换，因此地球上的所有生物（包括食物在内）都存在着天然放射性核素。天然放射性核素有两个来源：一是来自宇宙射线，它作用于大气层中稳定性元素的原子核而产生放射性核素，这些核素有^{14}C、^{3}H、^{35}S等；二是来自地球的辐射，这部分核素有铀系、钍系、锕系元素及^{40}K、^{87}Rb等。

二、天然放射性核素对食品的污染

食品可以吸附或吸收外来的（人为的）放射性核素，使其放射性高于自然放射性本底，称为食品的放射性污染。食品的放射性污染来源于三个方面：

（一）核爆炸

核爆炸时形成的高温火球存在着许多裂变碎片，当温度逐渐下降后凝结为微粒，形成放射性沉降物。其次，核爆炸时放出的中子所造成的感生放射性物质。这种沉降物中颗粒大的部分于核爆炸后24h内降落于附近的地区，为局部性沉降物。较小的粒子进入对流层依风向绕地球运行，随雨雪而沉降，叫做对流层沉降物。时间平均为30d，其量约为总裂变产物的25％，半衰期多在数十天内。还有一部分放射性产物进入平流层，形成全球性沉降，一次核爆炸可以产生200种以上的裂变产物。半衰期短的不到1s，长的可达千年、万年。它们对食品的污染特点是：放射性物质种类多，有的半衰期长，被人摄取的机会多，有的在人体还可长期蓄积，其种类有^{89}Sr、^{90}Sr、^{137}Cs及^{14}C。

（二）核废物的排放

随着原子能工业和核工业的迅速发展，放射性核素已逐渐广泛地应用于工农业、医学及科学实验中。"三废"排放不合理，既可造成环境的放射性污染，也会致使附近各种食品有较高浓度的^{137}Cs、^{69}Zn、^{51}Cr及^{32}P等。

（三）意外事故

意外泄漏或地下核试验冒顶等造成的环境污染，是污染食品的另一重要途径。如1988年前苏联地区切尔诺贝利核电站发生重大事故，大量的放射性沉降灰飘落到东欧和北欧一些国家，污染了土壤、水源、植物和农作物。事后，瑞典国家食品管理局和其他的官方机构分析了瑞典全部食品，发现食物中^{137}Cs活性与当地放射性沉降的剂量间呈正相关。凡吃了受放射性沉降灰污染的草的羊以及生长在该灰污染水域中的鱼，其肉中^{137}Cs的活性均较高。

三、放射性核素向食品转移途径

环境中的放射性核素可通过食物链向食品中转移，其主要的转移途径有：

（一）向水生生物体内转移

放射性物质污染水域，一部分被水吸收后消除，一部分为水生生物组织吸收，成为水继发性污染的因素，并不断向人体转移。

水中不论是溶解的还是悬浮的放射性物质均可以进入水生生物体中。水生生物体积愈小，相对表面积愈大，吸附的放射性物质就相对愈多。鱼类和水生生物可从食饵摄入，也可直接吸收水中的放射性核素。放射性核素进入水生生物体，即参与相应同位素的代谢。当机体该同位素含量很少或没有时，就参与同族化学性质近似的元素代谢。

（二）向植物转移

通过灰尘、雨水和污水将放射性核素带到农田植株，可形成放射性核素的直接污染。土壤中的放射性核素通过植物根系吸收可形成放射性核素间接污染，放射性核素在植物表面聚集和向内部转移的量与核素理化性质、土壤性质、植物种类和农业生产技术等因素有关。雨水的冲刷作用可降低植物表面污染量。叶类植物的表面积大，承受放射性核污染量也大；带纤维或带壳的籽实污染量较低。

（三）向动物转移

牲畜是重要的动物性食品来源，半衰期长的^{90}Sr、^{137}Cs及半衰期短的^{89}Sr、^{131}I和^{140}Ba

均是食物链中重要的放射性核素，环境中的这些放射性核素通过牧草、饲料和饮水等途径进入畜禽体内，不仅在组织或器官中储留，也可以从奶中排出。环境中的放射性核素通过食物链进入人体蓄积产生的潜在危害，主要是小剂量的内照射。它取决于食品中核素含量、该食品在膳食中的比例及其加工方法等。

四、食品放射性污染对人体健康的危害

食品放射性污染对人体健康的危害在于长时期体内小剂量的内照射作用。对人体健康危害较大的放射性核素有 ^{90}Sr、^{137}Cs 和 ^{131}I 等。

^{90}Sr 是一种裂变元素，核爆炸时大量产生，广泛存在于环境中，经食物链进入人体，半衰期为 28 年。^{90}Sr 可经肠道吸收，吸收率为 20%～40%。进入人体内后主要蓄积在骨骼中，形成内照射，损害骨骼和造血器官。动物实验证明，放射性核素 ^{90}Sr 可诱发骨骼恶性肿瘤，并能引起生殖功能下降。

^{137}Cs 也是一种裂变元素，核爆炸时大量产生，其半衰期为 30 年。铯与钾的化学性质很相似，对肌肉有亲和力。在体内参与钾的代谢。^{137}Cs 进入人体后主要分布于肌肉和软组织中，形成内照射，可引起动物遗传过程障碍和生殖功能下降。

^{131}I 属于裂变元素，进入消化道可被全部吸收，并浓集于甲状腺内。其半衰期短，仅 6～8 天。^{131}I 可通过牧草使牛奶受到污染。由于 ^{131}I 的半衰期短，对食品的长期污染较轻，但对蔬菜的污染影响较大。如摄入量过大可能损失甲状腺组织，并可诱发甲状腺癌。

五、防止食品放射性污染的措施

食品放射防护的主要措施分为两方面：一方面防止食品受到放射性物质的污染，即加强对放射性污染源的卫生防护和经常性的卫生监督管理；另一方面定期进行食品卫生监测，严格执行国家卫生标准，加强对食品中放射性污染的监督，使食品中放射性核素的量控制在允许范围之内。

《食品中放射性物质限制浓度标准》（GB 14882—1994）中规定了粮食、薯类、蔬菜及水果、肉、鱼虾类和鲜奶等食品中人工放射性核素 ^{3}H、^{89}Sr、^{90}Sr、^{131}I、^{137}Cs、^{147}Pm（钷）、^{239}Pu（钚）和天然放射性核素 ^{210}Po、^{226}Ra、^{228}Ra、天然钍和天然铀的限制浓度，并同时颁布了相应的检验方法标准 [GB 14883.（1～10）—1994]。应严格执行国家卫生标准，使食品中放射性核素的量控制在允许浓度范围以内。

第十章 食品添加剂及其管理

合理使用食品添加剂可以改善食品的组织状态、增强食品的色香味和口感。然而由于近年来各种化学物质对食品的污染已成为社会性问题，人们对在食品中使用食品添加剂开始关注和担忧。并不是所有食品添加剂都会对人体的健康造成危害，正确认识和合理使用食品添加剂，就可以最大程度地保证食品安全。

第一节 概 述

一、食品添加剂的基本定义

我国 2011 年 6 月实施的《食品添加剂使用标准》（GB 2760—2011），对食品添加剂的定义是：为改善食品品质和色、香、味，以及防腐和加工工艺需要而加入食品中的化学合成或天然物质。营养强化剂、食品用香料、胶基糖果中基础剂物质、食品工业用加工助剂也包括在内。《复配食品添加剂通则》（GB 26687—2011）中规定复配食品添加剂是指为了改善食品品质、便于食品加工，将两种或两种以上单一品种的食品添加剂，添加或不添加辅料，经物理方法混匀而成的食品添加剂。

二、食品添加剂的分类

我国在《食品添加剂使用标准》（GB 2760—2011）中，将食品添加剂分为 23 类。分别为：酸度调节剂、抗结剂、消泡剂、抗氧化剂、漂白剂、膨松剂、胶姆糖基础剂、着色剂、护色剂、乳化剂、酶制剂、鲜味剂、面粉处理剂、被膜剂、水分保持剂、营养强化剂、防腐剂、稳定和凝固剂、甜味剂、增稠剂、香料、加工助剂、其他。每类添加剂中所包含的种类不同，少则几种（如抗结剂 5 种），多则达千种（如食用香料 1027 种），总数达 1500 多种。这一分类法更易于归纳食品添加剂，如它将酸味剂、碱性剂和盐类等归为一类，定名为酸度调节剂；将品质改良剂分为面粉处理剂和水分保持剂；将疏松剂和发色剂分别改名为膨松剂和护色剂，因而更合理。

另外，我国的《食品添加剂分类和代码》（GB 12493—1990）将食品添加剂分为 21 类，《食品添加剂使用标准》的前 21 类即是根据此分类和代码来分的。但由于香料品种太多，该分类和代码明确规定不包括食用香精和香料在内。关于香料的分类与编码另有《食品用香料分类与编码》（GB/T 14156—2009）。此外，在生产中，作为行业管理，还要考虑其规模和批量，有一定产量，并在食品行业中有一定地位才会列入管理的日程。从这个角度考虑，我国食品添加剂又分为 7 大类，即食用色素、食用香精、甜味剂、营养强化剂、防腐-抗氧-保鲜剂、增稠-乳化-品质改良剂、发酵制品（包括味精、柠檬酸、酶制剂、酵母、淀粉糖 5 大类）。

三、食品添加剂的作用

（一）有利于食品的保藏，防止食品腐败变质

食品除少数物品如食盐等以外，几乎全部来自动、植物。各种生鲜食品，在植物采收或动物屠宰后，若不能及时加工或加工不当，往往造成腐败变质，带来很大损失。防腐剂可以

防止由微生物引起的食品腐败变质，延长食品的保存期，同时它还具有防止由微生物污染引起的食物中毒的作用。抗氧化剂则可阻止或推迟食品的氧化变质，以提高食品的稳定性和耐藏性，同时也可防止可能有害的油脂自动氧化产物的形成。此外，抗氧化剂还可用来防止食品（特别是水果、蔬菜）的酶促褐变与非酶褐变，这同样对食品的保藏具有一定意义。

（二）改善食品的感官性状

食品的色、香、味、形态和质地等是衡量食品质量的重要指标。食品加工后有的褪色、有的变色，风味和质地等也可有所改变。适当使用着色剂、护色剂、漂白剂、食用香料以及乳化剂、增稠剂等食品添加剂，可明显提高食品的感官质量，满足人们的不同需要。

（三）保持或提高食品的营养价值

食品应富有营养。食品防腐剂和抗氧化剂的应用，在防止食品腐败变质的同时，对保持食品的营养价值具有一定意义。食品加工往往还可能造成一定的营养素损失。在食品加工时适当地添加某些属于天然营养素范围的食品营养强化剂，可以大大提高食品的营养价值，这对防止营养不良和营养缺乏、促进营养平衡、提高人们健康水平具有重要意义。

（四）增加食品的品种和方便性

今天，不少超级市场有上万种以上的食品可供消费者选择。尽管这些食品的生产大多通过一定的包装及不同加工方法处理，但它们大都取决于防腐、抗氧、乳化、增稠，以及不同的着色、增香、调味乃至其他各种食品添加剂配合使用的结果。正是这些众多的食品，尤其是方便食品的供应，给人们的生活和工作以极大的方便。

（五）有利于食品加工操作，适应工业生产的机械化和自动化

在食品加工中使用消泡剂、助滤剂、稳定剂和凝固剂等，可有利于食品的加工操作。例如，当使用葡萄糖酸-δ-内酯作为豆腐凝固剂时，可有利于豆腐生产的机械化和自动化。

（六）满足其他特殊需要

食品应尽可能满足人们的不同需求。例如，糖尿病人不能吃糖，则可用无营养甜味剂或低热能甜味剂，如糖精或天冬酰苯丙氨酸甲酯制成无糖食品供应。对于缺碘地区供给碘强化食盐，可防治当地居民的缺碘性甲状腺肿。

四、食品添加剂的使用要求

目前国内外对于食品添加剂的安全性问题均给予高度重视。我国食品添加剂的使用必须符合《食品添加剂使用标准》（GB 2760—2011）、《复配食品添加剂通则》（GB 26687—2011）、《食品安全法》或卫生部公告名单规定的品种及其使用范围和使用量。

（一）食品添加剂使用时应符合的基本要求

1. 不应对人体产生任何健康危害。

2. 不应掩盖食品腐败变质。

3. 不应掩盖食品本身或加工过程中的质量缺陷，或以掺杂、掺假、伪造为目的而使用食品添加剂。

4. 不应降低食品本身的营养价值。

5. 在达到预期目的前提下尽可能降低在食品中的使用量。

6. 不得在婴幼儿食品中添加食品添加剂。

（二）可使用食品添加剂的情况

1. 保持或提高食品本身的营养价值。

2. 作为某些特殊膳食用食品的必要配料或成分。

3. 提高食品的质量和稳定性，改进其感官特性。

4. 便于食品的生产、加工、包装、运输或者贮藏。

（三）食品添加剂带入原则

在下列情况下食品添加剂可以通过食品配料（含食品添加剂）带入食品中：

1. 根据《食品添加剂使用标准》（GB 2760—2011），食品配料中允许使用该食品添加剂。

2. 食品配料中该添加剂的用量不应超过允许的最大使用量。

3. 应在正常生产工艺条件下使用这些配料，并且食品中该添加剂的含量不应超过由配料带入的水平。

4. 由配料带入食品中的该添加剂的含量应明显低于直接将其添加到该食品中通常所需要的水平。

（四）复配食品添加剂使用基本要求

1. 复配食品添加剂不应对人体产生任何健康危害。

2. 复配食品添加剂在达到预期的效果下，应尽可能降低在食品中的用量。

3. 用于生产复配食品添加剂的各种食品添加剂，应符合 GB 2760—2011 和卫生部公告的规定，具有共同的使用范围。

4. 用于生产复配食品添加剂的各种食品添加剂和辅料，其质量规格应符合相应的食品安全国家标准或相关标准。

5. 复配食品添加剂在生产过程中不应发生化学反应，不应产生新的化合物。

6. 复配食品添加剂的生产企业应按照国家标准和相关标准组织生产，制定复配食品添加剂的生产管理制度，明确规定各种食品添加剂的含量和检验方法。

五、食品添加剂的卫生管理

（一）制定和执行食品添加剂使用标准和法规

从 1973 年成立食品添加剂卫生标准科研协作组起，我国就对食品添加剂的使用和生产进行严格管理。卫生部于 1981 年正式颁布了《食品添加剂使用卫生标准》（GB 2760—1981），其中包括了食品添加剂的种类、名称、使用范围、最大使用量以及保证标准贯彻执行的《食品添加剂卫生管理办法》。1986 年和 1996 年对《食品添加剂使用卫生标准》前后进行两次修订。修订时，采用了《食品添加剂分类和代码》及《食品用香料分类与编码》的分类及代码、编码，并增加了美国香味料和萃取物制造者协会（FEMA）编号，按英文字母顺序排列。然而，随着食品工业的迅速发展，食品添加剂的种类和数量不断增加。2007 年和 2011 年对《食品添加剂使用卫生标准》又进行两次修订。现行的《食品添加剂使用标准》（GB 2760—2011），调整了部分食品添加剂的使用规定，增加了食品用香料、香精、食品工业用加工助剂的使用原则，调整了食品用香料的分类和食品工业用加工助剂名单。

此外，我国在 2009 年 6 月 1 日实施的《中华人民共和国食品安全法》中对食品添加剂也有相应的法律规定。

（二）食品添加剂新品种管理

食品添加剂新品种是指未列入食品安全国家标准的、未列入卫生部公告允许使用的和扩大使用范围或者用量的食品添加剂品种。食品添加剂新品种应按《食品添加剂新品种管理办法》和《食品添加剂新品种申报与受理规定》的审批程序经批准后才能生产使用。

（三）食品添加剂生产经营和使用管理

为使食品添加剂生产经营及使用更具有安全性和依据性，我国于 1992 年、1993 年相继颁布了《食品添加剂生产管理办法》和《食品添加剂卫生管理办法》，并且在贯彻执行的具体过程中不断地进行修改和完善。我国于 2002 年实施了《食品添加剂卫生管理办法》，同年发布《食品添加剂生产企业卫生规范》。为了保障食品安全、加强对食品添加剂生产的监督管理，我国于 2010 年 6 月 1 日起实施《食品添加剂生产监督管理规定》，规定了生产企业选址、设计与设施、原料采购、生产过程、贮存、运输和从业人员的基本卫生要求和管理原则等，实行许可证管理制度，省级质量技术监督部门主管本行政区域内生产食品添加剂的质量监督管理工作，负责实施食品添加剂生产许可。食品添加剂经营者必须具备与经营品种、数量相适应的贮存和营业场所。

食品添加剂的使用必须符合 GB 2760—2011 或卫生部公布名单规定的品种及其使用范围、使用量。如要扩大食品添加剂使用范围或使用量，或使用进口且未列入 GB 2760—2011 的品种时，生产、经营、使用或者进口的单位或个人要直接向卫生部提出申请，并向有关部门提供相关资料。经卫生部有关机构组织专家审议后报卫生部批准。

第二节　常见的食品添加剂

一、食品抗氧化剂

食品抗氧化剂是指能防止或延缓食品氧化，提高食品的稳定性和延长贮存期的食品添加剂。食品抗氧化剂应具备以下条件：①具有优良的抗氧化效果；②本身及分解产物都无毒无害；③稳定性好，与食品可以共存，对食品的感官性质（包括色、香、味等）没有影响；④使用方便，价格便宜。

（一）抗氧化剂的作用机理

由于抗氧化剂种类较多，抗氧化剂的作用比较复杂，存在着多种可能性，归纳起来大致有以下几种：①通过抗氧化剂的还原反应，降低食品内部及其周围的氧含量，有些抗氧化剂如抗坏血酸与异抗坏血酸本身极易被氧化，能使食品中的氧首先与其反应，从而避免了油脂的氧化；②抗氧化剂释放出氢原子与油脂自动氧化反应产生的过氧化物结合，中断连锁反应，从而阻止氧化过程继续进行；③通过破坏、减弱氧化酶的活性，使其不能催化氧化反应的进行；④将能催化及引起氧化反应的物质封闭，如络合能催化氧化反应的金属离子等。在这四种抗氧化作用中，主要的是第二种，即终止自动氧化反应的链式传递。例如抗氧化剂 DHA、BHT 等酚类化合物，它们均能提供氢原子与油脂自动氧化所产生的游离基结合，终止链反应的传递。

（二）几种常用的脂溶性抗氧化剂

脂溶性抗氧化剂是指能溶于油脂，对油脂和含油脂的食品起到良好抗氧化作用的物质。常用的有丁基羟基茴香醚（BHA）、二丁基羟基甲苯（BHT）、没食子酸丙酯（PG），天然的有愈创树脂、生育酚混合浓缩物等。

1. 丁基羟基茴香醚

丁基羟基茴香醚又名叔丁基-4-羟基茴香醚、丁基大茴香醚，简称 BHA，为两种成分（3-BHA 和 2-BHA）的混合物。BHA 加热后效果保持性好，在弱碱性条件下不容易被破坏。它是目前国际上广泛使用的抗氧化剂之一，也是我国常用的抗氧化剂之一。BHA 和其他抗氧化剂有协同作用，与增效剂（如柠檬酸等）使用，其抗氧化效果更为显著。一般认为 BHA 毒性很小，较为安全。

2. 二丁基羟基甲苯

二丁基羟基甲苯又名 2,6-二叔丁基对甲酚，简称 BHT。与其他抗氧化剂相比，BHT 稳定性较高，耐热性好，在普通烹调温度下影响不大，抗氧化效果也好，用于长期保存的食品，对焙烤食品很有效。它也是目前国际上特别是在水产加工方面广泛应用的廉价抗氧化剂。一般与 BHA 并用，并以柠檬酸或其他有机酸为增效剂。相对 BHA 来说，毒性稍高。

3. 没食子酸丙酯

没食子酸丙酯又名棓酸丙酯，简称 PG。PG 对热比较稳定，易着色，具有吸湿性，对光不稳定，易分解。PG 对猪油的抗氧化作用较 BHA 和 BHT 强，当其与 BHA、维生素 E、TBHQ、棕榈酸抗坏血酸酯、抗坏血酸、柠檬酸等混合使用，均有使抗氧化能力增强的协同作用。PG 毒性相对较高。

（三）几种常用的水溶性抗氧化剂

水溶性抗氧化剂能够溶于水，主要用于防止食品氧化变色，常用的有抗坏血酸、异抗坏血酸及其盐、植酸、茶多酚等。

1. 抗坏血酸

抗坏血酸又称维生素 C，易溶于水，易被热和光破坏分解，特别是在碱性及金属存在时更促进破坏。抗坏血酸主要用于果蔬和冷冻食品，防止氧化变色。

2. 异抗坏血酸钠

异抗坏血酸钠易溶于水，干燥状态下稳定，水溶液易氧化。异抗坏血酸钠主要用于防止食品氧化，在肉制品中异抗坏血酸钠与亚硝酸盐配合，既可防止肉的氧化变色，又能提高肉制品的发色效果，还能加强亚硝酸盐的抗肉毒杆菌的能力，也可减少亚硝胺的产生。

3. 茶多酚

茶多酚是茶叶中所含的一类多羟基酚类化合物，简称 TP。儿茶素类化合物为茶多酚的主体成分，约占茶多酚总量的 65%～80%。茶多酚具有较强的抗氧化作用，且抗氧化性能随温度的升高而增强。茶多酚与维生素 E、维生素 C、卵磷脂、柠檬酸等配合使用，具有明显的增效作用。茶多酚还具有抑菌、除臭作用。因其在碱性条件下易氧化聚合，故不可在碱性条件下使用。

二、着色剂

以食品着色为主要目的的食品添加剂称食品着色剂，也称色素。常用的食品着色剂有 60 种左右，按来源不同，可分为天然的和人工合成的两类。

食用色素同其他食品添加剂一样，为达到安全使用的目的，需进行严格的毒理学评价。包括：①化学结构、理化性质、纯度、在食品中的存在形式以及降解过程和降解产物；②随同食品被机体吸收后，在组织器官内的储留分布、代谢转变和排泄状况；③本身及其代谢产物在机体内引起的生物学变化，以及对机体可能造成的毒害及其机理。包括急性毒性、慢性毒性、对生育繁殖的影响、胚胎毒性、致畸性、致突变性、致癌性、致敏性等。

（一）食用合成色素

食用合成色素主要指人工以化学合成方法所制得的有机色素。食用合成色素的特点：色彩鲜艳、性质稳定、着色力强、牢固度好，可取得任意色彩，成本低廉，使用方便。但合成色素大多数对人体有害。合成色素的毒性有的为本身的化学性能对人体有直接毒性；有的在代谢过程中产生有害物质；在生产过程还可能被砷、铅或其他有害化合物污染。

目前世界各国允许使用的合成色素几乎全是水溶性色素。此外，在许可使用的食用合成色素中，还包括它们各自的色淀。色淀是由水溶性色素沉淀在许可使用的不溶性基质（通常为氧化铝）上制备的特殊着色剂。

我国许可使用的食用合成着色剂有苋菜红、胭脂红、赤藓红、新红、诱惑红、柠檬黄、日落黄、亮蓝、靛蓝和它们各自的铝色淀，以及酸性红、β-胡萝卜素、二氧化钛等。其中 β-

胡萝卜素是用化学方法合成的、在化学结构上与自然界发现的完全相同的色素。二氧化钛，是由矿物材料进一步加工制成。

近年来，由于食用合成色素的安全性问题，各国实际使用的品种数逐渐减少。不过目前各国普遍使用的品种安全性甚好。

（二）食用天然色素

食用天然色素是来自天然物，且大多是可食资源，利用一定的加工方法所获得的有机着色剂。它们主要是由植物组织中提取，也包括来自动物和微生物的一些色素，品种甚多。它们的色素含量和稳定性等一般不如人工合成品，不过，人们对其安全感比合成色素高，尤其是对来自水果、蔬菜等食物的天然色素，不少品种还有一定的营养价值，有的更具有保健功效，故其使用范围和限用量都比合成着色剂宽，近来发展很快，各国许可使用的品种和用量均在不断增加。

常用的食用天然着色剂有叶绿素铜钠、姜黄、甜菜红、虫胶色素、辣椒红素、红花黄色素、红曲色素、β-胡萝卜素、栀子色素、胭脂树橙、葡萄皮色素、紫胶色素等等。新开发的有玫瑰茄红、越橘红、玉米黄、高粱红、辣椒黄、黑豆红、茄子紫等。

此外，最近还有人将人工化学合成，在化学结构上与自然界发现的色素完全相同的有机色素（如β-胡萝卜素等）归为第三类食用色素，即天然等同的色素。

三、护色剂

护色剂也称为发色剂或助色剂，是为增色、调色或加深颜色而加入到食品中的物质，主要是指向食品中添加的非色素类的并能使肉类制品发色的化学品。常用的护色剂有硝酸盐和亚硝酸盐，此类物质具有一定的毒性，尤其可与胺类物质生成强致癌物质亚硝胺。常用的护色助剂有 L-抗坏血酸及其钠盐、异抗坏血酸及其钠盐、烟酰胺等。

（一）护色剂的发色原理和其他作用

1. 发色作用

为使肉制品呈鲜艳的红色，在加工过程中多添加硝酸盐（钠或钾）或亚硝酸盐。硝酸盐在细菌硝酸盐还原酶的作用下，还原成亚硝酸盐。亚硝酸盐在酸性条件下会生成亚硝酸。在常温下，也可分解产生亚硝基（—NO），此时生成的亚硝基会很快与肌红蛋白反应生成稳定的、鲜艳的、亮红色的亚硝化肌红蛋白，故可使肉保持稳定的鲜艳色泽。

2. 抑菌作用

亚硝酸盐在肉制品中，对抑制微生物的增殖有一定的作用。

（二）发色剂的应用

亚硝酸盐是添加剂中急性毒性较强的物质之一，是一种剧毒药，可使正常的血红蛋白变成高铁血红蛋白，失去携带氧的能力，导致组织缺氧。另外，亚硝酸盐为亚硝基化合物的前体物，其致癌性引起了国际上的注意，因此各方面要求在保证发色的情况下，把硝酸盐和亚硝酸盐的添加量限制在最低水平，对使用的食品及其使用量和残留量有严格要求。

抗坏血酸与亚硝酸盐有高度亲和力，在体内能防止亚硝化作用，从而几乎能完全抑制亚硝基化合物的生成。所以在肉类腌制时添加适量的抗坏血酸，有可能防止生成致癌物质。

虽然硝酸盐和亚硝酸盐的使用受到了很大限制，但至今国内外仍在继续使用。其原因是亚硝酸盐对保持腌制肉制品的色、香、味有特殊作用，迄今未发现理想的替代物质。更重要的原因是亚硝酸盐对肉毒梭状芽孢杆菌具有很强的抑制作用。

四、漂白剂

食品在加工或制造过程中往往会附着上或保留原料中所含的令人不喜欢的着色物质，导致食品色泽不正。为消除这类杂色，需要进行漂白，漂白所使用的物质称为漂白剂。漂白剂能破坏或抑制食品中的发色因素，使色素褪色，有色物质分解为无色物质。GB 2760—2011许可使用的亚硫酸盐类漂白剂有硫黄、二氧化硫、亚硫酸氢钠、亚硫酸钠、偏重亚硫酸盐（焦亚硫酸盐）、低亚硫酸盐等。

（一）亚硫酸盐的作用

1. 漂白作用

亚硫酸盐都能产生还原性亚硫酸，亚硫酸被氧化时，能将有色物质还原而呈现漂白作用。其漂白作用的有效成分为 SO_2。

2. 防褐变作用

亚硫酸是一种强还原剂，对多酚氧化酶的活性有很强的抑制作用。此外，亚硫酸能与葡萄糖等进行加成反应，其加成物不酮化，因此阻断了含羰基的化合物与氨基酸的缩合反应，进而防止了由羰氨反应所造成的非酶褐变。

3. 防腐作用

亚硫酸是强还原剂，能消耗组织中的氧，抑制好气性微生物的活动，并能抑制某些微生物活动所必需的酶的活性，亚硫酸的防腐作用与一般的防腐剂类似，与 pH 值、浓度、温度及微生物的种类等有关。

（二）亚硫酸盐类漂白剂的应用

亚硫酸盐类漂白剂主要用于蜜饯、干果、干菜、果汁、竹笋、蘑菇、果酒、啤酒、糖品、粉丝的漂白。亚硫酸盐在人体内可被代谢成为硫酸盐，通过解毒过程从尿中排出。亚硫酸盐类化合物不适用于动物性食品，以免产生不愉快的气味。亚硫酸盐对维生素 B_1 有破坏作用，故维生素 B_1 含量较多的食品如肉类、谷物、乳制品及坚果类食品也不适合。因其能导致过敏反应，在美国等国家的使用受到严格限制。

亚硫酸盐类漂白剂常用的漂白方法有气熏法、直接加入法、浸渍法。使用时需注意以下问题：①食品中如存在金属离子时，则可将残留的亚硫酸氧化，此外，由于亚硫酸显著地促进已被还原色素的氧化变色，所以注意在生产时，不要混入铁、铜、锡及其他重金属离子，同时为了除去食品或水中原来含有的这些金属离子，可以同时使用金属离子螯合剂；②亚硫酸盐类的溶液易于分解失效，最好是现用现配；③用亚硫酸漂白的物质，由于二氧化硫消失容易复色，所以通常多在食品中残留过量的二氧化硫，但有残留量的限制，故必须按规定的残留量使用。

五、酶制剂

从生物（包括动物、植物、微生物）中提取的具有生物催化能力的物质，辅以其他成分，用于加速食品加工过程和提高食品产品质量的制品，称为酶制剂。

酶制剂广泛用于食品生产中，如以酶法用淀粉生产饴糖、高麦芽糖、葡萄糖、果葡糖浆以及糊精、可溶性淀粉等，需使用各种淀粉酶；在蛋白类食品加工中，以酶法制造干酪、蛋白饮料、软化肉制品等，均使用蛋白酶；在水果、蔬菜、粮食加工中，如水果罐头防浊、果汁澄清等，通常使用的为果胶酶、纤维素酶；在酿造工业中，如酿造酒、酱油、啤酒、酒精等，使用各种不同品种的酶；此外还用于食品贮藏中，等等。我国允许使用的酶制剂主要有：①木瓜蛋白酶；②蛋白酶，多来自米曲霉、枯草芽孢杆菌；③α-淀粉酶，多来自枯草杆菌；④糖化型淀粉酶，多来自黑曲霉、根霉、红曲霉、拟内孢霉等；⑤果胶酶，多来自黑曲霉、米曲霉、黄曲霉等。

食品酶制剂生产使用卫生规定如下：①按照良好的制造技术生产酶制剂，必须达到食品级；②根据各种食品的微生物卫生标准，用酶制剂加工的食品必须不引起微生物总量的增加；③用酶制剂加工的食品必须不带入或不增加危害健康的杂质；④用于生产食品酶制剂的工业菌种，必须是非致病性的，不产生毒素、抗生素、激素等生理活性物质，必须通过安全性试验，才能使用。

六、鲜味剂

鲜味剂是指补充或增强食品鲜味的食品添加剂，又称为增味剂或风味增强剂。鲜味剂按其化学性质的不同主要有三类：氨基酸类、核苷酸类及其他。氨基酸类主要是 L-谷氨酸单钠盐；核苷酸类主要有 5′-肌苷酸二钠和 5′-鸟苷酸二钠；另外，琥珀酸二钠盐也具有鲜味。

此外，近年来人们也开发出许多复合鲜味料。利用天然鲜味抽提物如肉类抽提物、酵母抽提物、水解动物蛋白及水解植物蛋白等和谷氨酸钠、5′-肌苷酸钠和 5′-鸟苷酸钠等以不同的组合配比，制成适合不同食品使用的天然复合鲜味剂，可使味道更鲜美、自然，深受人们欢迎。

（一）氨基酸类鲜味剂

氨基酸类鲜味剂以谷氨酸为代表，它是第一代鲜味剂产品，现在仍在广泛使用。谷氨酸水中溶解度较小，但其钠盐溶解度较大。谷氨酸一钠盐有鲜味；二钠盐呈碱性，无鲜味。

市售谷氨酸钠即指一钠盐，又名味精或味素，简称 MSG，具有强烈的肉类鲜味，特别是在微酸性溶液中味道更鲜；用水稀释至 3000 倍，仍能感觉出其鲜味，其鲜味阈值为 0.014％。MSG 被机体吸收后参与正常代谢，包括氧化脱氨、转氨、脱羧和酰胺化等，并在能量代谢中起一定作用。GB 2760—2011 中规定：谷氨酸钠可在各类食品中按生产需要适量使用。

（二）核苷酸类鲜味剂

核苷酸类鲜味剂以肌苷酸为代表，它们均属芳香杂环化合物，结构相似，主要有 5′-鸟苷酸二钠、5′-肌苷酸二钠等。

5′-鸟苷酸二钠，又名 5′-鸟苷酸钠、鸟苷 5′-磷酸钠、鸟苷酸二钠，简称 GMP。GMP 有特殊的类似香菇的鲜味。鲜味阈值为 0.0125g/100mL。与谷氨酸钠合用有很强的协同作用，在 0.1％谷氨酸钠水溶液中，其鲜味阈值为 0.00003％。GB 2760—2011 中规定：5′-鸟苷酸二钠可在各类食品中按生产需要适量使用。实际生产中，5′-鸟苷酸二钠通常很少单独使用，而多与谷氨酸钠等合用。混合使用时，其用量约为谷氨酸钠总量的 1％～5％。

5′-肌苷酸二钠，又名 5′-肌苷酸钠、肌酸磷酸二钠、肌苷 5′-磷酸二钠、次黄嘌呤核苷 5′-磷酸钠，简称 IMP。IMP 有特异鲜鱼味，鲜味阈值为 0.025g/100mL，鲜味强度低于鸟苷酸钠，但两者合用有显著的协同作用。当两者以 1∶1 混合时，鲜味阈值可降至 0.0063％。与 0.8％谷氨酸钠合用，其鲜味阈值更进一步降至 0.000031％。以 5％～12％的含量并入谷氨酸钠混合使用，其呈味作用比单用谷氨酸钠高约 8 倍，有"强力味精"之称。GB 2760—2011 中规定：5′-肌苷酸二钠可在各类食品中按生产需要适量使用。

七、防腐剂

食品防腐剂是一类以保护食品原有性质和营养价值为目的的食品添加剂。食品防腐剂须具备的条件是：①符合食品卫生标准；②防腐效果好，在低浓度下仍有抑菌作用；③性质稳定，不与食品成分发生不良化学反应；④本身无刺激性，无异味；⑤使用方便，价格合理。食品防腐剂一般分为酸型防腐剂、酯型防腐剂和生物型防腐剂。

（一）酸型防腐剂

常用的有苯甲酸、山梨酸和丙酸（及其盐类）。这类防腐剂的抑菌效果主要取决于它们未解离的酸分子，其效力随 pH 而定，酸性越大，效果越好，在碱性环境中几乎无效。

1. 苯甲酸及其钠盐

苯甲酸又名安息香酸。由于其在水中溶解度低，故多使用其钠盐。成本低廉。苯甲酸进入机体后，大部分在 9～15h 内与甘氨酸化合成马尿酸而从尿中排出，剩余部分与葡萄糖醛酸结合而解毒。

2. 山梨酸及其盐类

山梨酸又名花楸酸，由于其在水中的溶解度有限，故常使用其钾盐。山梨酸是一种不饱和脂肪酸，可参与机体的正常代谢过程，并被同化产生二氧化碳和水，故山梨酸可看成是食品的成分，按照目前的资料可以认为对人体是无害的。

3. 丙酸及其盐类

丙酸及其盐类抑菌作用较弱，使用量较高。常用于面包糕点类，价格也较低廉。其毒性低，可认为是食品的正常成分，也是人体内代谢的正常中间产物。

（二）酯型防腐剂

酯型防腐剂包括对羟基苯甲酸酯类（有甲酯、乙酯、丙酯、异丙酯、丁酯、异丁酯、庚酯等）。成本较高，对霉菌、酵母与细菌有广泛的抗菌作用。对霉菌和酵母的作用较强，但对细菌特别是革兰氏阴性杆菌及乳酸菌的作用较差。作用机理为抑制微生物细胞呼吸酶和电子传递酶系的活性以及破坏微生物的细胞膜结构，其抑菌的能力随烷基链的增长而增强。溶解度随酯基碳链长度的增加而下降，但毒性则相反。对羟基苯甲酸乙酯和对羟基苯甲酸丙酯复配使用可增加其溶解度，且有增效作用。在胃肠道内能迅速完全吸收，并水解成对羟基苯甲酸而从尿中排出，不在体内蓄积。我国目前仅限于应用丙酯和乙酯。

（三）生物型防腐剂

乳酸链球菌素是乳酸链球菌属微生物的代谢产物，可用乳酸链球菌发酵提取而得。乳酸链球菌素的优点是在人体的消化道内可为蛋白水解酶所降解，因而不以原有的形式被吸收入体内，是一种比较安全的防腐剂。不会像抗生素那样改变肠道正常菌群，以及引起常用其他抗生素的耐药性，更不会与其他抗生素出现交叉耐药性。

其他防腐剂包括：①双乙酸钠，既是一种防腐剂，也是一种螯合剂，对谷类和豆制品有防止霉菌繁殖的作用；②仲丁胺，不添加于加工食品中，只在水果、蔬菜贮存期防腐使用，市售的保鲜剂如克霉灵、保果灵等均是以仲丁胺为有效成分的制剂；③二氧化碳，二氧化碳分压的增高，影响需氧微生物对氧的利用，能终止各种微生物呼吸代谢，如果食品中存在着大量二氧化碳，可改变食品表面的 pH 值，而使微生物失去生存的必要条件。但二氧化碳只能抑制微生物生长，而不能杀死微生物。

八、甜味剂

甜味剂是指使食品呈现甜味的食品添加剂。甜味剂按其来源可分为天然甜味剂和化学合成甜味剂。

1. 天然甜味剂

天然甜味剂又分为糖醇类和非糖类。糖醇类包括木糖醇、山梨糖醇、甘露糖醇、乳糖醇、麦芽糖醇、异麦芽糖醇、赤藓糖醇等。非糖类包括甜菊糖苷、甘草、奇异果素、罗汉果素、索马甜等。

2. 化学合成甜味剂

化学合成甜味剂主要有磺胺类、二肽类、蔗糖的衍生物等。磺胺类包括糖精、环己基氨基磺酸钠、乙酰磺胺酸钾等。二肽类包括天冬酰苯丙氨酸甲酯（又称阿斯巴甜）、1-α-天冬氨酰-N-(2,2,4,4-四甲基-3-硫化三亚甲基)-D-丙氨酰胺（又称阿力甜）等。蔗糖的衍生物包括三氯蔗糖、异麦芽酮糖醇（又称帕拉金糖）、新糖（果糖低聚糖）等。

此外，甜味剂按营养价值可分为营养性甜味剂和非营养性甜味剂，如蔗糖、葡萄糖、果糖等也是天然甜味剂。由于这些糖类除赋予食品以甜味外，还是重要的营养素，供给人体以热能，通常被视为食品原料，一般不作为食品添加剂加以控制。

甜味剂应具备以下 5 个特点：①很高的安全性；②良好的味觉感受；③较高的稳定性；④较好的水溶性；⑤较低的价格。

（一）糖精

糖精学名为邻磺酰苯甲酰，是世界各国广泛使用的一种人工合成甜味剂，价格低廉，甜度大，其甜度相当于蔗糖的 300～500 倍。由于糖精在水中的溶解度低，故我国添加剂标准中规定使用其钠盐（糖精钠），量大时呈现苦味。一般认为糖精钠在体内不被分解，不被利用，大部分从尿排出而不损害肾功能，不改变体内酶系统的活性。全世界广泛使用糖精数十年，尚未发现对人体的毒害作用。

（二）环己基氨基磺酸钠（甜蜜素）

甜蜜素在 1958 年被美国列为"一般认为是安全物质"而广泛使用，但在 20 世纪 70 年代曾报道本品对动物有致癌作用，1982 年的 FAO/WHO 报告证明无致癌性。美国 FDA 经长期实验，于 1984 年宣布无致癌性。但美国国家科学研究委员会和国家科学院仍认为有促癌和可能致癌作用，故在美国至今仍属于禁用于食品的物质。

（三）天冬酰苯丙氨酸甲酯（阿斯巴甜）

阿斯巴甜的甜度是蔗糖的 100～200 倍，味感接近于蔗糖。它是一种二肽衍生物，食用后在体内分解成相应的氨基酸。我国《食品添加剂使用标准》规定可用于罐头食品外的其他食品，其用量按生产需要适量使用。此外，也发现了许多含有天冬酸苯丙氨酸的二肽衍生物，如阿力甜，亦属于氨基酸甜味剂，属于天然原料合成，甜度高。

（四）乙酰磺胺酸钾

乙酰磺胺酸钾别名安赛蜜，对光、热（225℃）均稳定，甜感持续时间长，味感优于糖精钠，吸收后迅速从尿中排出，不在体内蓄积，与天冬酰苯丙氨酸甲酯 1∶1 合用，有明显的增效作用。

（五）糖醇类甜味剂

糖醇类甜味剂属于一类天然甜味剂，其甜味与蔗糖近似，多系低热能的甜味剂。品种很多，如山梨醇、木糖醇、甘露醇和麦芽糖醇等。有的存在于天然食品中，多数通过相应的糖氢化所得，而其前体物则来自天然食品，如木糖醇是由木糖加压氢化制得。由于糖醇类甜味剂升血糖指数低，也不产酸，故多用作糖尿病、肥胖病患者的甜味剂，同时具有预防龋齿的作用。该类物质多数具有一定的吸水性，对改善脱水食品复水性、控制结晶、降低水分活性均有一定的作用。由于糖醇的吸收率较低，尤其是木糖醇，在大量食用时有一定的导致腹泻的作用。

第十一章　各类食品卫生及其管理

食品在生产、运输、贮存、销售等环节可能受到生物性、化学性及物理性有毒有害物质的污染，研究和掌握各类食品及食品加工的卫生问题和卫生管理要求，有利于采取适当措施，确保食品安全。

第一节　粮豆、蔬菜和水果的卫生与管理

一、粮豆的卫生与管理

粮豆类食品是指粮食类食品和豆类食品。导致粮豆质量变化的主要因素有温度、水分、氧气、地理位置、仓库结构、粮堆的物理化学和生物学特性，还有微生物、农药、有害物质、仓贮害虫等。

（一）粮豆的卫生问题

1. 自然陈化

粮豆在贮存过程中，由于自身酶的作用，营养素发生分解，从而导致其风味和品质发生改变的现象，称为自然陈化。

2. 霉菌和霉菌毒素的污染

粮豆在农田生长期、收获、贮存过程中的各个环节均可受到霉菌的污染。当环境湿度较大，温度增高时，霉菌易在粮豆中生长繁殖，并分解其营养成分，产酸产气，使粮豆发生霉变，不仅改变了粮豆的感官性状，降低营养价值，而且还可能产生相应的霉菌毒素，对人体健康造成危害。污染粮豆常见的霉菌有曲霉、青霉、毛霉、根霉和镰刀菌等。

3. 农药残留

粮豆中农药残留可来自：①防治虫、病、除草时直接施用的农药；②农药的施用，对环境造成一定的污染，环境中的农药通过水、空气、土壤等途径进入粮豆作物。残留在粮豆中的农药可转移到人体，损害机体健康。我国目前使用的农药80％～90％为有机磷农药。

4. 有害毒物的污染

有害毒物包括汞、镉、砷、铅、铬、酚和氰化物等，主要来自未经处理或处理不彻底的工业废水和生活污水对农田、菜地的灌溉。一般情况下，污水中的有害有机成分经过生物、物理及化学方法处理后，可减轻甚至消除，但以金属毒物为主的无机有毒成分或中间产物就可能通过污水灌溉农作物造成严重污染。

5. 仓贮害虫

我国常见的仓贮害虫有甲虫（大谷盗、米象、谷蠹和黑粉虫等）、螨虫（粉螨）及蛾类（螟蛾）等50余种。当仓库温度18～21℃，相对湿度在65％以上时，适于虫卵孵化繁殖；仓库温度10℃以下，活动减少。仓贮害虫在原粮、半成品粮豆上都能生长，并使其发生变质，失去或降低食用价值。每年世界粮谷损失于病虫害达5％～30％，应予以积极防治。

6. 其他污染

其他还包括无机夹杂物和有毒种子的污染。泥土、砂石和金属是粮豆中的主要无机夹杂物，分别来自田园、晒场、农具和加工机械，不但影响感官状况，而且人食入会损伤牙齿和

胃肠道组织。麦角、毒麦、麦仙翁籽、槐籽、毛果洋茉莉籽、曼陀罗籽、苍耳子是粮豆在农田生长期、收割时混杂的有毒植物种子。

7. 豆类的特殊卫生问题

应注意的是，豆类含有多种抗营养因素，有些人在春夏季食蚕豆，尤其是生食新鲜蚕豆，可引起急性溶血性贫血，即蚕豆黄病。

（二）粮豆的卫生管理

1. 粮豆的安全水分

粮豆的水分含量与其贮藏加工有重要的关系。水分过高，粮豆易发热霉变。粮豆在贮藏期间，其生命代谢活动主要表现在呼吸和后熟作用，要使粮豆的代谢活动下降到最低限度，必须将其水分控制在"安全线"（即控制霉菌不能生长繁殖的水分）以下，粮谷类的安全水分为12％～14％，豆类为10％～13％。

2. 贮藏的卫生

粮豆入库前做好质量检查；仓库应定期清扫，以保证清洁卫生；严格控制库内温度、湿度，按时翻仓、晾晒；定期监测粮豆温度和水分含量的变化，加强粮豆的质量检查，防止霉菌和昆虫的污染；粮豆使用药剂熏蒸后，其残留量应符合国家卫生标准方可出库、加工和销售。

3. 运输、销售的卫生

粮豆运输应有专用车船，并定期清洗消毒，禁止用装过农药、毒品或有异味的车船装运粮豆；使用符合卫生标准的专用粮豆包装袋；粮豆在销售过程中应防虫、防鼠和防潮，霉变和不符合卫生要求的粮豆禁止加工销售。

4. 控制农药残留

严格遵守《农药安全使用规定》和《农药安全使用标准》，采取的措施是：①根据农药毒性和在人体内的蓄积性，确定农药的最高用药量、合适的施药方式、最多使用次数和安全间隔期，以保证粮豆中农药残留量不超过最大残留限量标准；②大力提倡农作物病虫害的综合防治，开发利用高效、低毒、低残留的新型农药；③制定和执行农药在蔬菜和水果中最大残留量限量标准，应严格依据《食品中农药最大残留限量》（GB 2763—2012）、《食品中百草枯等54种农药最大残留限量》（GB 26130—2010）和《食品中百菌清等12种农药最大残留限量》（GB 25193—2010）的规定，使其在粮豆中的残留量不超过国家限量标准。近年采用^{60}Co的γ射线低剂量辐照粮食，可杀死所有害虫，且不破坏粮豆营养成分及品质，效果好，我国已颁布了辐照豆类、谷类及其制品的卫生标准（GB 14891.8—1997）。

5. 防止无机夹杂物及有毒种子的污染

粮豆中混入的泥土、砂石、金属屑及有毒种子对粮豆的保管、加工和食用均有很大的影响。为此，在粮豆加工过程中安装过筛、吸铁和风力筛选等设备可有效去除无机夹杂物。有条件时，逐步推广无夹杂物、无污染物或者强化某些营养素的小包装粮豆产品。

为防止有毒种子的污染，应做好选种、农田管理及收获后的清理措施，尽量减少其含量或完全清除；制定粮豆中各种有毒种子的限量标准并进行监督。如我国规定，按重量计麦角不得大于0.01％，毒麦不得大于0.1％。

（三）豆制品的卫生与管理

1. 豆制品的卫生问题

（1）微生物的污染　豆制品富含蛋白质、脂肪、糖类，水分含量也高，为微生物生长繁殖提供了良好的条件。夏秋季，腐败菌可使豆制品在短时间内出现发黏、变色、发酸味等腐败现象。

（2）添加剂的污染　我国豆制品生产中使用的食品添加剂有凝固剂、消泡剂、漂白剂等。

① 凝固剂　常用的传统凝固剂有卤水、石膏，其质量不合格的可引起铅、砷、汞等重金属污染。

② 消泡剂　在豆制品的生产过程中，使用的消泡剂按照有关卫生标准必须使用含有以脂肪酸甘油为主要成分的消泡剂，而某些不法小作坊为了节约成本，用廉价材料代替。廉价材料常含有致癌物质，食用后对人体有害。

③ 漂白剂　粉丝加工过程中要使用硫黄熏蒸，其目的是使粉丝变得透明洁白，并起防腐作用。使用时应注意二氧化硫的残留量。

（3）掺假　豆制品掺假有豆浆加水；点制豆腐脑时加尿素；豆芽生长过程中使用尿素、硝酸盐等化肥；豆腐制作时加米浆或纸浆等。如豆腐一煮就散，说明在制作过程中掺入过多生粉、淀粉。鲜豆腐白里带灰，说明制作时掺杂了米粉；若色彩偏黄，说明制作时掺杂了木薯粉。豆泡颜色发黑发暗，说明是用潲水油、劣质油制作的；豆泡色泽金黄，外观油润发亮，说明在制作时使用了硼砂。这些卫生问题非常普遍，须引起注意。

2. 豆制品的卫生管理

（1）豆制品原料、辅料的卫生　豆制品的原辅料必须符合国家有关食品卫生和质量标准，无毒、无害、无霉变、无虫害、无感官异常等。原料需经质量验收。食品添加剂的使用必须按照 GB 2760—2011 执行。使用的包装材料必须为食用级，并符合相应的卫生标准和要求。生产发酵性豆制品所使用的菌种应定期进行检定，防止污染和菌种变异产毒。

（2）豆制品生产加工的卫生　豆制品生产、加工、经营场所应当远离倒粪站、垃圾箱、公共厕所以及其他有碍食品卫生的扩散性污染源 10m 以上，保持内外环境整洁，有足够的符合《生活饮用水卫生标准》（GB 5749—2006）的用水。配备相应的冷藏设备，防蝇、防尘、防鼠、通风、照明、工具设备以及容器清洗、消毒、更衣、洗手等卫生设施。配备密闭的废弃物专用存放容器。豆渣等废弃物必须采用专用密闭容器存放，不得外溢，每天生产结束后及时清除。豆制品应当采用定型包装，生产、加工直接入口食用豆制品（如内酯豆腐等）的，应当采用全自动灌装设备或设立包装专间。发酵性豆制品如腐乳、豆豉等加工过程中使用的菌种应定期检定，防止菌种变异和黄曲霉的污染。

（3）豆制品运输的卫生　豆制品在运输过程中采用专用车辆或使用清洁的容器，要轻装轻卸，运输工具和盛器要清洁。各种豆制品在运输过程中做到冷热分开、干湿分开、水货不脱水、干货不着水、不叠不压、不污染。

（4）豆制品贮存的卫生　豆制品应及时摊开散热，通风冷却。热天应贮存于低温环境，尽快食用。发酵豆制品应密封保存，防止苍蝇污染，避免滋生蛆虫。

（5）豆制品销售的卫生　豆制品销售时盛器、用具应清洁消毒。销售过程中豆制品应处于低温环境，以防止微生物大量生长繁殖。

二、蔬菜、水果的卫生与管理

我国蔬菜、水果的生产基地主要集中在城镇郊区，栽培过程中容易受到工业废水、生活污水、农药等有毒有害物质污染，采收后可发生腐败变质的污染。

（一）蔬菜、水果的卫生问题

1. 腐败变质的污染

蔬菜、水果在采收后，仍继续进行着呼吸作用，在有氧条件下，蔬菜、水果中的糖类或其他有机物氧化分解，生成 CO_2 和水，并释放出大量的热；在无氧条件下，则生成酒精和 CO_2，释放出少量的热。因呼吸作用分解产生的代谢产物可导致蔬菜、水果腐烂变质，尤其是无氧条件下呼吸产生的酒精在蔬菜、水果组织内的不断堆积，还可加速腐烂变质。

2. 农药污染

蔬菜和水果最严重的污染问题是农药残留。甲胺磷为高毒杀虫剂，禁止在蔬菜、水果上使用，但目前发现甲胺磷不仅广泛存在于各种蔬菜、水果中，而且含量也较检出的其他有机磷农药高。2010 年海南"毒豇豆"事件中被检测出含有禁用农药水胺硫磷，同年青岛市"毒韭菜"事件的起因也是菜农加大了用药量和用药频率，使蔬菜农药残留严重超标，尤其是夏季生长的农作物，因为高温多雨，虫害频发，农药施用量大，次数多，所以农药残留较高。

3. 人畜粪肥的污染

人畜粪肥、生活污水的灌溉，均可使蔬菜严重污染肠道致病菌和寄生虫卵。如烹调加热不彻底，就可能使人体感染肠道传染病和寄生虫病。水果采摘后，在运输、销售等过程中也可污染肠道致病菌，污染程度与表皮破损有关。我国蔬菜由于菜田施用粪肥污染肠道致病菌和寄生虫卵的情况比较严重，如大肠杆菌、蛔虫卵，生吃水生植物（如荸荠）可能会得姜片虫病。

4. 工业废水的污染

工业废水中有有害重金属，如汞、镉、铅等可通过蔬菜进入人体，产生危害。不同蔬菜对重金属的富集能力差别较大，一般规律是叶菜类＞根茎类＞瓜类＞茄果类＞豆类。

5. 硝酸盐和亚硝酸盐

生长遇干旱或收获后不恰当存放、贮藏和腌制时，蔬菜、水果中的硝酸盐和亚硝酸盐的含量增加，会对人体产生不利的影响。我国目前制定的无公害蔬菜和水果的安全标准中规定，瓜果蔬菜中硝酸盐的含量≤600$\mu g/g$，根茎类蔬菜≤1200$\mu g/g$，叶菜类≤3100$\mu g/g$，水果≤400$\mu g/g$。

（二）蔬菜、水果的卫生管理

1. 防止肠道致病菌和寄生虫卵的污染

具体措施有：①人畜粪便应经无害化处理后再施用，采用沼气池比较适宜，不仅可杀灭致病菌和寄生虫卵，还可提高肥效、增加能源途径；②生活或工业污水必须先经沉淀去除寄生虫卵和杀灭致病菌后方可用于灌溉；③水果和蔬菜在生食前应清洗干净或消毒；④蔬菜、水果在运输、销售时应剔除烂根残叶、腐败变质及破损部分，推广清洗干净后小包装上市。

2. 施用农药的卫生要求

严格执行有关农药安全使用的各项规定；确定农药使用的种类、剂量、次数和安全间隔期，不准使用高毒农药。

3. 工业废水灌溉的卫生

要求工业废水应经无害化处理，水质符合国家工业废水排放标准后方可灌溉菜地；应尽量采用地下灌溉方式，避免污水与瓜果蔬菜直接接触，并在收获前 3～4 周停止使用工业废水灌溉。

4. 贮藏的卫生管理

根据蔬菜、水果的不同种类和特性选择适宜的贮藏条件，贮存时应在阴凉、通风、清洁、卫生的条件下，防日晒、雨淋、冷害、冻害及有毒有害物质的污染，库内贮存时应按品种、等级、规格分别堆码整齐，防止挤压等损伤，同时应保证气流均匀，经常检查，及时剔除已腐败变质的蔬菜、水果。一般保存蔬菜、水果的适宜温度是 0℃ 左右。对洋葱、土豆、苹果、草莓等可用 $^{60}Co\gamma$ 射线辐照，以延长保藏期。

5. 加工的卫生管理

蔬菜、水果加工时应剔除腐败变质及不可食部分。生食蔬菜、水果时应清洗干净，直接食用的蔬菜、水果最好消毒。

第二节　畜、禽、鱼类原料及其制品的卫生与管理

畜、禽及鱼类食品是生活常用食品，由于其含水分、蛋白质、脂类较多，不论生熟均容易受病原微生物和寄生虫污染，若保存不当也容易腐败变质。

一、畜肉及其制品的卫生与管理

畜肉食品包括牲畜的肌肉、内脏及其制品，能供给人体所必需的多种营养素，且吸收好，饱腹作用强，故食用价值高。但肉品易受致病菌和寄生虫的污染，易腐败变质，导致人体发生食物中毒、肠道传染病和寄生虫病，因此，必须加强和重视畜肉的卫生管理。

（一）畜肉的卫生问题

1. 肉的腐败变质

牲畜宰后其肉品一般将发生四个阶段的变化，即：僵直阶段、成熟阶段、自溶阶段和腐败阶段。前两个阶段的肉品称为新鲜肉。

（1）僵直阶段　刚宰杀后的牲畜，其肉品呈中性或弱碱性，即 pH 7.0～7.4，随着肌肉中组织酶的作用和微生物酶的作用，肌肉组织中的糖原和含磷有机化合物被分解为乳酸、磷酸，使肉品的酸度增加，pH 值下降，当 pH 值下降至 5.4 时，由于达到了肌球蛋白的等电点，这时肌球蛋白凝固，肌肉完全僵直。僵直现象一般出现于牲畜宰后 1.5h（夏季），3～4h（冬季），此时进入僵直阶段。这时的肉品最适宜冷藏，不适宜作烹饪原料。

（2）成熟阶段　僵直阶段肉品中糖原仍然继续分解为乳酸，pH 值继续下降，肌肉中结缔组织因而逐渐软化，肉品也就变得柔软多汁，具有弹性，味美鲜香，这个过程称为肉的后熟。此时的肉品就进入成熟阶段。在环境温度 4℃ 时，肉品经 1～3d 就可完成成熟过程。环境温度较高时可缩短成熟阶段。成熟阶段的肉品最适合作烹饪原料，且适宜冷藏。

（3）自溶阶段　成熟阶段的肉品在室温或较高温度下存放，肌肉中组织酶的活性增强，即使在无菌情况下，组织中营养组分继续被分解，从而导致自溶现象的发生，此时肉品进入自溶阶段。由于内脏含组织酶比肌肉多，因此内脏自溶速度较肌肉快。自溶阶段的肉品品质下降，失去贮藏性。

（4）腐败阶段　自溶阶段的肉品，在大量微生物的作用下，营养成分分解并引起肉品恶臭、变绿、发黏的过程，即为肉的腐败。此时的肉品进入腐败阶段。腐败肉因含有蛋白质、脂肪被分解时产生的胺类、醛类、酮类、吲哚、硫化氢、硫醇、粪臭素及细菌毒素等腐败产物，可导致人体中毒。

不适当的生产加工和保藏条件也会促进肉类腐败变质，其原因有：①健康牲畜在屠宰、加工、运输、销售等环节中被微生物污染；②病畜宰前就有细菌侵入，并蔓延至全身各组织；③牲畜宰杀前若疲劳过度，则会导致肌糖原减少，宰杀后肉的后熟力不强，产酸少，难以抑制细菌的生长繁殖，会加速肉的腐败变质。

引起肉类腐败变质的细菌最初为在肉表面出现的各种需氧球菌，以后为大肠埃希氏菌、普通变形杆菌、化脓性球菌、兼性厌氧菌（如产气荚膜杆菌、产气芽孢杆菌），最后是厌氧

菌。根据菌相的变化可确定肉的腐败变质阶段。

2. 人兽共患传染病

常见的人兽共患传染病主要有炭疽、口蹄疫、鼻疽、猪水疱病、猪瘟、猪丹毒、猪出血性败血症、结核病和布鲁氏杆菌病等。

（1）炭疽 由炭疽杆菌引起的烈性人畜共患传染病。炭疽主要为牛、羊及马等动物的传染病，表现为病畜突然倒地死亡，天然孔出血，血黏稠却不凝固，呈暗红色，脾脏肿大。

（2）口蹄疫 由口蹄疫病毒引起的急性接触性人畜共患传染病，常见于偶蹄兽牛、羊、猪，人可通过食用病畜的乳及肉制品或与病畜接触而感染。病畜在口腔黏膜、齿龈、舌面及鼻翼边缘或蹄部发生水疱，破裂后形成溃疡。肉尸检验可见心脏呈脂肪样变化，胃肠道有时发生出血性炎症。

（3）结核病 由结核杆菌引起的人畜共患传染病，牛、羊、猪及家禽都可感染，尤其以牛感染结核病最为多见。病畜常表现为消瘦，贫血，咳嗽，呼吸声粗糙，颌下、乳房和体表淋巴结肿胀发硬等。

（4）猪瘟、猪丹毒及猪出血性败血症 分别为由猪瘟病毒、丹毒杆菌及猪出血性败血症杆菌引起的猪三大传染病。这三大常见传染病，除猪丹毒主要是经过皮肤接触传染人外，其余两种都不传染人，但是猪因患这些疾病，身体抵抗力下降，其肌肉和内脏常会继发感染沙门氏菌，人食用被沙门氏菌污染的肉品后易引起食物中毒。

患猪瘟病猪以皮肤、腹腔、黏膜和脏器出血为特征。患猪丹毒病猪在皮肤上出现大小不等，呈菱形或方形或圆形的红色凸起的疹斑，淋巴结、肾脏、脾脏、胃肠黏膜充血肿胀。患猪出血性败血症病猪，其皮肤上出现出血点，淋巴结肿大、出血，肺部呈暗红色。

3. 人兽共患寄生虫病

（1）囊虫病 囊虫病病原体在牛体内为无钩绦虫，猪体内为有钩绦虫，家禽为绦虫中间宿主。幼虫在猪和牛的肌肉组织内形成囊尾蚴，主要寄生在舌肌、咬肌、臀肌、深腰肌和膈肌等部位。当人吃有囊尾蚴的肉后，囊尾蚴在人的肠道内发育为成虫并长期寄生在肠道内，引起人的绦虫病，可通过粪便不断排出节片或虫卵污染环境。由于肠道的逆转运动，成虫的节片或虫卵逆行入胃，经消化孵出幼虫，幼虫进入肠壁并通过血液达到全身，使人患囊尾蚴病。

（2）旋毛虫病 由旋毛虫引起，猪、狗等易感。旋毛虫幼虫主要寄生在动物的膈肌、舌肌、心肌、胸大肌和肋间肌等，以膈肌最为常见，形成包囊。当人食入含旋毛虫包囊的肉后，约1周幼虫在肠道发育为成虫，并产生大量新幼虫钻入肠壁，随血液循环移行到身体各部位，损害人体健康。

患者有恶心、呕吐、腹泻、高热、肌肉疼痛、运动受限等症状。当幼虫进入脑脊髓可引起脑膜炎症状。人患旋毛虫病与嗜生食或半生食肉类习惯有关。

（3）其他 蛔虫、姜片虫、猪弓形虫病等也是人兽共患寄生虫病。

4. 原因不明死畜肉

死畜肉是指因外伤、中毒或生病而引起急性死亡的牲畜肉。死畜肉因未经放血或放血不全，外观呈暗红色，肌肉间毛细血管淤血，切开后按压可见暗紫色淤血溢出，切面呈豆腐状，含水分较多。病死、毒死的畜肉对人体会产生危害。

5. 药物残留

为防治牲畜传染病及提高畜产品的生产效率，经常会使用各种药物，如抗生素、抗寄生虫药、生长促进剂、雌激素等。这些药品不论是大剂量短时间治疗还是小剂量在饲料中长期添加，在畜肉、内脏都会有残留，残留过量会危害食用者健康。

（二）畜肉的卫生管理

1. 屠宰场的卫生

根据我国《肉类加工厂卫生规范》（GB 12694—1990）的规定：肉类联合加工厂、屠宰厂及肉制品厂应建在地势较高、干燥、水源供应充足、交通方便、无有害气体和其他污染源、下水道通畅和排污方便的地区。屠宰场的选址必须与生活饮用水的地表保护区有一定距离，不应干扰或影响居民生活和公共场所的活动。厂房设计应符合流水作业的要求，即按饲养、屠宰、分割、加工、冷藏的作业线合理设置，避免交叉污染。

2. 原料的卫生要求

牲畜容易受到病菌和寄生虫污染而发生腐败变质，导致人体发生食物中毒、肠道传染病和寄生虫病，因此严格的兽医卫生检验是肉品卫生质量的保证。

（1）人兽共患传染病的病畜肉处理和预防

① 炭疽　在屠宰中发现有下颌淋巴结肿大，剖面呈砖红色、质硬。发现可疑炭疽病时，应停止屠宰并封锁现场，病畜在不解体和不放血条件下高温焚毁或与石灰同埋在深 2.5m 的坑里。

被炭疽污染的饲养圈、屠宰室及设备、用具，必须在发现炭疽 6h 内用 20%漂白粉（有效氯达 25%）、5%氢氧化钠或 5%甲醛进行消毒。用具也可以煮沸消毒。屠宰工人的手和工作服用 2%来苏儿进行消毒，并进行青霉素注射预防。

② 口蹄疫　凡疑似或确诊为口蹄疫的牲畜应立即宰杀，其他同群牲畜也应全部屠宰。如果牲畜宰前体温升高，则肉品、内脏通过后熟阶段的产酸可达到无害化处理，即在 0～6℃下存放 48h 或在 6～10℃下存放 36h 或在 10～12℃下存放 24h 后可以食用，其他副产品须经高温处理。毛皮消毒后方可出厂。凡与病畜接触过的工具、衣服、屠宰室等应彻底消毒。

③ 结核病　对全身患结核且消瘦的病畜须全部销毁，对全身未见消瘦的病畜，其病灶部分割除销毁，余下部分经高温处理后方可食用。仅为个别淋巴结或脏器发生结核病变时，局部废弃，其肉品不受限制，可以食用。

④ 猪瘟、猪丹毒及猪出血性败血症　病变较轻的肉品及内脏须经高温处理后出厂，病变严重者则作工业用或销毁处理。血液可作工业用或销毁。脂肪炼制后食用。确定用高温处理的肉品和内脏，应在 24h 内处理完毕。猪皮应经 25%食盐水加 1%盐酸浸泡 48h 后才能再加工利用。

（2）人兽共患寄生虫病的病畜肉处理和预防

① 囊虫病　当猪肉和牛肉 40cm² 肌肉上囊尾蚴或钙化虫体≤3 个时，可冷冻盐腌处理；4～5 个时，高温处理出厂；6～10 个时，工业用或销毁。羊肉 40cm² 肌肉上囊尾蚴或钙化虫体≤8 个时，不受限制出厂；9 个以上而肌肉无任何病变时，高温或低温处理后出厂，有病变时，工业用或销毁。

应加强肉品的卫生检验和管理；开展宣传教育，不吃未煮熟的肉，防止交叉污染；患者及时驱虫，并加强粪便管理。

② 旋毛虫病　取横膈膜肌（脚部）于低倍镜下检查，24 个检样中包囊或钙化囊 5 个以下时，肉尸高温处理后可食用；超过 5 个时，工业用或销毁。

应加强肉品的卫生检验和管理；开展宣传教育，不吃未煮熟的肉，防止交叉污染。

（3）原因不明死畜肉的处理　牲畜死亡的原因有病死，毒死，烧、淹、轧等物理性致死或死因不明。死畜肉必须确定死亡原因后才能做出相应的卫生处理。如死亡原因确定为一般性疾病或物理性死亡，而肉品未出现腐败变质迹象，内脏废弃，肉品经高温处理后可以食用；如牲畜的致死原因为人畜共患传染病，其肉品按兽医卫生检验规定进行处理；如死因不能确定的死畜肉，其肉品不得食用。

（4）药物残留的处理　为加强兽药残留监控工作，保证动物性食品卫生安全，根据《兽药管理条例》规定，农业部颁布了《动物性食品中兽药最高残留限量》（农业部 2002 年 235号公告）。由农业部批准使用的兽药，按质量标准、产品使用说明书规定用于食品动物。根据药物的危害大小，兽药最高残留限量分为四种情况：①不需要制定最高残留限量的，如咖啡因、阿司匹林等；②需要制定最高残留限量的，如四环素≤100μg/kg、红霉素≤200μg/kg、金霉素≤100μg/kg、链霉素≤200μg/kg、土霉素≤100μg/kg、青霉素≤50μg/kg、林可霉素≤100μg/kg、阿莫西林≤50μg/kg；③不得检出兽药残留的，如地西泮、甲硝唑和赛拉嗪等；④农业部明文规定禁止用于所有食品动物的兽药，如氯霉素、盐酸克伦特罗和沙丁胺醇等。

《动物性食品中兽药最高残留限量》还要求合理使用兽药，遵守休药期（即兽、禽停止给药到允许屠宰，或其产品如奶、蛋许可上市的间隔期），加强残留量的检测。

3. 屠宰过程的卫生

要求牲畜在屠宰前应禁食12h、禁水3h，以防屠宰时胃肠内容物污染肉尸；测量体温，体温异常应予以隔离。屠宰程序为淋浴，电麻，宰杀，倒挂放血，热烫刮毛或剥皮，剖腹，取出全部内脏（肛门连同周围组织一起挖除），修割剔除甲状腺、肾上腺及明显病变的淋巴结，并进行兽医卫生检验。肉尸与内脏统一编号，以便发现问题后及时检出进行卫生处理。经检验合格的肉尸要及时冷却入库，冻肉入冷冻库。

根据肉品检验结果，将肉品质量分为三类：

（1）可食肉（良质肉）　指健康牲畜肉，可直接食用。

（2）条件可食肉　指病畜肉必须通过处理后以达到无害化才可食用的肉。无害化处理方法有高温、冷冻、盐腌、产酸或炼食用油等。

（3）废弃肉（劣质肉）　为严格禁止食用、必须废弃的牲畜肉，指患有烈性传染病（如炭疽）或严重寄生虫病（如囊虫病）的畜肉及死因不明的畜肉。

4. 运输销售的卫生

要求肉类食品的合理运输是保证肉品卫生质量的一个重要环节，运输新鲜肉和冻肉应有密闭冷藏车，车上有防尘、防蝇、防晒设施，鲜肉应挂放，冻肉应堆放。合格肉与病畜肉、鲜肉与熟肉不得同车运输，肉尸和内脏不得混放。卸车时应有铺垫。

熟肉制品必须盒装，专车运输，包装盒不能落地。每次运输后车辆、工具必须洗刷消毒。肉类零售店应有防蝇、防尘设备，刀、砧板要专用，当天售不完的肉应冷藏保存，次日重新彻底加热后再销售。

为了加强生猪屠宰管理，保证生猪产品（即屠宰后未经加工的胴体、肉、脂、脏器、血液、骨、头、蹄、皮）质量，保障消费者身体健康，国务院颁布了《生猪屠宰管理条例》。国家对生猪实行定点屠宰、集中检疫、统一纳税、分散经营的制度。定点屠宰厂由市、县级人民政府根据定点屠宰厂的设置规划，组织商品流通行政主管部门和农牧部门以及其他有关部门，依照该条例规定的条件审查、确定并颁发定点屠宰标志牌。未经定点，任何单位和个人不得屠宰生猪，但农村地区个人自宰自食者除外。条例中规定屠宰场应当建立严格的肉品品质检验管理制度，对合格的生猪产品应加盖肉品品质检验合格验讫印章后放行出厂。从事生猪产品销售、加工的单位和个人以及饭店、宾馆、集体伙食单位销售或者使用的生猪产品应当是定点屠宰厂屠宰的生猪产品。

（三）肉制品的卫生及管理

肉制品品种繁多，常见的有干制品（如肉干、肉松）、腌制品（如咸肉、火腿、腊肉等）、灌肠制品（如香肠、肉肠、粉肠、红肠等）、熟肉制品（如卤肉、肴肉、熟副产品）及各种烧烤制品。

（1）在制作熏肉、火腿、香肠及腊肉时，应注意减少多环芳烃的污染。

（2）加工腌肉或香肠时应严格限制硝酸盐或亚硝酸盐使用量，如腌腊肉制品类亚硝酸盐的最大使用量为 0.15g/kg，残留量≤30mg/kg（以亚硝酸钠计）。各类食品具体使用量及残留量参见 GB 2760—2011。

（3）肉制品加工时，还要保证原料肉的卫生质量。必须符合国家卫生标准，防止滥用添加剂。

二、禽蛋类的卫生与管理

（一）禽肉的卫生问题

禽类宰杀后，其肉品会经过僵直、成熟、自溶、腐败 4 个阶段的变化，因其肌肉中结缔组织含量少，禽肉的僵直、成熟期较畜肉短，所以禽肉比畜肉易腐败变质。

禽肉污染沙门氏菌、金黄色葡萄球菌和其他致病菌后，如在食用前未充分加热，可引起食物中毒。禽类体表污染的细菌主要是假单胞杆菌，在适宜条件下大量繁殖，使肉发臭、发黏。冻禽冷藏时，只有产生绿色色素的假单胞菌繁殖，所以腐败的禽肉多呈绿色。

禽肉的掺假包括：在鸡、鸭腿部内侧注水；活鸡活鸭灌凉粉、小石子或用注射器从腿部注水；用染料或添加色素给禽肉品上色等。

（二）禽类的卫生管理

1. 宰前及宰后的检验

禽类在宰杀前必须经卫生检验，若发现病禽应立即隔离、急宰，宰后发现的病禽肉品应根据检验结果作局部割除、高温处理、工业用或销毁等相应处理。

2. 宰杀的卫生

宰前停食 24h，但应充分喂水，以清洁胃肠。禽类的宰杀过程一般为吊挂、击昏、宰杀放血、浸烫（用 50～54℃或 56～62℃热水）、拔毛、开膛、取出内脏、冲洗、冷却。为减少禽类体表微生物对肉品的污染，宰杀过程中应多次用水冲洗禽体。

3. 宰后冷冻保藏

禽肉在 −25～−30℃和相对湿度 85%～90%下急冻 24～48h，再冷藏于 −12～−20℃和相对湿度 90%的冷库中。

（三）蛋类的卫生问题

1. 沙门氏菌及其他微生物的污染

蛋壳表面细菌很多，清洁的卵壳表面约有细菌 400 万～500 万个，而脏蛋壳表面细菌多达 1.4 亿～9 亿个。蛋壳表面易受沙门氏菌的污染，尤其是水禽蛋感染率较高，不得用作糕点原料。鲜蛋的微生物污染途径有三个：

（1）卵巢的污染（产前污染）　禽类感染沙门氏菌及其他微生物后，可通过血液循环而进入卵巢，当卵黄在卵巢内形成时可被污染。

（2）产蛋时污染（产道污染）　禽类的排泄腔和生殖腔是合一的，蛋壳在形成前，排泄腔里的细菌向上污染输卵管，从而导致蛋受污染。蛋从泄殖腔排出后，由于外界空气的自然冷却，引起蛋内容物收缩，空气中的微生物可通过蛋壳上的小孔进入蛋内。

（3）产蛋场所的污染（产后污染） 蛋壳可被环境中的禽类、窝巢、人手以及装蛋容器上的微生物污染。

此外，蛋因搬运、贮藏受到机械损伤，蛋壳破裂，极易受微生物污染，发生变质。

2. 农药及其他有害物质的污染

饲料受农药、重金属污染以及饲料本身含有的有害物质（如棉籽饼中的游离棉酚、菜籽中的硫葡萄糖苷）可以向蛋内发生转移和蓄积，造成蛋的污染。

3. 生蛋清中抗生物素、抗胰蛋白酶的污染

前者影响生物素的吸收，后者抑制胰蛋白酶活性，当蛋煮熟后，这两种物质可被破坏。

（四）鲜蛋的卫生管理

为了防止微生物对鲜蛋的污染，应加强对禽类饲养过程中的卫生管理，确保禽体和产蛋场所的清洁卫生。

1. 鲜蛋贮藏的卫生

鲜蛋最适宜的贮藏条件是在 1～5℃、相对湿度 87%～97% 的条件下存放，可存放 4～6 个月。鲜蛋从冷库中取出时，应在预暖间放置一定时间，以防止因温度升高产生冷凝水而引起出汗现象。鲜蛋用水玻璃液（泡化碱液）浸泡后，放置在 10℃ 的室温下可保存 8～12 个月，但易造成蛋散黄。若无冷藏条件，鲜蛋也可保存在米糠、稻谷、木屑或锯末中，以延长保存期。

2. 鲜蛋运输的卫生

运输鲜蛋的容器应坚固，能耐受较大的外力而不易损坏，避免发生蛋壳破裂。用于运输的容器、车辆应清洗消毒。装蛋的容器和铺垫的草、谷糠应干燥，无异味。鲜蛋不应与散发特异气味的物品同车运输。运输途中要防晒、防雨，以防止蛋腐败变质。

3. 鲜蛋销售的卫生

鲜蛋销售前必须进行卫生检验，符合鲜蛋要求方可出售。

（五）蛋制品的卫生管理

（1）加工蛋制品的蛋类原料应符合鲜蛋质量要求。蛋品销售单位不得出售腐败变质蛋品，盛放熟制品的用具必须洗净消毒，生熟分开，防止污染。

（2）皮蛋制作过程中注意碱、铅的含量。目前以氧化锌或碘化物代替氧化铅加工皮蛋，可明显降低皮蛋的铅含量。皮蛋应符合《皮蛋卫生标准》（GB 5128）。

（3）制作冰蛋和蛋粉时，为防止沙门氏菌的污染，应采取以下措施：①打蛋前必须清洗干净并用漂白粉溶液（有效氯 0.08%～0.1%）浸泡消毒 5min，取出后在 4h 内晾干再打蛋；②凡接触蛋液的工具、容器应用 4% 碱水消毒，冲洗干净，再用蒸汽消毒 10min；③打蛋时采取"过桥"的方法，即一个蛋打一个盆，防止次蛋污染蛋液；④加工人员应遵守卫生操作规定，打蛋前必须洗手到肘部，用 75% 酒精消毒；⑤使用隔氧材料包装蛋粉，以防止脂肪的氧化，包装材料可外涂石蜡以阻止蛋粉受潮变质；⑥冰蛋冷藏时不得和肉品、水产品等同放一室，以防止交叉污染，大块切分时，所用的刀和砧板等工具应清洁干净，余下部分应重新包装冷藏；⑦供零售的冰蛋品应有小包装，并须在有冷藏设备或在气温 10℃ 以下销售，以保证产品卫生质量；⑧生产冰蛋时，蛋壳均需进行洗刷、消毒。打蛋时要剔除腐败变质或有异味的臭蛋，严禁混入蛋液中。蛋液必须经过搅拌过滤，除去杂质。

（4）食品卫生监督机构对生产经营者应加强经常性卫生监督，根据需要无偿采集样品。

三、鱼类食品的卫生与管理

（一）鱼类的卫生问题

1. 腐败变质

鱼类离水后很快死亡，鱼死后的变化与畜肉相似，其僵直持续的时间比哺乳动物短。

僵直由背部肌肉开始，手持僵直的鱼身时，尾不下垂，按压肌肉不凹陷、鳃紧闭、口不张、体表有光泽、眼球光亮，是鲜鱼的标志。随后由于鱼体内酶的作用，使鱼体蛋白质分解，肌肉逐渐变软失去弹性，出现自溶。自溶的同时微生物易侵入鱼体，由于鱼体酶和微生物的作用，鱼体出现腐败，表现为鱼鳞脱落，眼球凹陷，鳃呈暗褐色有臭味，腹部膨胀，肛门肛管突出，鱼肌肉碎裂并与鱼骨分离，发生严重腐败变质。

2. 鱼类食品的污染

鱼类及其他水产品常因生活水域被污染，使其体内含有较多的重金属（如汞、镉、铬、砷、铅等）、农药和病原微生物。据报道，我国水产品中汞含量平均为 0.04mg/kg，占最大残留限量标准的 13.3%，平均每人每天从水产品中摄入汞为 1.0μg、镉 0.5μg、铅 2.4μg。

由于人畜粪便及生活污水的污染，使鱼类及其他水产品受到肠道致病菌的污染。如1988 年上海甲型肝炎爆发流行，波及人数 29 万人之多，主要是因食用被污染而未经正确烹调的毛蚶所引起的。此外，鱼类及其他水产品还受到农药、有机氯、有机磷等的污染。

（二）鱼类的卫生管理

1. 鱼类的保鲜卫生

鱼处在僵直期，组织状态完整、质量新鲜，故鱼的保鲜就是要抑制酶的活力和微生物的污染和繁殖，延缓自溶和腐败的发生。有效的措施是低温、盐腌、防止微生物污染和减少鱼体损伤。

低温保藏分为冷藏、冷冻两种。冷藏多采取人工冰将鱼体温度降低至−1℃左右，保存期限较短，一般为 5～14d。冷冻则采用−25～−40℃急速冷冻，然后在−15～−20℃冷库中存放，保藏期较长。但冷冻保藏期限以不超过 6～9 个月为宜，尤其是脂肪含量高的鱼体不宜长期贮藏，因为必须在−23℃以下鱼体组织中脂肪酶的活性才受到抑制。鱼类在冷冻前应进行卫生质量检验，只有新鲜、清洁程度高的鱼体方可冷冻保藏。

盐腌保藏一般要求盐浓度达到 15% 以上，但盐浓度高时常使鱼体出现发红现象，故盐腌的保藏时间也不宜太长。

2. 鱼类的运输卫生

生产运输渔船（车）应经常冲洗，保持清洁卫生，减少污染；外运供销的鱼类及水产品应符合该产品一、二级鲜度的标准，尽量用冷冻调运，并用冷藏车船装运。鱼类在运输销售时，应避免污水和化学物质的污染，凡接触鱼类及水产品的设备用具应用无毒无害的材料制成。提倡用桶、箱装运，尽量减少鱼体损伤。

为保证鱼品的卫生质量，供销各环节均应建立质量检收制度，不得出售和加工已死亡的黄鳝、甲鱼、乌龟、河蟹及各种贝类；含有自然毒素的水产品，如鲨鱼等必须去除肝脏，有剧毒的河豚不得流入市场，应剔出并集中妥善处理。

沿海地区有生食鱼类的饮食习惯，其鱼体的加工、贮藏、运输和销售过程中必须严格遵守卫生规程，防止食物中毒。卫生部门可根据防疫要求，随时采取临时限制措施。

3. 鱼类制品的卫生

制备咸鱼的原料应为良质鱼，食盐中不得含嗜盐的沙门氏菌、副溶血性弧菌，氯化钠含量应在 95% 以上。盐腌场所和咸鱼体内不得含有干酪蝇和鲣节甲虫幼虫。鱼干的晾晒场应选择向阳通风和干燥的地方，勤翻晒，以免局部温度过高、干燥过快，蛋白质凝固变性形成外干内潮的龟裂现象，影响感官性状；制作鱼松的原料鱼质量必须得到保证，先经冲洗清洁并干蒸后，用溶剂抽去脂肪再进行加工，其水分含量为 12%～16%，色泽正常，无异味。

第三节　奶及奶制品的卫生与管理

一、奶类的卫生问题

（一）微生物污染

奶是富含多种营养成分的食品，适宜微生物的生长繁殖，是天然的培养基。微生物污染奶后，在奶中大量繁殖并分解营养成分，造成奶的腐败变质。如奶中的乳糖转变成乳酸，使奶 pH 值下降呈酸味，并导致蛋白质凝固。蛋白质分解产物如硫化氢、吲哚使奶具有臭味，不仅影响奶的感官性状，而且失去食用价值。

奶中微生物污染按途径可分为一次污染和二次污染。一次污染是指鲜奶在挤出之前受到了微生物污染。一般健康奶畜的乳房中常有细菌存在，当奶牛患乳腺炎和传染病时，导致病原菌污染。二次污染是指在挤乳过程或乳挤出后被污染，微生物主要来源于乳畜体表、环境、容器、加工设备、挤乳工人的手和蝇类等。

（二）动物激素和抗生素残留的污染

由于大规模使用兽用抗生素，如动物饲喂抗生素饲料，治疗疾病使用的各种抗生素，这样在畜产品及乳内就产生了抗生素残留问题，当人们长期食用残留有抗生素的食品后，会产生耐药性，还能增加人类对抗生素的过敏反应，同时抑制了肠道中正常的敏感菌群，使致病菌、条件致病菌及霉菌、念珠菌大量增殖而导致一系列全身或局部的感染。其中危害最大的是青霉素、链霉素的过敏性休克及耐药性的产生，只要存在微量的抗生素即可能引起，所以原则上乳中是不允许抗生素残留的。此外，奶牛饲料也容易受到来自环境的金属毒物和放射性物质的污染以及霉菌和霉菌毒素的污染，从而对奶造成污染。

（三）掺伪

掺伪是指人为地、有目的地向食品中加入一些非所固有的成分，以增加其重量或体积，从而降低成本；或改变某种质量，以低劣的色、香、味来迎合消费者贪图便宜的行为。在牛奶中除掺水以外，还有许多其他掺入物。

（1）电解质类　如盐、明矾、石灰水等。这些掺伪物质，有的是为了增加密度，有的是为中和牛奶的酸度以掩盖牛奶变质。

（2）非电解质类　包括以真溶液形式存在于水中的小分子物质，如尿素；或为弥补因腐败而导致的乳糖含量下降而掺蔗糖等。

（3）胶体物质　一般为大分子液体，以胶体溶液、乳浊液形式存在，如米汤、豆浆等。

（4）防腐剂　如甲醛、硼酸、苯甲酸、水杨酸等，也有人为掺入青霉素等抗生素的情况，其目的是防止腐败，延长保质期。

（5）其他杂质　加水后为保持牛奶表面活性而掺入洗衣粉，也有的掺入白硅粉、白陶土等。

二、奶类的卫生管理

（一）乳品厂、奶牛的卫生要求

乳品厂的选址及厂区环境应符合《食品生产通用卫生规范》（GB 14881—2013）的有关

规定；厂房设计与设施的卫生应符合《乳制品良好生产规范》（GB 12693—2010）要求。乳品厂必须建立在交通方便，水源充足，无有害气体、烟雾、灰沙及其他污染地区。供水除应满足生产需要外，水质应符合《生活饮用水卫生标准》（GB 5749—2006）要求。有健全配套的卫生设施，如废水、废气及废弃物处理设施、清洗消毒设施、良好的排水系统等。乳品加工过程中，各生产工序必须连续生产，防止原料和半成品积压变质而导致致病菌、腐败菌的繁殖和交叉污染。乳牛场及乳品厂应建立化验室，对投产前的原料、辅料和加工后的产品进行卫生质量检查，乳制品必须做到检验合格后出厂。

乳品加工厂的工作人员应保持良好的个人卫生，遵守生产时的卫生制度，定期接受健康检查，需取得健康合格证后方可上岗工作。对传染病及皮肤病患者应及时调离工作。

为防止人畜共患传染病及对产品的污染，奶牛应定期预防接种及检疫；发现病牛及时隔离饲养，其工作人员及用具等须严格分开。

（二）挤奶的卫生

挤奶的操作是否规范，直接影响到奶的卫生质量。挤奶前应做好充分准备工作，如挤奶前 1h，停止喂干料，并消毒乳房，保持乳畜清洁干净和挤奶环境的卫生，防止不良气味吸入奶中和微生物的污染。挤奶的容器、用具应严格执行卫生要求，挤奶人员应穿戴好清洁干净的工作服，洗手至肘部。挤奶时应注意，每次开始挤出的第一、二把奶应废弃，以防乳头部细菌污染乳汁。此外，产犊前 15d 的胎乳、干奶期前的末乳、应用抗生素期间和停药后 5d 内的乳汁、患乳房炎的乳汁等应废弃，不得供食用；产犊后 7d 内的初乳不得用作加工乳制品的原料乳。

挤出的奶，应立即进行净化处理，除去奶中的草屑、牛毛、乳块等非溶解性的杂质。净化可采用过滤净化或离心净化等方法。通过净化可降低奶中微生物的数量，有利于奶的消毒。净化后的奶应及时冷却。

（三）奶的消毒

消毒的目的就是杀灭致病菌和绝大多数腐败菌。奶类常用的消毒方法有：

1. 巴氏消毒法

低温长时间消毒法：牛奶加热至 62～65℃，维持 30min。

高温短时间杀菌法：牛奶加热至 72～75℃，保持 15～20s。

2. 超高温瞬时杀菌

牛奶于 130～150℃持续 0.5～4s。这种方法奶加热时间短，不仅能彻底灭菌，且可很好地保持奶的营养质量。

3. 蒸汽消毒法

瓶装奶放置于蒸汽箱或笼中，加热到蒸汽上升并维持 10min，此时奶温可达到 85℃，营养损失较小。该方法适用于无巴氏消毒设备的生产企业。

4. 煮沸消毒法

把奶直接加热到 100℃煮沸杀菌。此方法简单可靠，但对奶的理化性质和营养成分有较大影响。

（四）奶的贮存、运输与销售卫生

贮运奶的容器每次使用前后应用净水、1%～2%碱水冲洗，再用净水清洗，蒸汽彻底消毒。贮奶设备要有良好的隔热保温设施。贮奶设备和容器最好采用不锈钢材质，以利于清洗和消毒，并防止奶变色变味。运送奶要有专用的车辆，且保持清洁干净。

市场销售点应有低温贮藏设施，并有防晒防雨设备，随售随取。每批消毒乳应在消毒

36h 内出售完，不允许重新消毒再销售。

（五）病畜奶的处理

1. 结核病畜奶的处理

结核病是牧场牲畜易患疾病。有明显结核症状的乳畜奶，禁止食用。对结核菌素试验阳性而无临床症状的乳畜奶，经巴氏消毒或煮沸 5min 后，可制成奶制品。

2. 布氏杆菌病畜奶的处理

羊布氏杆菌对人易感性强，威胁大，凡有症状的奶羊，禁止挤奶，并应予以淘汰。布氏杆菌病乳牛的奶，经煮沸 5min 后可利用。对凝集反应阳性但无明显症状的奶牛，其奶经巴氏消毒后，允许作食品工业用原料，但不得制奶酪。

3. 口蹄疫病畜奶的处理

如发现个别患口蹄疫的乳畜，应不挤奶，急宰后进行严格消毒，尽早消灭传染源。如已蔓延成群时，应在严格控制下对病畜奶分别处理：凡乳房外出现口蹄疫病变（如水疱）的乳畜奶，禁止食用，并就地进行严格消毒处理后废弃；体温正常的病畜乳，在严格防止污染情况下，其奶煮沸 5min 或经巴氏消毒后，允许利用，喂饲犊牛或其他禽畜。

4. 乳房炎奶处理

不论是乳房局部炎症的奶还是乳畜全身疾病导致在乳房局部表现有症状的乳畜奶（如口蹄疫病乳畜乳房病变、乳房结核病），均应消毒废弃，不得利用。

5. 其他病畜奶处理

患炭疽病、牛瘟、传染性黄疸、恶性水肿、沙门氏菌病等病畜的奶，均严禁食用和工业用，应予消毒后废弃。

三、奶制品的卫生管理

各种奶制品均应符合相应的食品安全国家标准，乳汁中不得掺杂、掺假；乳制品使用的食品添加剂的品种和使用量应符合 GB 2760—2011 的规定。乳制品包装必须严密完整，并注明品名、厂名、生产日期、批号、保存期限及食用方法，包装外食品标签必须与内容相符，严禁伪造和假冒。

（一）乳粉

乳粉感官性状应为浅黄色、具纯正的乳香味、干燥均匀的粉末，经搅拌可迅速溶于水中，不结块。乳粉卫生质量应达到《食品安全国家标准　乳粉》（GB 19644—2010）的要求，当有苦味、腐败味、霉味、化学药品和石油等气味时禁止食用。

（二）炼乳

炼乳可分为淡炼乳、加糖炼乳和调制炼乳。炼乳为乳白色或微黄色、有光泽、具有乳的滋味、质地均匀、黏度适中的黏稠液体。其理化指标、污染物限量、真菌毒素和微生物限量等详见《食品安全国家标准　炼乳》（GB 13102—2010）的要求。

（三）发酵乳

发酵乳呈乳白色或稍带微黄色，具有特有的滋味、气味。组织细腻、均匀，允许有少量乳清析出。其他理化指标、污染物限量、真菌毒素和微生物限量应符合《食品安全国家标准　发酵乳》（GB 19302—2010）。生产风味酸乳时允许加入食品添加剂、营养强化剂、果蔬、谷物等，加入的原料应符合相应安全标准和（或）有关规定。发酵乳在出售前应贮存在 2～8℃的仓库或冰箱中，当发酵乳表面生霉、有气泡和大量乳清析出时不得出售和食用。

（四）奶油

奶油分为稀奶油（脂肪含量 10.0%～80.0%）、奶油（脂肪含量不小于 80.0%）和无水奶油（脂肪含量不小于99.8％）。正常奶油为均匀一致的乳白色或浅黄色，允许有相应辅料的沉淀物，无正常视力可见异物，具有奶油的纯香味。凡有霉斑、腐败、异味（苦味、金属味、鱼腥味等）作废品处理。其他理化指标、微生物指标应达到《食品安全国家标准　稀奶油、奶油和无水奶油》（GB 19646—2010）要求。

（五）乳清粉和乳清蛋白粉

乳清粉为以乳清为原料，经干燥制成的粉末状产品，乳清蛋白粉为以乳清为原料，经分离、浓缩、干燥等工艺制成的蛋白质含量不低于25％的粉末状产品。组织状态要求为干燥均匀的粉末状产品、无结块、无正常视力可见杂质。其他理化指标、污染物限量、真菌毒素和微生物限量等详见《食品安全国家标准　乳清粉和乳清蛋白粉》（GB 11674—2010）的要求。

第四节　冷饮食品的卫生与管理

冷饮食品包括冰糕、雪糕、冰淇淋、汽水、果汁含量不等的饮料、乳饮料、植物蛋白饮料以及矿泉水、纯净水等。

一、冷饮食品原料的卫生要求

冷饮食品使用的原料主要有水、甜味剂、乳类、蛋类、果蔬原汁或浓缩汁、食用油脂、食品添加剂和二氧化碳等。

（一）冷饮食品的用水卫生

水质好坏直接影响饮料质量和风味，冷饮食品的用水应符合国家生活饮用水质量标准。加工冷饮食品用水最好为自来水或深井水，若用地面水，需经过处理，达到生活饮用水质量标准。去除水中溶解性杂质的最常用方法为电渗析法和反渗透法。加工工艺要求水的硬度不宜过大，以免出现沉淀物。

（二）原辅料卫生

各种原辅料应符合国家有关的卫生标准，不得使用变质、霉变、虫害及危害人体健康的原辅料。碳酸饮料使用的二氧化碳，须经净化系统处理，纯度应大于99％，且不允许含有CO、SO_2、H_2、NH_3、矿物质等杂质。

（三）食品添加剂卫生

各种食品添加剂在使用范围和剂量上均应符合国家食品添加剂使用卫生标准。

二、冷饮食品加工、贮存、运输过程的卫生要求

（一）液体饮料

1. 包装容器的卫生

包装容器的种类有玻璃瓶、塑料瓶（袋）、易拉罐（二片罐和三片罐）及纸盒等。各种包装容器所用的材质应无毒、无害、耐酸、耐碱、耐高温、耐老化，必须符合国家有关卫生标准，并在使用前经过消毒、清洗。

2. 灌装与杀菌

灌装生产的设备、管道、贮料容器等应采用符合卫生要求的不锈钢、塑料、橡胶和玻璃材料。灌装前后均应对设备、管道、贮料容器等进行清洗、消毒。

灌装后对成品必须彻底杀菌，灭菌后的产品其卫生指标应符合冷饮食品卫生标准。根据产品的性质可选用以下杀菌方法：巴氏消毒法、加压蒸汽杀菌法、紫外线杀菌法、臭氧杀

菌法。

3. 防止污染

灌装多在暴露或半暴露条件下进行，空气不洁常造成微生物对产品的严重污染，因此，灌装间应与其他加工间隔开，避免发生空气交叉污染；其次，应对灌装间进行空气消毒，可采用紫外线或过氧乙酸熏蒸消毒。

4. 检验

依据国家标准规定，对产品标准中的卫生指标作出必检或抽检。饮料灌装前后均应进行外观检查，其检瓶的光源照度应大于1000lx，检查空瓶可采用间接或减弱的荧光灯，背景应洁白均匀，检查成品应采用较强的白炽间接灯。连续检瓶时间不宜超过30min，否则容易引起视力疲劳而造成漏检。

5. 成品贮存与运输的管理

饮料在贮存、运输过程中，应防止日晒雨淋，不得与有毒或有异味的物品混贮、混运。运输车辆应清洁、卫生，搬运时注意轻拿轻放，避免碰撞。饮料应在阴凉、干燥、通风的仓库中贮存，禁止露天堆放。饮料在贮藏期间还应定期检查，以保证产品质量。

（二）冷冻食品

（1）冷冻食品由于含有乳、蛋、糖和淀粉等原料，很适合微生物的生长繁殖，因此原料配制后应彻底杀菌。熬料时一般温度控制在68～73℃加热30min或85℃加热15min。杀菌后应在4h内将温度迅速冷却至20℃以下，以防止未被杀灭或外界污染的微生物大量繁殖。

（2）生产人员需经健康检查，取得合格证后才可从事此项工作。由于生产人员的手是造成微生物大量污染冷冻食品的主要原因，因此必须对手进行严格消毒，包装时不得用手直接接触冰体。

（3）成品必须检验合格后方可出厂。

（4）成品应在-10℃以下的冷库或冰箱中贮存。冷库或冰箱应定期清洗、消毒。成品应防潮，离地10cm以上存放。

（5）运输车辆、容器、工具应专用，保持清洁卫生。

（6）应重视冷饮食品的销售卫生，销售时要有符合卫生要求的冷藏设备并定期清洗、消毒。

（7）冰糕、冰棍的棍棒应完整、无断裂，使用前需消毒、清洗。

（三）固体饮料

固体饮料一般可分为蛋白型、普通型、焙烤型三类。固体饮料由于密闭包装且含水量少，在这类饮料中微生物不易生长繁殖，尤其是这类饮料常用开水溶解，因此微生物污染不是主要问题，而水分含量、有毒金属等化学性污染却值得注意。我国卫生标准中规定：固体饮料的水分含量不得＞4％，蛋白型固体饮料中蛋白质含量≥4％，焙烤型固体饮料咖啡因含量≥3％。

三、冷饮食品的卫生管理

冷饮食品销售量大，涉及人群面广，加之制售过程中污染环节多，因而冷饮食品的卫生问题历来是卫生防疫部门的重要工作内容之一。

（1）严格执行冷饮食品卫生管理办法的有关规定，实行企业经营卫生许可证制度。一般冷饮食品多为季节性生产，新企业正式投产之前或老企业在每年开业之前必须经食品卫生监督机构检查、审批，合格后方可允许生产。

（2）冷饮食品从业人员（包括销售摊贩）每年进行一次健康检查，凡患痢疾、伤寒、病毒性肝炎或病原体携带者、活动型肺结核、化脓性或渗出性皮肤病者，均不得直接参与饮食业的生产和销售。同时要建立健全从业人员的培训制度和个人健康档案。

（3）冷饮食品生产单位应远离污染源，周围环境应经常保持清洁。生产车间应设不用手开关的洗手设备和供洗手用的清洗剂，入门处设鞋靴消毒槽，门窗应有防蝇、防虫、防尘设施，地面、墙壁应便于冲刷清洗；生产工艺和设备布置要合理，避免交叉污染。机械设备、管道、盛器和容器等实行生产前彻底清洗、消毒。原料库和成品库要分开，并应有防鼠设施。冷冻饮品企业必须有可容纳 3d 产量的专用成品库、专有的产品运输车。

（4）冷饮食品企业应有与生产规模和产品品种相适应的质量和卫生检验能力。做到批批检验，确保合格产品出厂。冷冻食品的不合格成品可视情况分别进行加工复制，复制后产品应增加 3 倍采样量复检，若仍不合格应废弃。

（5）产品包装要完整严密，做到食品不外露。商品标志应有产品名称、生产厂名、厂址、生产日期、保存期等标志，以便监督检查。

第五节 食用油脂的卫生与管理

食用油主要包括动物性油脂（猪、牛、羊、奶油等）和非动物性油脂（各种植物油）。一般来说，常温下呈液体状态者为油，呈固体状态者为脂。

一、食用油脂的卫生问题

（一）油脂酸败

1. 油脂酸败的原因

油脂酸败的原因有两方面：

① 动物组织残渣和微生物的酶引起的水解过程，此时游离脂肪酸增加，酸价升高；进一步脂肪酸发生氧化，产生酮酸和醛酮，此时油脂出现不愉快的味道。这一过程主要是在有水、含氮物质和空气的条件下，青霉和曲霉活动所致。

② 由光线、空气及水等因素引起的化学变化，包括水解过程及自身氧化。此种变化在油脂酸败中占主要地位。甘油酯、油酸酯在阳光、空气的作用下，经铜、铁或叶绿素等催化作用，先构成过氧化物，然后形成醛类及醛酸类等。

油脂酸败直接影响产品质量，轻者某些理化指标发生变化，重者感官性状发生变化，产生强烈的不愉快的气味和味道；酸败过程中也可使脂溶性的维生素 A、维生素 D 和维生素 E 被破坏；酸败的氧化产物对机体的酶系统（如琥珀酸脱氢酶和细胞色素氧化酶）有破坏作用。

2. 防止油脂酸败变质的措施

防止油脂酸败，应注意以下几点：①"毛油"精炼过程中，要防止混入植物组织残渣，保证油脂纯度，抑制或破坏脂肪酶的活性；②控制油脂水分含量，我国规定油脂水分含量在 0.2% 以下；③应将油脂贮存在低温下，此时，微生物的繁殖和酶的活性，特别是不饱和脂肪酸自动氧化的速度均受到抑制，油脂温度系数 Q_{10} 在低温下大于 2，较高温时接近 2；④长期贮油宜用密封、隔氧、遮光容器，因为脂肪自动氧化速度可随空气中氧分压增加而增强，且脂肪分子中不饱和双键能强烈地吸收紫外光，加速过氧化物的形成；⑤应避免重金属离子（如铁、铜和锌）污染，这些离子作为催化剂，可促进脂肪氧化；⑥为避免脂肪氧化，可在油脂中加入抗氧化剂，如维生素 E、BHA、BHT 等。

（二）油脂微生物污染及天然存在的有害物质

1. 霉菌毒素

油料种子被霉菌及其毒素污染后，榨出的油中亦含有毒素。如花生最易被黄曲霉毒素污染，并将其产生的毒素溶于油中。严重时可达数千微克/克。目前采用碱炼法和活性白土法去除，收到一定效果。

2. 多环芳烃类

污染途径大概有三方面：①油料种子烟熏时，苯并[a]芘聚积，如椰子毛油中的含量可达 90.0μg/kg，而烟熏严重者竟高达 393μg/kg；②浸出法使用多环芳烃含量高的轻汽油时污染油脂，因此应对浸出溶剂在油脂中的残留量予以限制；③在食品加工时，油温过高，反复使用，致使油脂发生热聚，也可能形成此类物质。

3. 芥子苷

油菜籽中含量较高。芥子苷在植物组织中葡萄糖硫苷酶的作用下可生成硫氰酸酯、异硫氰酸酯及腈。有的芥子苷其 R 基的第 2 个碳原子上有羟基，在一定条件下可形成噁唑烷硫酮。腈的毒性很强，可抑制动物生长或致死。其他几种产物可阻断甲状腺对碘的吸收，不同程度地使甲状腺肥大。但这些含硫化合物，大部分可在加热中挥发逸出。

4. 芥酸

芥酸存在于菜籽油中，约含 20%～50%。动物实验表明：含芥酸的油脂，可使动物心肌中脂肪酸积聚，出现心肌单核细胞浸润导致心肌纤维化。芥酸也可影响多种动物的生长。但芥酸对人体的毒性作用尚需进一步研究。

5. 棉酚

棉籽不经蒸炒加热直接榨油，油中含有有毒物质，已知有游离棉酚、棉酚紫和棉酚绿。棉酚紫经热处理或加酸水解，可产生游离棉酚。游离棉酚是一种毒苷，为血液毒和细胞原浆毒，可损害人体肝、肾、心等实质器官及血管、神经系统等，并损害生殖系统。预防的根本办法是：不吃粗制生棉籽油，而应吃经过炒、蒸或碱炼后的棉籽油。我国规定棉籽油中游离棉酚不得超过 0.02%。

6. 高温加热油的毒性

作为油脂经高温加热后所呈现的毒性，一般认为主要是不饱和脂肪酸经加热而产生的各种聚合物，即 2 个或 2 个以上分子的不饱和脂肪酸聚合，使碳链闭合，构成大分子团。三聚体不易被机体吸收；二聚体可被机体吸收，毒性较强，可使动物生长停滞、肝脏肿大、生殖功能和肝功能发生障碍等，甚至怀疑其有致癌作用。为此，应尽量避免油温过高，减少反复使用次数，随时添加新油，以防止聚合物形成。

二、食用油脂的卫生管理

依据《中华人民共和国食品安全法》的规定，国务院质量监督、工商行政管理和国家食品药品监督管理部门依照本法和国务院规定的职责，分别对食品生产、食品流通、餐饮服务活动实施监督管理。该法第八章（监督管理）中具体规定了县级以上质量监督、工商行政管理、食品药品监督管理部门在履行各自的食品安全监督管理职责中的权限，为食用油脂的卫生管理提供了法律依据。

相关部门应建立健全食用油脂生产经营者食品安全信用档案，对有不良信用记录的生产经营者增加监督检查频次；应当按照法定权限和程序履行食品安全监督管理职责，涉嫌犯罪的，应当依法向公安机关移送。各部门依据各自职责公布食用油脂安全日常监督管理信息，做到准确、及时、客观，并应相互通报获知的食用油脂安全信息，做到信息通报的无缝连接，保证食用油脂从生产到消费者餐桌的链条安全、可靠。

第十二章　食物中毒及其预防

第一节　概　　述

一、食物中毒概念

食物中毒系指人摄入了含有生物性、化学性有毒有害物质的食物或把有毒有害物质当作食物摄入后所出现的非传染性急性或亚急性疾病，属食源性疾病的范畴。食物中毒既不包括因暴饮暴食而引起的急性胃肠炎、食源性肠道传染病（如伤寒）和寄生虫病（如旋毛虫、囊虫病），也不包括因一次大量或长期少量摄入某些有毒、有害物质而引起的以慢性毒害为主要特征（如致癌、致畸、致突变）的疾病。

食物中毒往往具有下列共同特点：①潜伏期短，来势急剧，短时间内可能有多数人同时发病；②中毒病人一般具有相似的临床表现，常常出现恶心、呕吐、腹痛、腹泻等消化道症状；③发病与食物有关，患者在近期内都食用过同样的食物，发病范围局限在食用该类有毒食物的人群，一旦停止食用该食物后发病很快停止；④没有个人与个人之间的传染，发病呈暴发性，发病曲线在突然上升之后又迅速下降，一般无传染病流行时的余波，因此食物中毒与肠道传染病有明显区别。

二、食物中毒的分类

根据引起食物中毒致病物质的不同，一般可把食物中毒分为下列 4 类：

（一）细菌性食物中毒

细菌性食物中毒是指人们吃了含有大量活的细菌或细菌毒素的食物而引起的食物中毒，是食物中毒中最常见的一种。细菌性食物中毒又可分为下列两类：

（1）感染型食物中毒　包括沙门氏菌属、变形杆菌属、副溶血性弧菌、致病性大肠菌属、蜡样芽孢杆菌、产气荚膜梭状芽孢杆菌等引起的食物中毒。

（2）毒素型食物中毒　包括肉毒梭菌毒素、葡萄球菌肠毒素等引起的食物中毒。

细菌性食物中毒的发生与不同区域人群的饮食习惯有密切关系。美国人多食肉、蛋和糕点，葡萄球菌食物中毒最多；日本人最爱食生鱼片，副溶血性弧菌食物中毒最多；我国食用畜禽肉、禽蛋类较多，多年来一直以沙门氏菌食物中毒居首位。

（二）有毒动物与植物性食物中毒

（1）有毒动物中毒　指食入动物性中毒食品而引起的食物中毒。发病率较高，病死率因中毒食品的种类不同而异。如河豚中毒常在沿海地区发生于每年春季，病死率高。

（2）有毒植物中毒　指食入植物性中毒食品引起的食物中毒。如毒蕈、木薯、四季豆、鲜黄花菜中毒等。发病的季节、地区和病死率因引起中毒的食品种类不同而异。毒蕈中毒常常发生在春、秋温暖潮湿季节，多数病死率较高。

（三）化学性食物中毒

化学性食物中毒指食入化学性中毒食品引起的中毒，以有机磷农药、毒鼠药、亚硝酸盐等化学物质污染食品引起的中毒较为多见。发病无明显的地区性和季节性，病死率较高。

（四）真菌及其毒素食物中毒

食用被真菌及其毒素污染了的食物所引起的食物中毒。此类食物中毒发病率较高，病死率与中毒食品种类有关。发病有明显的季节性和地区性，如霉变甘蔗中毒常发生于北方初春季节，赤霉病麦中毒常发生于5~7月，在长江中、下游地区较为多见。

三、食物中毒的流行特征

食物中毒的发生，往往由于生产、生活饮食习惯和自然条件的不同，症状各异，表现为原因分布、食品种类分布、季节性和地区性分布方面的特点，但一般都具有如下流行病学和临床特征：

（一）细菌性食物中毒占绝大多数

从国内外发生的食物中毒看，无论发生起数还是患病人数，均以细菌性为主，而且往往以肉、鱼为主要致病的食品，奶、蛋类次之。当然，各国或各地区由于饮食习惯不同食物中毒多发的种类也不同。日本以副溶血性弧菌食物中毒最多见，可占到细菌性食物中毒一半以上；我国一般以沙门氏菌属引起的食物中毒多，但东南沿海地区则与日本情况类似。

（二）食物中毒的暴发有明显的季节性

夏秋季多发生细菌性和有毒动植物食物中毒；冬春季多发生肉毒中毒和亚硝酸盐中毒等。

（三）某些食物中毒有一定的地区特点

如在我国肉毒梭菌中毒在新疆地区较多发生；长江下游一带多河豚中毒；两广、福建等地木薯中毒较多；农药中毒农村和市郊多见。

（四）易感染人群

抵抗力降低的人，如病弱者、老人和儿童易发生细菌性食物中毒，发病率较高，急性胃肠炎症较严重，但此类食物中毒病死率较低，预后良好。

第二节　细菌性食物中毒

根据国内外的统计，在各种食物中毒中细菌性食物中毒占有较大的比重。我国每年发生的细菌性食物中毒事件占食物中毒事件总数的30%~90%，中毒人数占食物中毒总人数的60%~90%。细菌性食物中毒发病率较高，但病死率低。

一、细菌性食物中毒分类与发生的原因

（一）分类

细菌性食物中毒是由于进食被细菌或细菌毒素所污染的食物而引起的急性感染中毒性疾病。一般可分为毒素（肠毒素）型、感染（细菌侵入）型和混合型三类。

食品中污染了病原菌后，这些细菌在食物中繁殖并产生毒素，因食用这种食物而引起的中毒，称为毒素型食物中毒；病原菌污染食物后，在食物中大量繁殖，人体摄入这种含有大量活菌的食物后引起消化道感染而造成的中毒称为感染型食物中毒；由毒素型和感染型两种协同作用所致的食物中毒称为混合型食物中毒。

细菌性食物中毒一般都表现有明显的胃肠炎症状，如有发热和急性胃肠炎症状，可能为细菌性食物中毒的感染型；若无发热而有急性胃肠炎症状，则可能为细菌性食物中毒的毒素型。

（二）发生的原因

细菌性食物中毒的发生有三个主要环节，现概括如下：

（1）食物在屠宰或收割、运输、贮藏、销售等过程中受到致病菌的污染。

（2）被致病菌污染的食物在较高的温度下存放，食品中充足的水分、适宜的 pH 值及营养条件使致病菌大量生长繁殖或产生毒素。

（3）食品在食用前未烧熟煮透，或熟食受到生熟交叉污染或食品从业人员中带菌者的污染，以致食用后引起中毒。

二、沙门氏菌属食物中毒

（一）病原菌

沙门氏菌是一大群寄生于人和动物体内的革兰氏阴性杆菌，易引起人类沙门氏菌食物中毒。最常见的为鼠伤寒沙门氏菌、猪霍乱沙门氏菌、肠炎沙门氏菌、都柏林沙门氏菌、鸭沙门氏菌、病牛沙门氏菌、汤卜逊沙门氏菌等也能引起人类食物中毒。

沙门氏菌在外界的生活力较强，生长繁殖的温度为 20～30℃，在水中可生存 2～3 周。水中的检出率高达 70%，在冰水和粪便中生存 1～2 个月，在含食盐 12%～19% 的咸肉中可存活 75d。沙门氏菌在 100℃时立即死亡，70℃经 5min、65℃经 15～20min、60℃经 1h 可被杀死。

有些沙门氏菌如肠炎沙门氏菌在适合的条件下可在牛奶或肉类食品中产生肠毒素。

（二）中毒食品

主要是肉类食品。如病死牲畜肉、冷荤熟肉最多见，禽类、蛋类、鱼类、冷食等亦有发生。由于沙门氏菌不分解蛋白质，通常无腐败臭味，贮存时间较长的熟肉制品即使没有明显腐败变质，也应加热后再吃。

（三）临床表现

沙门氏菌属食物中毒主要发生在夏秋高温季节，是一种最常见的细菌性食物中毒。

由沙门氏菌引起的中毒，有中毒和感染两个过程，所以临床表现除恶心、呕吐、腹痛、腹泻等急性胃肠炎症状外，还有发热及头痛、关节痛等症状，重症病人还有惊厥、谵妄、全身痉挛和紫绀症状。

（四）预防措施

1. 防止食品被沙门氏菌污染

① 加强对肉类食品生产企业的卫生监督及家畜、家禽屠宰前的兽医卫生检验。

② 加强对家畜、家禽屠宰后的肉尸和内脏进行检验，防止被沙门氏菌感染或污染的畜、禽肉进入市场。

③ 加强肉类食品在贮藏、运输、加工、烹调或销售各个环节的卫生管理。尤其要防止熟肉类食品被带菌生食物、带菌容器及食品从业人员带菌者的污染。禁止食用病死家畜、家禽肉。加工食品的用具及容器应生熟分开，对食品从业人员应定期进行健康和肠道带菌检查，肠道传染病患者及带菌者应及时调换工作。

2. 控制食品中沙门氏菌的繁殖

低温贮存食品是控制沙门氏菌繁殖的重要措施。因此，食品企业、集体食堂、食品销售网点均应配置冷藏设备，低温贮存食品。

3. 食用前彻底加热杀灭病原菌

加热杀死病原菌是防止食物中毒的重要措施。为彻底杀灭肉中可能存在的各种沙门氏菌并灭活其毒素，应使肉块深部温度至少达到 80℃，并持续 12min。

三、变形杆菌食物中毒

（一）病原菌

变形杆菌是细菌性食物中毒较常见的一种病原菌。变形杆菌属有五个群，即普通变形杆菌、奇异变形杆菌、摩根氏变形杆菌、雷极氏变形杆菌和无恒变形杆菌。其中普通变形杆菌、奇异变形杆菌和摩根氏变形杆菌都可引起变形杆菌食物中毒，尤以前两种为多见。变形杆菌为腐败菌，广泛存在于自然界，在人和动物的肠道中也有这类病菌，健康人变形杆菌带菌率为 1.3%～14%，肠道病患者带菌率为 13.3%～52%，动物的带菌率为 0.9%～62.7%。夏秋季节人和动物的带菌率一般都比较高。变形杆菌是由粪便经各种途径污染食品的，其中引起中毒较多的是肉类、水产类等食品。

（二）中毒食品

引起中毒的食品主要是动物性食品，如熟肉类、熟内脏、熟蛋品、水产品等，豆制品（如"素鸡"、豆腐干）、凉拌菜、剩饭和病死的家畜肉也引起过中毒。

食物中的变形杆菌主要来自外界的污染。变形杆菌不分解蛋白质，但可分解多肽，所以当熟肉只带有大量变形杆菌时，其感官性状可能没有腐败的迹象，但食用后可引起食物中毒。

（三）临床表现

属于中毒感染性，潜伏期一般为 10～12h，中毒初期有胃部不适、腹痛，继而恶心、呕吐。有的呕吐剧烈，腹泻每日多至 10 次以上，大便多为水样便，患者病情轻重不一，有的体温稍高。本病来势急，恢复快，病程 1～3d，预后良好。

（四）预防措施

各食品企业生产车间和食堂的厨房工作人员严格执行卫生制度，加强环境卫生和食品卫生管理，餐具彻底消毒，防止食品被变形杆菌污染，控制食品中变形杆菌的繁殖；熟食品必须与生食品分别贮存，防止污染。

四、致病性大肠杆菌食物中毒

（一）病原菌

大肠杆菌系革兰氏阴性杆菌，为肠道正常菌丛，一般不致病。但有些致病性大肠杆菌能引起食物中毒。致病性大肠杆菌分为肠毒素性大肠杆菌（ETEC）、致病性大肠杆菌（EPEC）、侵袭性大肠杆菌（EIEC）、出血性大肠杆菌（EHEC）。大肠杆菌的抗原构造很复杂，一般分为菌体抗原（O抗原）、鞭毛抗原（H抗原）和荚膜抗原（K抗原）。致病性大肠杆菌除血清分型外，在形态、生化反应等方面与一般大肠杆菌相似，难以鉴别。根据目前资料引起食物中毒的致病性大肠杆菌菌型有 22 组。家畜、家禽是致病性大肠杆菌的储存宿主，猪、牛、羊的带菌率一般在 10% 以上。病畜肉尸、内脏带菌率达 20%～30%。健康人带菌率为 2%～8%，腹泻病人带菌率为 20%～30%。致病性大肠杆菌在室温下能存活数周，在土壤或水中可达数月，加热 60℃经 15～20min 可破坏大多数菌株。

（二）中毒食品

致病性大肠杆菌传染源是人和动物的粪便。自然界的土壤和水因粪便污染而成为次级污染源。易被致病性大肠杆菌感染的食品有肉类、水产品、豆制品、蔬菜及鲜乳。这些食品经过加热烹调，污染的致病性大肠杆菌一般都能被杀死，但在存放过程中仍有可能被再度污染。

（三）临床症状

大多为肠炎样表现，粪便呈黄水样或带少许黏液。可有腹痛，但不严重。婴儿同时伴有发热及呕吐、腹胀等表现。

（四）预防措施

主要是控制污染，控制大肠菌群繁殖，食物食用前充分加热，防止生熟食物交叉感染和熟后污染，注意容器用具的清洁。

五、葡萄球菌肠毒素食物中毒

（一）病原菌

葡萄球菌肠毒素中毒是由于食用了含有葡萄球菌肠毒素的食物所引起。葡萄球菌有多种，其中金黄色葡萄球菌和表面葡萄球菌中有些菌株可产生肠毒素而引起中毒；只食入活菌而无肠毒素则不能引起中毒。葡萄球菌广泛分布于自然界空气、土壤、水、食物、污水中，但其传染源主要是人和动物。患有化脓性皮肤病、鼻咽腔炎、乳房炎时，其局部病灶金黄色葡萄球菌带菌率较高。健康人的皮肤、鼻咽腔及手也可带菌。葡萄球菌为革兰氏阳性菌，兼性厌氧菌。最适生长温度 30～37℃，在 20～30℃的 CO_2 和有糖类的环境中，更有利于产生肠毒素。这种毒素耐热性强，在 100℃加热 2h、218～248℃经 0.5h 才能破坏其活性，故用一般烹调方法不能破坏食品中的毒素。

（二）中毒食品

引起葡萄球菌肠毒素中毒的食品必须具备以下条件：①食物中污染大量产肠毒素的葡萄球菌；②污染后的食品放置于适合产毒的温度下；③有足够的潜伏期；④食物的成分和性质适于细菌生长繁殖和产毒。

引起中毒的食品主要有奶、肉、蛋、鱼类及其制品等各种动物性食品，糯米凉糕、凉粉、剩饭和米酒等也曾引起过中毒。

（三）临床表现

葡萄球菌肠毒素中毒多发生于夏秋季节。潜伏期短，一般为 1～5h。患者大多以恶心、剧烈的反复呕吐为主，有的甚至吐出胆汁或黏液血性物质；有时出现上腹部疼痛、头痛、心窝部痛，腹泻较轻，多为水样便或黏液便。本病特点是来势凶、呕吐严重，由于中毒原因是肠毒素，与活菌无关，所以没有感染症状，不发热或仅有微热，恢复快。病程 1～2d，预后良好。

（四）预防措施

防止食品被金黄色葡萄球菌污染，防止细菌繁殖及产生毒素；一般烹调温度不能破坏葡萄球菌肠毒素。不要食用患局部化脓性感染、上呼吸道感染者接触过的食品，以及在较高温度下放置时间较长的熟肉、奶、蛋及其制品等。常温下剩饭应放置在阴凉、通风条件下，且不要超过 4h。冰箱内存放的食品要及时食用。养成良好的卫生习惯，不要面对食品咳嗽、打喷嚏，饭前便后洗手。

六、肉毒梭菌毒素食物中毒

（一）病原菌

肉毒梭状芽孢杆菌简称肉毒梭菌（肉毒杆菌），系革兰氏阳性厌氧菌。该菌在厌氧环境中可产生外毒素，即肉毒梭菌毒素（简称肉毒毒素）。根据产生毒素的抗原特性，现已发现肉毒梭菌有 A、B、C、D、E、F、G 七个型。人类肉毒毒素中毒主要由 A、B 和 E 型所引起，少数由 F 型引起。肉毒梭菌在生化反应上亦可分为两型：一种能水解凝固蛋白质，称为水解蛋白菌；另一种不能水解凝固蛋白质，称为非水解蛋白菌；前者能产生 A、B、C、D、E、F、G 型毒素，后者能产生 B、C、D、E、F 型毒素。肉毒毒素对热很不稳定，各型毒素在 80℃下经 30min、在 100℃经 10～20min 可完全被破坏。肉毒杆菌芽孢能耐高温，其中 A 型和 B 型的耐热力最强，杀死 A 型肉毒梭菌芽孢湿热 100℃需 6h，120℃需 4min。肉毒梭菌对酸较为敏感，在 pH 值 4.5 以下和 9.0 以上时，所有菌株都受到抑制。

肉毒梭菌在食盐浓度为 10% 时不能生长，食盐浓度为 2.5%～3% 时所产生的毒素可减少 98%。

（二）中毒食品

引起肉毒毒素中毒的食品，因饮食习惯、膳食组成和制作工艺的不同而有差别。我国引起中毒的食品大多是家庭自制的发酵食品，如豆瓣酱、豆酱、豆豉、臭豆腐等，有少数发生于各种不新鲜肉、蛋、鱼类食品。日本以鱼制品引起中毒者较多，美国以家庭自制罐头、肉和乳制品引起中毒者为多，欧洲多见于腊肠、火腿和保藏的肉类。

（三）临床表现

潜伏期较长，一般为 2～12d，最短的 6h。其特点是：神经症状突出，没有胃肠症状或很轻微。发病时头痛眩晕、眼睑下垂、视力模糊、瞳孔散大、对光反应消失，以后发展为咽下困难、发音困难和呼吸困难。

（四）预防措施

对与中毒患者同进餐人员要进行登记，密切观察，凡可疑中毒者虽未发病，也要用多价抗毒素血清注射 5000～10000 单位进行预防。对可疑食品、呕吐物、粪便采样追查中毒原因和中毒食品。对可疑食品进行彻底加热，破坏肉毒毒素，是防止中毒的重要措施。

七、其他细菌性食物中毒

（一）小肠结肠炎耶尔森氏菌食物中毒

耶尔森氏菌属属于肠杆菌科，引起人类食物中毒和小肠结肠炎的主要是小肠结肠炎耶尔森氏菌，其为革兰氏阴性杆菌。这种菌耐低温，在 0～5℃ 也可生长繁殖，是一种独特的嗜冷病原菌，故应特别注意冷藏食品被该菌污染。

小肠结肠炎耶尔森氏菌广泛分布在陆地、湖水、井水和溪流中，具有侵袭性，并能产生耐热肠毒素。引起的食物中毒多发生在秋冬、冬春季节，引起中毒的食物主要是动物性食品，如猪肉、牛肉、羊肉等，其次为生牛乳，尤其是在 0～5℃ 的低温条件下运输或贮存的乳类或乳制品。

该菌所引起的食物中毒潜伏期较长，为 3～7d。多见于 1～5 岁的幼儿，以腹痛、腹泻和发热为主要表现，体温达 38～39.5℃，病程 1～2d。此外，该菌还可引起结肠炎、阑尾炎、肠系膜淋巴结炎、关节炎及败血症。对这类食物中毒一般采用对症治疗的方法，对重症病例可用抗生素。

（二）蜡样芽孢杆菌食物中毒

蜡样芽孢杆菌为革兰氏阳性大杆菌，能形成芽孢。它的繁殖体不耐热，100℃、20min 即可杀灭，芽孢则耐热性强。蜡样芽孢杆菌的某些菌株能产生肠毒素。肠毒素可分为耐热与不耐热两种。耐热肠毒素常在米饭类食品中生成，能引起呕吐型肠胃炎；不耐热肠毒素可以在各种食物中产生，能引起腹泻型肠胃炎。

引起中毒的食品，我国以剩米饭为多见，但糕点、豆类制品、奶制品、熟肉制品等也时有发生。在欧美国家则多由烧鸡、甜点心、肉饼、凉拌菜及肉类食品引起中毒。

呕吐型症状往往是由耐热肠毒素为主要致病原因，故中毒症状明显，潜伏期短，一般为 0.5～2h，最长 5～6h，以恶心、呕吐为主，伴有头晕、腹痛、乏力寒战、胃部不适等症状，体温正常。腹泻型症状主要由食品中不耐热的肠毒素引起，潜伏期平均 10～12h，并以腹痛、腹泻为主，偶有呕吐、发热。病程约 1d，预后良好。

对这类食物中毒的预防，应做到严格食品卫生，防止生熟污染，做好食品的冷却，剩米饭、剩熟肉等食用前应再加热。

（三）空肠弯曲杆菌食物中毒

空肠弯曲杆菌为革兰氏阴性菌，分布广泛，家畜（水牛、猪、兔、猴、狗等）多有带菌。空肠弯曲杆菌抵抗力不强，易被干燥、直射日光及弱消毒剂所杀灭，56℃、5min 可被杀死。该菌引起中毒多见于夏、秋季节，可引起散发性腹泻和集体性食物中毒。

中毒食品以肉类、禽类、牛奶多见。

该菌所引起的食物中毒潜伏期 3～5d，主要有头痛、头晕、背痛、肌肉痛和寒战等症状，体温升高。有的病人伴呕吐。中毒初在脐周有腹痛、腹绞痛。腹泻为水样便，有恶臭，1～2d 后可出现脓血便。

空肠弯曲杆菌不耐热，乳品中的空肠弯曲杆菌可经巴氏灭菌被杀死。预防空肠弯曲杆菌食物中毒要注意避免食用未煮透或灭菌不充分的食品，尤其是乳品。

第三节　有毒动物和植物食物中毒

有毒动物和植物食物中毒是指有些动物和植物含有某种天然有毒成分，往往由于其形态与无毒的品种类似，易混淆而误食；或食用方法不当，食物贮存不当，形成有毒物质，食用后引起的中毒。此类食物中毒的特征主要有：①季节性和地区性较明显，这与有毒动物和植物的分布、生长成熟、采摘捕捉、饮食习惯等有关；②散在性发生，偶然性大；③潜伏期较短，大多数在十分钟至十多小时，少数也有超过一天的；④发病率和病死率较高，但因有毒动物和植物种类的不同而有所差异。

一、河豚中毒

（一）中毒原因

河豚中毒多为误食而中毒，有的则因喜食河豚，但未将其毒素除净而引起中毒。河豚中的有毒物质为河豚毒素，其含量因品种而异，雄鱼组织的毒素含量低于雌鱼。毒素因季节和部位不同而有差异。卵巢和肝脏有剧毒，其次为肾脏、血液、眼睛、鳃和皮肤。虽然新鲜的肌肉可视为无毒，但如鱼死后较久，内脏毒素溶入体液中能逐渐渗入肌肉内，仍不可忽视。个别品种在肌肉内也有弱毒。每年春季（2～5月）卵巢及肝脏的毒性最强。河豚毒素属已知的小分子量、毒性最强的非蛋白质的神经毒素，该毒素 0.5mg 能毒死一个体重 70kg 的人。该毒素为无色棱柱体，微溶于水，对热稳定，220℃以上分解，盐腌或日晒亦不能使之破坏，但在 pH 值 7 以上和 pH 值 3 以下不稳定。100℃4h 或 120℃加热 20～60min 可将毒素全部破坏。

（二）临床表现

河豚毒素中毒发病急速而剧烈。一般食后 0.5～3h 发病，全身不适，面色潮红，上睑下垂，瞳孔先缩小后扩大；有时伴恶心、呕吐、腹泻等胃肠症状，四肢无力，发冷，口唇、舌尖、指端等处的知觉麻痹，重者上下肢肌肉也都麻痹，成瘫痪状；以后上下肢及颜面青紫，血压和体温下降，呼吸困难；最后因呼吸中枢麻痹而死亡。本病发展很快，病人往往数小时内死亡。

（三）预防措施

加强卫生宣传，禁止出售鲜河豚，河豚加工处理前，必须先除去内脏、头、皮等含毒部位，肌肉反复冲洗，经盐腌晒干后，安全无毒后方可出售，其加工废物应妥善销毁。

二、鱼类引起的组胺中毒

（一）中毒原因

青皮红肉的鱼类（如鲣鱼、鲐鱼、秋刀鱼、沙丁鱼、竹荚鱼、金枪鱼等）肌肉中含血红蛋白较多，因此组氨酸含量也较高，当受到富含组氨酸脱羧酶的细菌（如莫根氏变形杆菌、组胺无色杆菌、大肠埃希氏菌、链球菌、葡萄球菌等）污染后，可使鱼肉中的游离组氨酸脱羧基形成组胺。在温度 15～37℃，有氧、中性或弱酸性（pH6.0～6.2）和渗透压不高（盐分 3％～5％）的条件下，易产生大量组胺。当鱼品中组胺含量达到 4mg/g 时，即可引起中毒。人体摄入组胺达 100mg 以上时，即易发生中毒，同时也与个人体质有关。其他氨基酸脱羧产物如尸胺、腐胺与组胺发生协同作用，使毒性增强。

（二）临床表现

组胺中毒是一种过敏型食物中毒，潜伏期平均为 0.5～3h，短的食后几分钟就可出现面部及全身皮肤潮红、眼结膜充血、头晕、头痛、心悸、脉快、胸闷、呼吸窘迫和血压下降，有时还伴有口渴、喉烧灼感、唇水肿、皮肤出现斑疹或荨麻疹等。体温一般不升高。病程大多为 1～2d，预后良好。

（三）预防措施

（1）在鱼类产贮运销各环节进行冷冻冷藏，尤其是远洋捕捞鱼更应注意冷藏。

（2）对在产运过程中受过严重污染或脱冰受热的鲐、鲣等鱼须做组胺含量检测，凡含量超过 100mg/100g 不得上市销售，应改作盐腌加工，使组胺含量降至允许量以下才可上市。

（3）市场供应的鲜鱼应采用冷藏货柜或加冰保鲜，凡青皮红肉鱼类应有较高的鲜度，严禁销售变质鱼类。

（4）对体型较厚的鱼腌制加工时，应劈开背部以利盐分渗入，使蛋白质较快凝固。用盐量不应低于 25％。

（5）消费者选购青皮红肉鱼类时，应特别注意鱼的新鲜度和质量。烹调加工时，将鱼肉漂洗干净，充分加热，采用油炸和加醋（或红烧）烧煮等方法可使组胺减少。

三、毒蕈中毒

（一）中毒原因

蕈类通称蘑菇，是大型真菌。我国有食用蕈 300 多种，毒蕈约 80 多种，其中含剧毒能使人致死的有 10 多种。因蕈类品种繁多，形态特征复杂，以及毒蕈与食用蕈不易区别而误食中毒。

毒蕈中毒多发生于高温多雨的夏秋季节，往往由于采集野生鲜蕈时缺乏经验而导致误食中毒，也曾发生过收购时验收不细混入毒蕈而引起中毒。毒蕈含有毒素的种类与多少因品种、地区、季节、生长条件的不同而异。个体体质、烹调方法、饮食习惯以及是否饮酒等，都与能否中毒或中毒轻重有关。

（二）毒蕈毒素与临床表现

毒蕈的有毒成分比较复杂，往往一种毒素含于几种毒蕈中或一种毒蕈又可能含有多种毒素。几种有毒成分同时存在的，有的互相拮抗，有的互相协同，因而症状较为复杂。一般按临床表现将毒蕈中毒分为四种类型：

1. 肝肾损害型（原浆毒型）：

主要由三类毒素引起：

（1）环肽毒　主要包括两类毒素，即毒肽类和毒伞肽类。这两种毒素皆耐热，耐干燥，毒性强，一般烹调加工不能将其破坏。毒肽类中毒的临床表现一般可分为六期：潜伏期、胃肠炎期、假愈期、内脏损害期、精神症状期和恢复期。死亡率一般 60%～80%。

（2）鳞柄白毒肽类　其结构和毒性与上述的毒肽近似。

（3）非环状肽的肝肾毒

① 丝膜蕈素　为丝膜蕈所含毒素，微溶于水，易溶于甲醇，耐热并耐干燥。

② 马鞍菌素　易溶于乙醇，对碱不稳定。马鞍菌素中毒症状与环肽毒相同。

2. 神经毒型

此型的临床症状除有胃肠反应外，主要是神经症状，如神经兴奋或抑制，精神错乱，交感或副交感神经受影响等症状。除少数严重中毒因昏迷或呼吸抑制死亡外，很少发生死亡。

3. 溶血毒型

过去认为是马鞍酸引起，实际上是由马鞍菌素（鹿花蕈素）引起的。该毒素除致胃肠炎症状外，还可引起溶血性贫血、肝脏肿大或肾脏的损害。

4. 胃肠毒型

胃肠毒型是以恶心、呕吐、腹痛、腹泻为主的中毒。毒素可能为类树脂物质。

（三）预防措施

（1）制定食用蕈和毒蕈图谱，并广为宣传，以提高群众鉴别毒蕈的能力，防止误食中毒。

（2）在采集蘑菇时，应由有经验的人进行指导。凡是识别不清或未曾食用过的新蕈种，必须经有关部门鉴定，确认无毒方可采集食用。

（3）干燥后可以食用的蕈种——马鞍蕈，应明确规定其处理方法。干燥 2～3 周以上方可出售。鲜蕈必须在沸水中煮 5～7min，并弃去汤汁后方可食用。

四、含氰苷类植物中毒

（一）中毒原因

含氰苷类植物有苦杏仁、苦桃仁、枇杷仁、樱桃仁、李子仁、苹果仁及木薯等。苦杏仁等均含苦杏仁苷，木薯含木薯苷，人们食入这些含氰苷类物质后，在消化道遇水分解产生有毒的氢氰酸，经胃肠吸收，与细胞色素氧化酶的铁结合，阻止细胞色素氧化酶递送氧的作用，造成机体处于窒息状态。苦杏仁苷致死量约为 1g；氢氰酸对人的最低致死量，经口测定为 0.5～0.3mg/kg。小儿吃 6 粒，成人吃 10 粒苦杏仁就能引起中毒，小儿吃 10～20 粒，成人吃 40～60 粒就可致死。

（二）临床表现

苦杏仁中毒潜伏期一般为 0.5～5h，多为 1～2h；木薯中毒潜伏期为 1～12h，一般为 6～9h。中毒表现有苦涩感、流涎、头晕、头痛、恶心、呕吐、心悸、脉频、四肢无力以及有不同程度的呼吸困难，严重者可有呼吸急促或呼吸微弱、昏迷、四肢冰冷，继之意识丧失，全身阵发性痉挛，最后呼吸麻痹或心脏停止跳动而死亡。

（三）预防措施

（1）向群众尤其是儿童宣传不要生吃各种核仁（特别是苦杏仁、苦桃仁）。用杏仁加工食品时，应反复用水浸泡。加热煮熟或炒透，去其毒性。

（2）推广含氰苷低的木薯品种，并改良木薯种植方法，尽量在硝态氮较低的土地上种植。

（3）木薯在食用前去皮，水洗薯肉，可以溶解氰苷除去部分毒素。在木薯加工中采用切片水浸晒干法（鲜薯去皮、切片，浸水 3～6d，沥干、晒干），熟薯水浸法（去皮、切片、煮熟、浸水 48h、沥干、蒸熟）和干片水浸法（干薯片水浸 3d、沥干、蒸熟）等方法，去毒效果良好。

（4）禁止生食木薯。不能喝煮木薯的汤，不得空腹吃木薯，一次不宜吃得太多。

五、粗制棉籽油棉酚中毒

（一）中毒原因

粗制生棉籽油中主要含有棉酚、棉酚紫和棉酚绿三种有毒物质，其中以游离棉酚含量最高，可高达 24%～40%，游离棉酚是一种毒苷，为血液毒和细胞原浆毒，可损害人体肝、肾、心等实质器官及血管、神经系统等，并损害生殖系统。

（二）临床表现

棉酚中毒的发病，可有急性与慢性之分。

（1）急性棉酚中毒　表现为恶心呕吐、腹胀腹痛、便秘、头晕、四肢麻木、周身乏力、嗜睡、烦躁、畏光、心动过缓、血压下降，进一步可发展为肺水肿、黄疸、肝性脑病、肾功能损害，最后可因呼吸循环衰竭而死亡。

（2）慢性棉酚中毒　临床表现主要有三个方面：

① 引起"烧热病"。长期食用粗制棉籽油，可出现疲劳乏力、皮肤潮红、烧灼难忍、口干、无汗或少汗、皮肤瘙痒如针刺、四肢麻木、呼吸急促、胸闷等症状。

② 生殖功能障碍。棉酚对生殖系统有明显的损害。对女性病人，可破坏子宫内膜，使子宫萎缩，血液循环减少，子宫变小变硬，出现闭经，使孕卵不能着床，导致不孕症。对男性病人，可使睾丸曲细精管中的精子细胞、精母细胞受损，导致曲细精管萎缩，精子数量减少甚至无精。对男性的生殖系统损害较女性更为明显。

③ 引起低血钾。以肢体无力、麻木、口渴、心悸、肢体软瘫为主。部分患者心电图异常，女性及青壮年发病较多。

（三）预防措施

棉酚中毒无特效解毒剂，故必须加强宣传教育，做好预防工作。在产棉区宣传生棉籽油的毒性，勿食粗制生棉籽油，榨油前必须将棉籽粉碎，经蒸炒加热后再榨油。榨出的油再经过加碱精炼，则可使棉酚逐渐分解破坏。卫生监督人员还应加强对棉籽油的管理，经常抽查棉酚含量是否符合卫生标准。

六、其他有毒动物和植物中毒

（一）动物肝脏中毒

动物肝脏含有丰富的维生素 A 和维生素 D，被人们视为营养佳品。但曾发生因食鲨鱼、鳇鱼、鳕鱼、马鲛鱼等的鱼肝以及熊、狍子、狼、狗的肝脏而引起中毒。目前认为，引起中毒属于维生素 A 过多症。成人 1 次摄入 50 万单位的维生素 A 即可引起中毒。

该中毒潜伏期 3～5h。症状表现为恶心、呕吐、颜面潮红似酒醉样、两眼怕光、高度红肿、结膜充血或出血，并有难以忍受的剧烈头痛；第二天开始脱皮，以嘴周围为主；全身肌肉、关节剧痛。

对这类食物中毒的预防，应避免过量食用可能含有大量维生素 A 的动物肝脏。其他的动物肝脏，一次也不宜食用过多。

（二）动物甲状腺中毒

动物甲状腺中毒大多由于误食屠宰时未摘除干净的猪甲状腺所致。

该中毒潜伏期短的 1h，长的 10d，一般为 12～24h。有头痛、头晕、四肢酸痛、发热、多汗及急性肠胃炎症状。

对这类食物中毒的预防，应提高识别甲状腺体的能力，尤其在购买个体出售的畜肉时不要误买或误食带有甲状腺体的喉管，即气管上方、分左右两侧成对腺体。

（三）四季豆中毒

四季豆中含有皂素、红细胞凝集素等有毒物质。皂素对消化道黏膜有强的刺激性，凝聚素则具有凝血作用。如烹调时加热不充分，就不能完全破坏这些有毒物质。食入未烧熟的四季豆，其发病率为 36%～68%。

该中毒潜伏期为 1～5h，开始感觉上腹部不适、恶心、呕吐，并伴有头晕、头痛、腹痛、腹泻等症状。体温一般正常，有时四肢麻木、胃烧灼感、心慌和背痛等。该中毒的病程较短，恢复较快，一般无需特殊治疗，即可在一日内恢复健康。

家庭预防四季豆中毒的方法非常简单，只要把全部四季豆煮熟焖透，外观失去原有的生绿色，吃起来没有豆腥味，就不会中毒。另外，要注意不买、不吃老四季豆，把四季豆两头和豆荚摘掉，因为这些部位含毒素较多。

（四）发芽马铃薯中毒

马铃薯本身含有微量难溶于水的龙葵素。龙葵素具有腐蚀性、溶血性，并对运动中枢及呼吸中枢有麻痹作用，在贮藏过程中龙葵素逐渐增加，在马铃薯发芽后龙葵素的含量会明显增加，尤其在其幼芽、芽眼周围及皮肉青紫部分的含量更高，所以大量食用未成熟或发芽马铃薯可引起急性中毒。人食入龙葵素 0.2～4g 即可引起中毒。

一般食后十几分钟到数小时出现症状，先是咽喉瘙痒，口发干，上腹部烧灼感或疼痛，而后出现胃肠炎症状，剧烈吐泻，可引起脱水及血压下降。轻者 1～2d 自愈；重者因剧烈呕吐而有失水及电解质紊乱，血压下降；严重中毒患者有昏迷及抽搐，最后因呼吸中枢麻痹而导致死亡。

对这类食物中毒的预防，应不食用未成熟青紫皮和发芽马铃薯。少许发芽马铃薯应深挖去发芽部分，并浸泡半小时以上，弃去浸泡水，再加水煮透，倒去汤汁才可食用。在煮马铃薯时可加些醋，因其毒汁遇醋酸可分解，变为无毒。

（五）鲜黄花菜中毒

鲜黄花菜有毒，干的无毒。鲜黄花菜含有秋水仙碱，是一种有毒物质，可引起中毒，潜伏期为 0.5～4h，表现为恶心、呕吐、腹痛、腹泻、头昏、头痛、口渴喉干。

因秋水仙碱溶于水，鲜黄花菜吃以前，把其放在开水里略微煮一下取出，再用凉水浸泡 2h 以上，中间最好再换一次水，可避免中毒。此外，每 50g 鲜黄花菜约含 0.1mg 的秋水仙碱，人吃的秋水仙碱不超过 0.1mg，一般不致引起中毒。

第四节　化学性食物中毒

各种有毒化学物质进入食品并使其具有毒性，主要是由于食品在加工、贮存和运输等过程中，受到这些化学物质的严重污染。化学性食物中毒是指健康人经口摄入了正常数量，在感官上无异常，但却含有某种或几种"化学性毒物"的食物，随食物进入体内的"化学性毒物"对机体组织器官发生异常作用，破坏了正常生理功能，引起功能性或器质性病理改变的急性中毒，称为化学性食物中毒。包括一些有毒金属及其化合物、农药等。常见的化学性食物中毒有有机磷引起的食物中毒、亚硝酸盐食物中毒、砷化物引起的食物中毒等。

一、砷中毒

(一)中毒原因

元素砷是无毒的,但砷的化合物都有毒。最常见的有三氧化二砷,俗称砒霜或白砒;不纯的三氧化二砷含有硫化砷,俗称红砒。三氧化二砷及一些砷的化合物(如砷酸钙、砷酸铅和砷酸钠等)广泛用于农业杀虫。纯的三氧化二砷为白色粉末,无臭无味,易与面粉发酵粉、碱、淀粉等混淆而误食中毒。误食拌过砒霜的种子或用盛过含砷农药的容器盛装食品以及食品加工过程中使用的化学物质混有一定量的砷,均可引起中毒。砷经口中毒剂量以三氧化二砷计为 5~50mg,致死量为 0.06~0.3g。

(二)临床表现

急性中毒常在食后十几分钟或数小时内发病,最早出现口干、流涎、口腔有金属味,咽喉有烧灼感,随后恶心、反复呕吐及心窝部剧痛、顽固性腹泻并引起脱水、血压下降、体温下降、四肢发冷,重症患者可发生休克,严重者可引起昏迷、惊厥和虚脱,常因呼吸、循环衰竭而死亡。急性中毒发展迅速,可于食后数小时或 1d 内死亡,因此抢救务必及时。

(三)预防措施

(1)严格保管农药,实行专人专管、领用登记,砷化物农药必须染成易识别的颜色。包装上标明"有害"字样,禁止与食物一起存放。

(2)使用含砷农药拌种的容器、用具必须专用并作明显标记。砷中毒的家畜、家禽,应深埋销毁,严禁食用。

(3)含砷农药用于水果、蔬菜时,应遵守安全间隔期。

(4)食品工业所用含砷原料,含砷量不得超过国家标准。

二、锌中毒

(一)中毒原因

由食品引起的锌中毒,主要原因是由于镀锌容器或工具的锌混入食品所致,其次是误食大量可溶性锌盐如氯化锌、硫化锌、硫酸锌,硬脂酸锌等。

锌不溶于水,易溶于酸性溶液中,一般有机酸(如柠檬酸、乙酸等)对锌的溶解度相当大。溶解后的锌以有机酸盐的形式移入食品中,食用后即可引起中毒。锌的中毒量为 0.2~0.4g,一次摄入 80~100mg 以上的锌盐即可引起急性中毒。

(二)临床表现

呈急性发病,潜伏期由几分钟至 1h,症状有恶心、持续性呕吐、腹绞痛、腹泻、口腔烧灼感,伴随眩晕及全身不适。严重者可因剧烈的呕吐和腹泻而导致虚脱。

(三)预防措施

(1)禁止使用镀锌容器和工具盛放、煮制、保存酸性食品,如果汁、果酱、番茄酱、酸牛奶等,另外用镀锌铁桶装牛奶也很危险。

(2)妥善保管各种锌化物,防止误食中毒,严禁用镀锌设备、容器进行加工、运输酸菜及食醋等。

(3)锌盐味觉阈值为 15mg/L,饮水中锌含量达 30mg/L 有乳白样表现,达 40mg/L 有金属味,657~2280mg/L 可致呕吐,故发现食物有锌味应停止食用。

三、有机磷中毒

(一)中毒原因

主要是有机磷农药污染食物引起中毒,如装过有机磷农药的空瓶,未彻底洗净便盛放酱油、酒、油等食物；或在运输过程中车辆受到有机磷农药污染，没有彻底洗净便装运食物；或刚喷过有机磷农药的蔬菜、瓜果等，立即供应市场等；也有误食中毒的。有机磷农药毒性不一，一次口服致死量：对硫磷（1605）为 0.1g，敌百虫为 25g，马拉硫磷（4049）为 60g。

（二）临床表现

该中毒潜伏期短，数分钟至 2h 内发病，出现头晕、头痛、恶心、呕吐、视力模糊、无力、腹痛、腹泻等症状。中毒剂量大时，则有大汗淋漓、流涎、瞳孔缩小如针尖大、对光反射消失、胸闷紧缩感、呼吸急促、皮肤青紫、全身抽搐、肌肉震颤症状；严重者意识不清、心动过速、血压升高、惊厥、紫绀、大小便失禁、肺水肿；最后可因呼吸中枢衰竭，呼吸肌麻痹或循环衰竭肺水肿而死亡。

（三）预防措施

有机磷农药专人保管，单独贮存；器具专用；喷洒农药须遵守安全间隔期；喷过农药和播过毒种的农田，要树立标志提示群众；配药拌种要远离畜圈、饮水源和瓜果地，以防止污染；喷洒农药作业必须注意个人防护，喷药后用肥皂水洗手、脸；蔬菜、水果在食用前应洗净。

四、亚硝酸盐中毒

亚硝酸盐类食物中毒又称肠原性青紫病、紫绀症、乌嘴病，是一种比较常见的食物中毒。亚硝酸盐作用于血管舒缩中枢，在大剂量时直接作用于血管，而引起周围血管扩张，正常的低铁血红蛋白经过亚硝酸盐的作用，被氧化成高铁血红蛋白，失去了输送氧气的功能，引起组织缺氧和皮肤青紫现象。亚硝酸盐中毒量为 0.3～0.5g，致死量为 3g。

（一）中毒原因

（1）误食亚硝酸盐。亚硝酸盐为白色粉末，由于管理不当，误作为食盐、食用面碱或白糖食后而中毒。

（2）食用过量。硝酸盐及亚硝酸盐可作为鱼、肉类及其制品的防腐剂或发色剂，如使用量过大，使食品含有大量硝酸盐及亚硝酸盐，食后亦可中毒。

（3）食用含有大量硝酸盐的蔬菜。菠菜、小白菜、芹菜等蔬菜不仅能从土壤中蓄积大量硝酸盐，且可将硝酸盐还原为亚硝酸盐，尤其腐败变质或存放过久，其亚硝酸盐含量更会明显增高，食用后可引起中毒。

（4）饮用亚硝酸盐含量高的蒸锅水、温锅水或苦井水。

（二）临床表现

该中毒潜伏期 1～3h，有的长达 20h，皮肤呈青紫色为本病的特征。轻症者只有口唇、指甲、全身皮肤轻度发紫，伴有头晕、腹胀、精神不振、心跳加快、呼吸急促、烦躁不安、倦怠等；重症者除上述症状外，全身皮肤青紫、心率减慢、心律不齐、昏迷和惊厥，如抢救不及时，最后因呼吸衰竭死亡。

（三）预防措施

首先要提高人们对有毒物质的防范意识，如严禁将亚硝酸盐与食盐混放在一起；包装或存放亚硝酸盐的容器应有醒目标志；禁食腐烂变质蔬菜或变质的腌菜；不喝苦井水，不用苦井水煮饭、和面；禁止在肉制品加工中过量使用亚硝酸盐；少食卤菜、腌肉类等；另外，卫生监督部门要加强监管力度，打击违规饮食操作。

五、甲醇中毒

（一）中毒原因

甲醇是一种强烈的神经和血管毒物，可直接毒害中枢神经系统。饮用甲醇兑制假酒或酿酒原料和工艺不符合要求，酒中含甲醇量超过国家标准者均可引起中毒。

（二）临床表现

急性中毒的潜伏期为 8～36h，长的达 48h。出现恶心、呕吐、上腹部不适、腹痛、头痛、眩晕，重症者还出现谵妄、狂躁、幻觉及四肢麻木、瞳孔散大、视力模糊，甚至双目失明。

（三）预防措施

生产过程中尽量使用乙醇代替甲醇；加强密闭、通风排毒设施，佩戴防护口罩和手套；加强管理，防止误服。

六、毒鼠强中毒

（一）中毒原因

毒鼠强又名没鼠命、四二四、三步倒、闻到死，化学名为四亚甲基二砜四胺。毒鼠强为轻质粉末，熔点 250～254℃。在水中溶解度约 0.25mg/mL，微溶于丙酮，不溶于甲醇和乙醇。在稀的酸和碱中稳定，在 255～260℃分解，但在持续沸水溶液中加热分解，放出氮、硫的氧化物烟雾。可经消化道及呼吸道吸收，不易经完整的皮肤吸收。哺乳动物经口 LD_{50} 为 0.1mg/kg，大鼠经口 LD_{50} 为 0.1～0.3mg/kg。毒鼠强由于毒性剧烈，我国已明令禁止使用，但近年我国鼠药市场管理混乱，误食、恶意投毒事件时有发生，严重威胁人民的生命和财产安全。自 1997 年以来全国除个别省（区）外，均有毒鼠强中毒发生。

（二）临床表现

本品对中枢神经系统，尤其是脑干有兴奋作用，主要引起抽搐。本品对 γ-氨基丁酸有拮抗作用，主要是由于阻断 γ-氨基丁酸受体所致，此作用为可逆性的。

目前多数中毒案例为口服中毒。轻度中毒表现头痛、头晕、乏力、恶心、呕吐、口唇麻木、酒醉感；重度中毒表现突然晕倒，癫痫样大发作，发作时全身抽搐、口吐白沫、小便失禁、意识丧失。

（三）预防措施

毒鼠强毒性大且无特效解毒药，不安全因素多，国外早已限制使用，我国于 1991 年明令禁止使用。要从根本上遏制毒鼠强中毒事故的发生，加大严打力度，净化源头。大力倡导和推广使用高效低毒的灭鼠剂，要向公众进行中毒控制和急救宣传；培养中毒防治人才，落实意外事故应急救援计划和实施方案。

七、β-兴奋剂中毒

β-兴奋剂是一类拟肾上腺素，因其能使动物和人体组织的 β-受体兴奋（激动）从而调节体内不同组织的机能而得名，其化学成分为苯乙醇胺衍生物，主要代表是盐酸克伦特罗（瘦肉精）。

（一）中毒原因

盐酸克伦特罗的化学结构十分稳定，在动植物体内不易破坏分解，以原形排出体外，残留时间长。含该药残留的肉类在 126℃油煎 5min，只破坏一半。β-兴奋剂在医学上曾用作平喘药，其药用机理是使动物支气管、血管平滑肌和骨骼肌的 β-受体兴奋，用于人体可以使支气管扩张，提高气管上纤毛的摆动频率。后来研究证实，β-兴奋剂还有另一种功能，即连续、大剂量喂养动物，主要是使体内营养重新分配，把肠道吸收的营养集中于肌肉蛋白的合成，减少脂肪的合成和沉淀。前几年有些饲料厂把β-兴奋剂加入饲料中，在猪出栏前一个月连续大剂量投喂（20～30d泡水饮用或加在饲料添加剂中），能促进生长，降低脂肪含量，提高瘦肉率。

（二）临床表现

当消费者食用含有β-兴奋剂残留的猪肉（主要是猪肺或猪内脏）后主要有心悸、肌肉颤抖、眩晕、呕吐、出汗、气喘等表现，尤其是对儿童、老年人或患有心血管疾病的人，中毒严重者可导致死亡。

1998年以来我国发生了多起由于猪肉兴奋剂残留引起人体中毒甚至死亡的事件，充分说明β-兴奋剂对人体有严重的危害性。

（三）预防措施

欧盟各国从1988年开始禁止使用此药，美国于1991年强制禁止。我国农业部于1996年发布的《允许作饲料药物添加剂的兽药品种及使用规定》β-兴奋剂被排除在外；1997年农业部"关于严禁非法使用兽药"的通知，明确禁止乙类促效剂（包括盐酸克伦特罗）。1998年上半年香港发生市民食用大陆供港猪肉中毒的严重事件后，国检办（1998）24号文件对全国所有供港生猪严禁使用β-兴奋剂，并对供港猪实行严格的尿检制度，一旦发现，就将销毁同场的所有生猪。

第五节　真菌毒素和霉变食品中毒

一、赤霉病麦食物中毒

赤霉病麦食物中毒是真菌性食物中毒的一种，在我国长江中、下游地区较为多见。

（一）中毒原因

赤霉病麦系由于霉菌中的镰刀菌感染了麦子所致，其中最主要的为禾谷镰刀菌。禾谷镰刀菌在气温16～24℃、湿度85％时最适于在谷物上繁殖。小麦、大麦等在田间抽穗灌浆时如条件适合即可感染赤霉病。玉米、稻谷、甘薯和蚕豆等作物也可被感染。

赤霉病麦引起中毒的有毒成分为赤霉病麦毒素。赤霉病麦毒素又包括多种毒素，已经鉴定出的至少有42种，主要的毒素都属于单端孢霉烯族化合物，是引起赤霉病的镰刀菌所产生的霉菌代谢产物。主要毒性作用为引起呕吐，国内外学者已从感染赤霉病的玉米及大麦中分离出致吐毒素的纯品。

（二）临床表现

人食入赤霉病麦后一般10～30min内发病。轻症仅有头昏、腹胀；较重者出现眩晕、恶心、呕吐、全身乏力；少数伴有腹泻、流涎、颜面潮红；个别重病人可有呼吸、脉搏加快，体温及血压略有升高。症状一般持续2h后自行恢复正常。对患者可采取对症治疗，严重呕吐者应予以补液。

（三）预防措施

加强田间管理，预防谷类感染赤霉病。粮食于仓库贮存期应对其采取防霉措施，加强翻晒、通风，控制粮食水分含量在11％～13％左右。

对已经发生赤霉病的病麦则应设法减少粮食中的病麦粒和毒素，常用的方法有比重分离法。例如用1：18的盐水分离小麦，使病麦粒上浮，下沉的麦粒中虽仍有少量病麦粒，但不致引起中毒。亦可采用稀释法，将病麦与好麦混合稀释，若病麦粒含量稀释至占3％～5％

时，经动物实验不致引起中毒，此法只适合于家庭应用。由于赤霉病麦的毒素主要集中在麦粒表层，故尚可采取碾磨去皮法，将病麦磨成出粉率较低的精白面，以减少毒素含量。赤霉病麦所含毒素对热非常稳定，一般烹调方法不能破坏其毒性，经初步试验，制成油煎薄饼时毒素可略有破坏，而用病麦发酵制成醋或酱油，则破坏毒素的效果较好。

二、霉变甘蔗中毒

甘蔗盛产于我国南方，运到北方后通常经过一冬天的贮存于次年春季才出售。由于贮存不当，霉菌大量繁殖，甘蔗发生霉变，食后即可中毒，因此霉变甘蔗中毒多发生在北方的初春季节。此外，有的甘蔗在产地未等完全成熟即被收割，这种甘蔗含糖量低，更有利于霉菌生长繁殖而发生霉变。

（一）中毒原因

霉变甘蔗质软，瓤部比正常甘蔗色深，呈浅棕色，闻之有轻度霉味。从霉变甘蔗中可分离出产毒真菌，称为甘蔗节菱孢霉，其所产生的毒素为3-硝基丙酸，系一种神经毒素，主要损害中枢神经系统。

（二）临床表现

霉变甘蔗中毒潜伏期短，最短仅十几分钟。发病初期为一时性消化道功能紊乱，出现恶心、呕吐、腹痛、腹泻，有的大便为黑色。随后出现神经系统症状，如头晕、头疼、眼黑和复视。轻症患者可很快恢复，重症则出现抽搐；抽搐时四肢强直，屈曲内旋，手呈鸡爪状，眼球向上偏向凝视，瞳孔散大，继而进入昏迷。体温初期正常，几天后增高。患者可死于呼吸衰竭；幸存者则留下严重的神经系统后遗症，导致终生残废。无特效治疗方法，应在发现中毒后尽快洗胃、灌肠以排出毒物，并对症治疗。

（三）预防措施

甘蔗必须于成熟后方可收割，收割后需防冻、防霉菌污染繁殖。贮存期不可过长，并应定期对甘蔗进行感官检查，已变质的霉变甘蔗严禁出售。

第六节　食物中毒的调查处理

食物中毒的调查、处理与管理，是医学诊断、处理过程，也是食品卫生案例的调查处理过程。食物中毒调查处理的具体任务首先要抢救和妥善安置病人；第二通过现场调查确定是否为食物中毒，查明引起中毒的可疑食物和中毒的原因，采样进行实验室检验；第三采取现场处理措施，预防食物中毒继续发生。

一、明确诊断和抢救病人

各级各类医疗机构以及机关、厂矿、学校、托幼机构等单位内部的医疗机构，在遇到食物中毒或疑似食物中毒时，医生通过询问病史和体检，初步确定是否为食物中毒，可能由何种食物引起，应将情况立即向所在地的食品卫生监督机构电话报告，通知有关食堂、餐馆暂时封存可疑食物，保护好现场。同时，尽早及时就地抢救病人，重点是老人、儿童和重症患者。对已摄入可疑食物而无症状者也应严密观察。

二、食物中毒的现场调查

卫生监督机构当接到食物中毒报告后，应向报告人了解发生中毒的单位、地址、中毒人数、中毒症状及可疑食品等。除通知报告人及时送病人就医外，还要保护好现场、保留剩余食物及病人的吐泻物等。调查者应携带食物中毒调查包（调查记录表、采样用品及取证工具等）迅速赶赴现场。

在到达现场后首先向单位负责人、炊管人员及医务人员详细了解本次中毒的人数、同餐进食的人数、共同进食的食物类型、中毒病人的临床症状及共同特点、抢救情况，初步判断是否为食物中毒。其次，确定引起中毒的可疑食物，了解病人发病前24～48h各餐次所吃食物的种类、数量，并以未发病者所吃食物作对照，将可疑食物集中到某餐某种食物上。同时要深入厨房食堂，调查可疑食物的来源、质量、存放条件及加工烹调方法、操作卫生等，从中找出引起中毒的主要污染环节，查明中毒原因，并封存可疑食物。再次，广泛采集样品，以剩余的可疑食物、病人的吐泻物为采样检查的重点。疑似细菌性食物中毒时，应对盛放或接触过食物的容器、工具（如刀、墩、案板、水池、盆、筐、抹布等）用灭菌生理盐水洗涤或涂抹取样，做细菌检验。如考虑为细菌性食物中毒的感染型时，可采病人急性期（3天内）及恢复期（2周左右）的血做血清凝集试验协助确诊。对食品生产经营人员和直接接触食品的人员，可根据需要采取粪便、鼻咽腔或局部皮肤涂抹取样做带菌检查。做微生物检验的样品应无菌取样，做理化检验的样品也要用清洁的容器盛装，所取样品容器要贴上标签、编号、严密包装，并认真填写食物中毒送检单，注明送检理由。提出食物中毒的初步印象，在短时间内尽快送检。

三、食物中毒的现场处理

确定食物中毒类型后，针对原因立即对现场进行处理，以防止事件扩大蔓延。对引起中毒的剩余食物（包括原料及半成品）经煮沸消毒15～30min或用漂白粉消毒后一律废弃，最好焚烧或深埋。

厨房食堂应进行一次彻底大扫除。炊食用具和容器凡能洗刷的均用2%碱水洗刷一遍，然后再用清水冲洗干净，煮沸消毒后再用；不能煮的，可用0.5%漂白粉溶液浸泡5min，然后以清水冲洗干净再用。地面、墙壁也可用0.5%漂白粉溶液消毒。

病人的排泄物、呕吐物可用20%石灰乳或3%漂白粉消毒（将排泄物或呕吐物一份与消毒液二份充分混合，放置2h）。对患有肠道传染病及皮肤病的食品生产经营人员应调离食品工作岗位。

四、食物中毒的资料整理、分析、报告

将食物中毒的调查资料进行整理、分析，及时写出总结。食物中毒资料的整理和总结，内容一般包括：食物中毒发生经过，病人临床表现，引起中毒食品，致病因素，中毒暴发原因与条件，检验结果，最后诊断，处理事项和预防措施等。

五、食物中毒处理的相关法规

1999年12月24日，卫生部颁布了《食物中毒处理办法》，自2000年1月1日开始实施。该办法规定了县级以上地方人民政府卫生行政部门主管管辖范围内食物中毒事故的监督管理工作。该办法还规定了食物中毒的报告、调查、控制以及罚则等内容，是指导进行食物中毒处理的法律文件。

参 考 文 献

[1] 孙长颢主编. 营养与食品卫生学. 第 7 版. 北京：人民卫生出版社，2013.

[2] 刘志皋主编. 食品营养学（高校轻工专业试用教材）. 北京：中国轻工业出版社，1991.

[3] 黄承钰主编. 医学营养学. 北京：人民卫生出版社，2006.

[4] 孙远明主编. 食品营养学. 第 2 版. 北京：中国农业大学出版社，2010.

[5] 周才琼，周玉林主编. 食品营养学. 北京：中国计量出版社，2009.

[6] 《食品卫生学》编写组编. 食品卫生学. 北京：中国轻工业出版社，2009.

[7] 陈炳卿主编. 营养与食品卫生学. 第 4 版. 北京：人民卫生出版社，2000.

[8] 李凤林，张忠，李凤玉主编. 食品营养学. 北京：化学工业出版社，2009.

[9] 杜希贤主编. 营养与食品卫生学. 第 3 版. 北京：人民卫生出版社，2000.

[10] 邓泽元主编. 食品营养学. 南京：东南大学出版社，2008.

[11] 葛可佑主编. 中国营养师培训教材. 北京：人民卫生出版社，2006.

[12] 孙远明，余群力主编. 食品营养学. 第 2 版. 北京：中国农业大学出版社，2002.

[13] 劳动和社会保障部中国就业培训技术指导中心，劳动和社会保障部教育培训中心合编. 营养配餐员. 北京：中国劳动社会保障出版社，2003.

[14] 何计国，甄润英主编. 食品卫生学. 北京：中国农业大学出版社，2003.

[15] 纵伟主编. 食品卫生学. 北京：中国轻工业出版社，2011.